Hip Joint

股関節
理学療法マネジメント

機能障害の原因を探るための臨床思考を紐解く

編集

永井 聡　広瀬整形外科リウマチ科
　　　　　リハビリテーション科 部長

対馬 栄輝　弘前大学大学院 保健学研究科
　　　　　総合リハビリテーション領域 教授

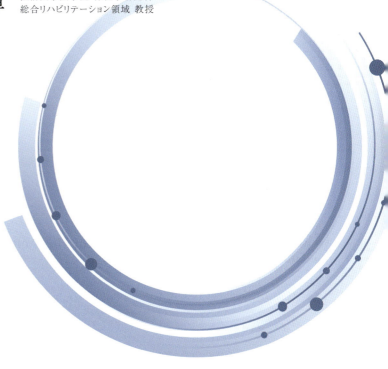

MEDICAL VIEW

Management of Physical Therapy for the Hip Joint
(ISBN 978-4-7583-1910-2 C3347)

Editors: Satoshi Nagai
       Eiki Tsushima

2018. 9. 10 1st ed

©MEDICAL VIEW, 2018
Printed and Bound in Japan

Medical View Co., Ltd.
2-30 Ichigayahonmuracho, Shinjyukuku, Tokyo, 162-0845, Japan
E-mail ed@medicalview.co.jp

編集の序

　理学療法士は，患者が有する機能障害を的確に評価・分析し，それに基づいて治療プログラムを立案し実践するのが本来の業である。適切な治療プログラムを作成するには，理学療法評価で正確な予後予測を行うとともに，患者の回復力を最大限引き出すための病態の見極めが欠かせない。

　近年の変形性股関節症に対する，人工股関節置換術後の理学療法は，術後早期から介入し1～2週間で退院するのが一般的である。この短期間の入院でいかに日常生活に問題ないところまで患者の能力を引き出すか，回復させるかが重要となる。しかし，現状はどうだろうか。歩行練習と称してクリニカルパスに従い，単に平行棒・病棟廊下・屋外歩行に理学療法士が付き添うのみという施設が少なくない印象を受ける。個々の患者が有する機能障害に目が向けられているだろうか。

　股関節疾患は隣接関節との関係性が深いが，手術は股関節を対象に行われており，基本的に隣接関節への手術介入はなされていないことも留意すべきである。だからこそ理学療法士は隣接関節に対する評価・治療を行うべきである。保存療法では病態，病期を判断し，患者の日常生活に寄り添いながら手術回避を模索することや，手術までの"time saving"を目指して隣接関節も視野に入れた運動療法の実施が重要となる。術後療法と保存療法のいずれにおいても，股関節と他部位の双方を見渡す視点が欠かせない。

　本書では，局所と他部位の両面から理学療法マネジメントを導き出し，臨床で行われるべき道標となるよう，各執筆者が股関節理学療法を書き上げている。今回執筆を依頼したのは，私と共同編者である対馬先生の約30年にわたる理学療法士の股関節界における人脈によるものであり，日本理学療法士学会や日本股関節学会で出会った，股関節領域の猛者（スペシャリスト）達であることは間違いない。各項とも，臨床魂あふれる先生方が自身の臨床経験とエビデンスによる裏づけに基づき，的確なマネジメントについて十二分に書き込んでいる。是非，臨床現場で悩んでいる理学療法士には参考にしてもらい，今後の道標にしていただきたい。

　近年の理学療法士急増に伴い，運動器疾患の講習会などが多数企画され，受講している理学療法士は多い。しかし，実技講習や座学で多くの治療手技を学んでも，実際の臨床ではなかなか治療結果につながらず，場合によっては患者からの信頼を得られないことから，理学療法士になったときの希望に満ちた初心が落胆に変わってしまっている人もいるだろう。それは患者の病態を理解せずに，ただ受講した手技を模倣して，本質を習得できていなかったからに違いない。従来の単関節に対する筋力強化や関節可動域運動からは十分な治療成果が得られないため，身銭をきって特殊テクニックを得ようと受講する。しかし，これもまた結果が出ない。患者からの信頼を得るには，的確な病態説明に加えて，理学療法士の得意とする機能解剖と運動学から導き出した運動療法に，己の理学療法技術を組み合わせたマネジメント能力が必要である。本書では，臨床での患者治療に直結した実技が豊富に記載されているので，各項の内容を理解し臨床の場で活用していただければ幸いである。

　最後に，本書の刊行までに編集および校正などにわたって尽力いただいたメジカルビュー社・小松朋寛氏に深謝いたします。

　2018年7月

編集を代表して

永井　聡

執筆者一覧

■編集

永井　聡	広瀬整形外科リウマチ科 リハビリテーション科 部長
対馬栄輝	弘前大学大学院 保健学研究科 総合リハビリテーション領域 教授

■執筆者（掲載順）

対馬栄輝	弘前大学大学院 保健学研究科 総合リハビリテーション領域 教授
山﨑　敦	文京学院大学 保健医療技術学部 理学療法学科 教授
前田昭彦	昭和大学横浜市北部病院 整形外科 講師
永井　聡	広瀬整形外科リウマチ科 リハビリテーション科 部長
相澤純也	東京医科歯科大学医学部附属病院 スポーツ医学診療センター 理学療法技師長・アスレティックリハビリテーション部門長
南角　学	京都大学医学部附属病院 リハビリテーション部 技師長
立石聡史	産業医科大学若松病院 リハビリテーション部
室伏祐介	高知大学医学部附属病院リハビリテーション部 主任理学療法士
加藤　浩	九州看護福祉大学大学院 看護福祉学研究科 健康支援科学専攻 教授
常盤直孝	医療法人慶心会 川越整形外科 経営企画・運営改善戦略室 室長
岩永竜也	松戸整形外科病院 リハビリテーションセンター
家入　章	医療法人社団我汝会 えにわ病院 リハビリテーション科 主任
湯田健二	社会医療法人ジャパンメディカルアライアンス 海老名総合病院 リハビリテーション科 科長
石田水里	医療と育成のための研究所清明会 鳴海病院 リハビリテーション部
森田融枝	神奈川リハビリテーション病院 理学療法科
平尾利行	医療法人社団紺整会 船橋整形外科クリニック 理学診療部 課長
奥村晃司	社会医療法人玄真堂 川嶌整形外科病院 リハビリテーション部 病院リハビリテーション科 科長
木下一雄	東京慈恵会医科大学附属柏病院 リハビリテーション科
石羽　圭	広瀬整形外科リウマチ科 リハビリテーション科 主任
宮城島一史	医療法人社団我汝会 えにわ病院 リハビリテーション科 主任
金　誠熙	社会医療法人ジャパンメディカルアライアンス 海老名総合病院 リハビリテーション科 主任
上原　徹	名古屋市立西部医療センター リハビリテーション科
二宮一成	湘南鎌倉人工関節センター リハビリテーション科 主任
原　弘明	社会福祉法人京都社会事業財団 京都桂病院 リハビリテーションセンター 科長
楫野允也	独立行政法人国立病院機構 関門医療センター リハビリテーション科 理学療法主任

■企画協力

石井慎一郎	国際医療福祉大学大学院 保健医療学専攻 福祉支援工学分野 教授
村木孝行	東北大学病院 リハビリテーション部 主任

目次

I章　股関節理学療法の概要

1　股関節障害に対する理学療法の考え方
……………………対馬栄輝　2
はじめに：臨床推論の必要性……………2
股関節機能の特徴を把握する……………4
股関節と他関節の関連を考える………6
理学療法マネジメントの基本……………8
おわりに：これからの運動器障害に
　　対する理学療法の基盤………………12

2　股関節の機能解剖とバイオメカニクス
……………………山﨑　敦　13
はじめに………………………………13
股関節の機能解剖………………………13
股関節のバイオメカニクス……………18

II章　リスク管理と病期別マネジメント

1　病態を知る………………前田昭彦　22
主に遭遇する代表的な
　　成人股関節疾患について……………22

2　手術特性を知る……………前田昭彦　28
変形性股関節症…………………………28
大腿骨頸部骨折…………………………32
大腿骨頭壊死……………………………32
大腿骨寛骨臼インピンジメント（FAI）
……………………………………34

3　病期別マネジメント………永井　聡　35
はじめに………………………………35
収集すべき情報…………………………35
病期に応じた理学療法の進め方………43
おわりに………………………………48

III章　機能障害別マネジメント

A　局所を中心とした評価と理学療法
　−障害の主要因をどのように評価し，
　　どのような理学療法を行うか−

1　股関節の疼痛………………相澤純也　50
はじめに………………………………50
基本的知識………………………………50
股関節痛の評価…………………………52
股関節痛の治療…………………………59

2　股関節の可動性障害………南角　学　68
基本的知識………………………………68
股関節の可動域にかかわる因子………68
大腿骨と寛骨臼の骨形態異常から生じる
　　股関節病変と股関節の可動性障害……69
股関節の可動性障害に対する評価の実際
……………………………………74
股関節の可動性障害に対する治療の実際
……………………………………77

3　股関節の不安定性…………立石聡史　84
はじめに………………………………84
構造的および器質的要因に関する
　　基本的知識…………………………84
構造的および器質的要因に対する評価
……………………………………85
機能的要因を抽出するための評価………88
股関節不安定性の治療…………………96

4　股関節の筋機能不全
……………室伏祐介・加藤　浩　103
はじめに………………………………103
筋力評価について見直す………………103
筋の質的機能とその評価………………109

多関節運動連鎖における筋機能特性…111
実際の臨床応用に向けてのポイント…112

5 高齢者における股関節疾患の評価
　　　　　　　　　　　…………常盤直孝　118
はじめに……………………………………118
基本的知識…………………………………118
高齢者の股関節に対する評価…………124
まとめ………………………………………133

B 他部位からの影響の評価と理学療法
－影響発生源をどのように特定するか－

**1 足部・足関節機能からの影響の評価と
　理学療法**…………………岩永竜也　134
はじめに……………………………………134
足部・足関節と股関節との関連………134
評価と理学療法…………………………139
足底板による歩行コントロールの実際
　　　　　　　　………………………………152

**2 膝関節機能からの影響の評価と
　理学療法**…………………家入　章　154
はじめに……………………………………154
基本的知識…………………………………155
整形外科的手術前後の骨形態変化……156
骨形態変化の評価………………………158
影響発生源の評価………………………162
影響発生源の特定後の介入……………166
おわりに……………………………………171

**3 腰部・骨盤帯機能からの影響の評価と
　理学療法**…………………湯田健二　172
はじめに……………………………………172
腰部機能不全が股関節へ与える影響…172
骨盤帯機能不全が股関節へ与える影響
　　　　　　　　………………………………176

評価の実際…………………………………178
治療の実際…………………………………184

4 胸郭からの影響の評価と理学療法
　　　　　　　　　　　…………石田水里　188
はじめに……………………………………188
基本的知識…………………………………188
胸郭に関連する機能障害の評価………200

Ⅳ章　機能障害別ケーススタディ

A 局所を中心とした評価と理学療法

1 股関節の疼痛………………森田融枝　208
症例紹介……………………………………208
理学療法評価………………………………208
統合と解釈…………………………………212
治療および治療効果……………………213
まとめ………………………………………218

2 股関節の可動性障害………平尾利行　219
症例情報……………………………………219
初回理学療法評価………………………220
統合と解釈…………………………………224
治療および治療効果……………………225
まとめ………………………………………227

3 股関節の不安定性…………奥村晃司　229
症例紹介……………………………………229
評価の流れと解釈………………………230
治療および治療効果……………………237
まとめ………………………………………247

4 股関節の筋機能不全………木下一雄　248
症例情報……………………………………248
理学療法評価（退院時）………………249
統合と解釈…………………………………252

治療および治療効果……………………253

まとめ……………………260

B 他部位からの影響の評価と理学療法

1 足部・足関節機能からの影響の評価と
理学療法……………………石羽 圭 261

はじめに……………………261

症例情報……………………261

理学療法評価……………………262

統合と解釈……………………267

治療および治療効果……………………268

まとめ……………………271

2 膝関節機能からの影響の評価と
理学療法……………………宮城島一史 274

症例情報……………………274

理学療法評価……………………274

治療および治療効果……………………275

THAと膝関節機能障害……………………277

THA症例に対する膝関節機能を踏まえた
評価と臨床推論……………………277

3 腰部・骨盤帯機能からの影響の評価と
理学療法……………………金 誠熙 284

症例紹介……………………284

理学療法評価……………………285

治療および治療効果……………………287

まとめ……………………293

4 胸郭からの影響の評価と理学療法
……………………上原 徹 294

症例情報……………………294

理学療法評価……………………295

統合と解釈……………………298

治療および治療効果……………………299

まとめ……………………302

V章 患者教育（セルフマネジメント）

1 早期退院のニーズにあった
プログラム指導………二宮一成 304

はじめに……………………304

術前のマネジメント……………………304

術後のマネジメント……………………309

症例紹介……………………312

おわりに……………………319

2 多角的要因を踏まえて行動変容を促す
ポイントと実際………原 弘明 321

はじめに……………………321

基本的知識……………………321

神経障害性疼痛および心理社会的側面に
よる疼痛の評価……………………325

多角的要因を踏まえて行動変容を促す
ポイントと実際……………………326

おわりに……………………327

3 高齢による退院後の生活
（転倒予防など）………楢野允也 329

はじめに……………………329

基本的知識……………………331

高齢および股関節疾患を有する状態に
対する評価……………………333

高齢および股関節疾患を有する状態に
対する運動療法……………………340

症例提示 －THA後転倒による脱臼をきっ
かけに反復性脱臼を呈した高齢女性－
……………………348

まとめ……………………351

■ 索引……………………354

vii

I

股関節理学療法の概要

Ⅰ　股関節理学療法の概要

1 股関節障害に対する理学療法の考え方

Abstract
■ 股関節障害に限った話ではないが，運動器障害に対する理学療法の基盤として重要な点は，まず特定の部位に固執するのではなく，全身の障害をとらえるようにすることである。

■ 対象者の生活を改善するための理学療法であるから，適切にニーズをとらえる必要がある。決して，理学療法士のためのニーズとならないように注意する。

■ 臨床推論を駆使して問題解決にふさわしい客観的な方法を選択し，適切に施行することが理学療法に要求されることである。そのためには，必ずしも特殊な知識や技術は必要ではない。

はじめに：臨床推論の必要性

　股関節障害に対する理学療法といえば，股関節機能の障害をとらえ，その改善を目標にするのが一般的であろう。たいていは処方を受けると股関節疾患の診断名によっておよそ決まった評価を行い，またその結果に対する治療手段も，ほぼ決まっているのではないだろうか。経験値を積んだ理学療法士でさえ，その多くはルーチン化された評価と治療を漫然と繰り返しているといっても過言ではない。

　これが適切な病態・障害の把握に基づいた専門的な見地から推測した結果による治療手段であればまったく問題はない。評価の結果を受けて，たとえまったく同じ治療が施行されたとしても，その過程が重要なのである（図1）。臨床推論を行って原因追及を踏まえる過程を繰り返し，整合性のある客観的な理学療法を実践する積み重ねが専門性を高め，さらには個別化対応への応用に有効な威力も発揮できるようになる。図1は簡単な一例に過ぎないが，図1aのような評価治療過程の経験を積む意味はなく，推論を踏まえた図1bの過程を繰り返すほうが経験の質は高い。

　臨床推論に典型的な方法は存在しない。山登り法のようにルート（推論過程）は決まっていないが最適な目標（原因追及）に到達すればよいと考える（図2）。ルートは，知識量，知恵，経験値によって最適な方法に定まる。

　臨床推論を意識すると，知識，それを活用する知恵，経験値として何が必要かを把握できるようになる。ここで注意したいのは，何の知識を蓄えて，どのような臨床経験を積めばよいかを断言できないことである。無責任な言い方になるが，何が自分にとって必要かを知るためには探索する作業が必要である。明日から使える知識や技術は存在しない。

　まずは，臨床推論が基盤にあることを留意したうえで，本書を活用いただきたい。

図1　股関節障害に対する評価と治療の流れ

評価
- 股関節伸展可動域の制限
- 股関節伸展筋力の低下
- 大腿外側面の筋緊張亢進

治療
- 股関節伸展の関節可動域運動
- 股関節伸展の筋力増強
- 大腿筋膜張筋のダイレクトストレッチ

a 評価結果を受けて対症的に治療を決める

評価
- 股関節伸展可動域の制限
- 股関節伸展筋力の低下
- 大腿外側面の筋緊張亢進

推論
- 可動域制限→屈筋群の短縮
- 筋力低下→廃用の要因が大きい
- 大腿外側面筋緊張亢進
　　→長期にわたる短縮位保持

治療
- 股関節伸展の関節可動域運動
- 股関節伸展の筋力増強
- 大腿外側面のダイレクトストレッチ

b 評価をもとに障害原因を推論して治療を決める

aは，評価結果をもとに対症的な治療方法を選択している．かたやbは，評価結果をもとに論理的手続きにしたがって原因を探索し，治療を選ぶ．結局実際に施行する治療内容はどちらも同じであるが，推論に基づく治療は適切な経験の蓄積になるばかりではなく，予想外の事態に対応できる点も優れている．

図2　臨床推論の例え

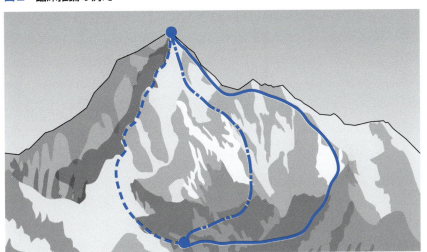

臨床推論を山登り法に例えると，どのようなルート（推論過程）であっても頂点（目標：原因追及）に達すればよいのである．ルートは，推論を行う者の知識量，知識を現象にあてはめて新たな推論へ進むための知恵，予想外の観点から得られる発想などの経験値で最適な方法に定まる．将来的には効率のよい最短ルートが理想であるが，推論を行う者の性格や知識の内容によっては迂回路のほうが誤りは少ないということもあろう．

股関節機能の特徴を把握する

関節機能に関する詳細は次項以降に譲るとして，ここでは簡単に説明するにとどめる。

▶構造的な特徴

股関節は，骨盤と大腿骨からなる関節である（図3）。正確に述べると，寛骨臼と大腿骨頭で構成される臼状関節であり，多軸性ゆえに3次元空間上では，屈曲・伸展，内転・外転，内旋・外旋（回旋）運動が可能である。

関節を構成する球と臼の形状をみると非常に可動性が高いようにみえるが，それぞれの運動方向において制限因子が存在する（表1）。そのため，標準的には屈曲可動域が125°，伸展が15°，内転20°，外転45°，内旋と外旋がともにそれぞれ45°の可動域をもつ。特に回旋可動域については，健常若年者であっても内旋可動域と外旋可動域の差，左右内外旋可動域の差が10°を超える例も珍

図3 股関節の構造

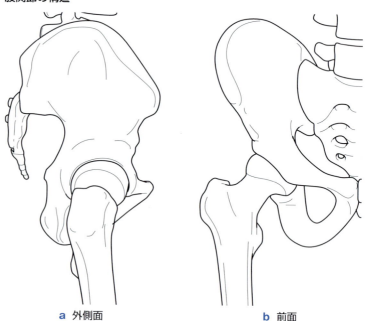

a 外側面　　　　　　　　　　　　b 前面

股関節は骨盤と大腿骨からなる関節である。関節面は寛骨臼と大腿骨頭で構成され，屈曲・伸展，内転・外転，回旋が可能である。

表1 股関節の運動方向と制限因子

運動方向	制限因子
屈曲	大腿と体幹（腹部）の接触
伸展	主に腸骨大腿靱帯による全靱帯の緊張，股関節屈筋群の緊張
内転	対側下肢との接触，外転筋群の緊張，腸骨大腿靱帯（横走線維束）の緊張，股関節屈曲位では坐骨大腿靱帯の緊張もある
外転	恥骨大腿靱帯・坐骨大腿靱帯の緊張，内転筋群の緊張
内旋	股関節外旋筋群の緊張，坐骨大腿靱帯の緊張，伸展位では腸骨大腿靱帯の緊張
外旋	腸骨大腿靱帯（横走線維束），恥骨大腿靱帯，内旋筋群の緊張

しくない[1]。

　股関節には二関節筋を主とした多関節筋が多く存在するために，その筋の短縮または肢位によって可動域の範囲が変化する。また，可動域が大きいため，例えば股関節内転筋では筋作用の逆転[2]なども起こる（図4）。したがって肢位によっては，単純に標準的な関節可動域や筋の作用をあてはめられないことに注意しておく。

▶骨盤大腿リズム（pelvifemoral rhythm）

　骨盤大腿リズムの存在は多くの研究者により確かめられている[3,4]。骨盤大腿リズムとは，股関節屈曲に伴って骨盤後傾も起こる現象である。言い換えれば肩甲上腕リズムのようなものである。しかし，骨盤と大腿骨が動く比率についての見解はいまだ定まっておらず，性差もみられるとの報告[5]がある。

　股関節の運動に伴って骨盤が動くことは紛れもない事実であるが，当然ながら骨盤の動きに伴って腰椎も動く。股関節の動きに伴って腰椎が動くのであれば，体幹上部の姿勢アライメントも変化し，動作の様式まで変わる可能性は高い。したがって股関節の運動障害は，体幹上部の運動に影響を及ぼす。

図4　股関節内転筋作用の逆転

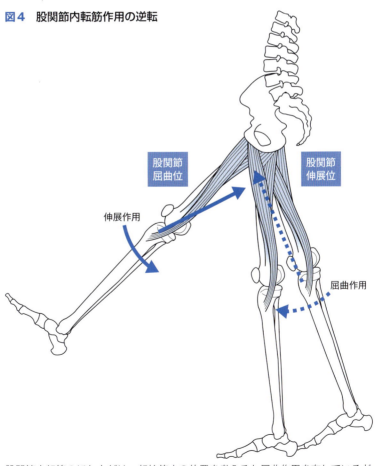

股関節内転筋のほとんどは，起始停止の位置を考えると屈曲作用を有しているが，屈曲角度が大きくなるにしたがって伸展作用に転じるものが出てくる。

▶パッセンジャーとロコモーターユニット

　股関節の状態は，体幹上部のみの影響にとどまらず，その支えとなる下肢に対しても影響を及ぼす。歩行動作の面から機能的に分けると，頭部，上肢，体幹（HAT）といったパッセンジャーユニットと，それを支え，かつ移動させる役割を担う両下肢のロコモーターユニットがある（図5）。股関節はこれらの接続部分に存在し，身体の中心（重心位置）にも近く，非常に重要な役割をもつのである。

HAT：
head, arms, trunk

股関節と他関節の関連を考える

▶可動性の障害と隣接関節への影響

　股関節の可動域制限が起こるとどうなるだろうか。股関節は骨盤と大腿骨からなる関節であるため，股関節の可動性障害が起こった場合は骨盤・腰椎のアライメント異常・代償運動の発生を招く。例として，股関節伸展制限の代償として立位時に骨盤前傾が起こることや，股関節屈曲時に骨盤後傾（腰椎後弯）の代償運動が大きく起こることが挙げられる（図6）。股関節の障害は遠位の隣接関節である膝関節，さらには足関節にまで影響が及ぶ場合もある。

▶筋の長さ（短縮・伸張）の影響

　日常生活や職業の内容，生活環境などによって，頻繁に繰り返される姿勢・動作があれば，それに適応するように筋を主とした関節構成体は変化していく。常に右肩に重い荷物を掛けて歩くことを繰り返していれば，右僧帽筋上部線維の短縮や過緊張，それによって右肩甲骨は挙上位となり，体幹の左側屈がみられるかもしれない。また，逆の運動である肩甲骨下制や体幹右側屈に関与する

図5　パッセンジャーとロコモーターユニット

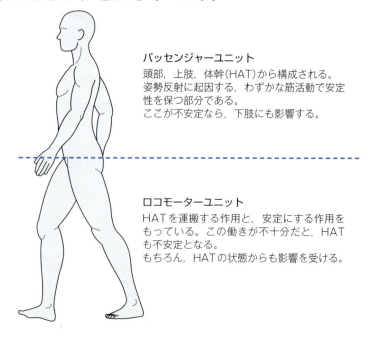

パッセンジャーユニット
頭部，上肢，体幹（HAT）から構成される。姿勢反射に起因する，わずかな筋活動で安定性を保つ部分である。
ここが不安定なら，下肢にも影響する。

ロコモーターユニット
HATを運搬する作用と，安定にする作用をもっている。この働きが不十分だと，HATも不安定となる。
もちろん，HATの状態からも影響を受ける。

筋は伸張している可能性もある．筋の短縮や関節可動性の"硬い"部分は姿勢や動作を変化させる重大な影響因子と信じられているために，とかく問題視する傾向にあるが，逆に起こる筋の伸張や"軟らかい"部分のほうが深刻な問題となっている場合が多い．

筋の長さ－張力曲線を考えると，筋の短縮だけではなく伸張していても筋出力特性が変化することは容易に想定できるし，比較的柔軟な部分は力学的ストレスも受けやすいだろう．例えば矢状面からみた立位時の脊柱アライメントを観察したとき（図7），そのアライメントに対する筋長の影響を推測できる．それによって，筋の短縮もしくは"硬い"部分が問題なのか，筋の伸張もしくは"軟らかい"部分が問題なのかを，考えるべきである．

ここで注意したいのは，理想的なアライメントが正常で，それ以外は異常であると決め付けてしまうことである．姿勢や動作は個人差が大きいので，正常からの逸脱が明らかである以外は，必ずしも問題とならないときもある．標準との違いのみから問題点を即断するのは誤りであり，続く測定・検査によって

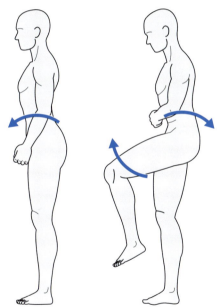

図6 股関節の可動域制限に伴う骨盤傾斜の代償例

a 立位時（股関節伸展位）に伴う骨盤前傾

b 股関節屈曲に伴う大きな骨盤後傾

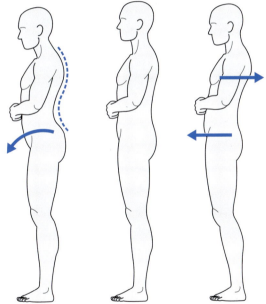

図7 矢状面から見た立位時の脊柱アライメントに対する筋の長さとの関係

a 腰椎前弯－胸椎後弯肢位　b 理想的なアライメント　c スウェイバック肢位（swayback）

a：腰椎の前弯と胸椎の後弯が増強した肢位である．腰椎前弯に伴って，骨盤前傾も起こる．股関節屈曲筋群や大腿直筋の短縮または緊張が存在するかもしれない．もしくは骨盤後傾に作用する腹斜筋群やハムストリングの伸張または低下が起こっている可能性がある．

b：理想的なアライメントである．

c：体幹上部が後方に変位している肢位でスウェイバックとよばれる．aと異なるのは，腰椎前弯と骨盤前傾が大きくない点である．骨盤を前方へ変位させて股関節の伸展位を保持するので大殿筋の活動が少なくて済むのではないか，もしくは，ハムストリングの短縮が起こっているかもしれないし，腹筋群は伸張または低下しているとも考えることができる．

繰り返し検証作業を行って確かめるようにする。

理学療法マネジメントの基本

▶評価の考え方

　股関節疾患を対象にするのであれば，疾患由来の関節機能障害を評価するのが優先されるであろう。また，急性期であれば，疾患に対する手術療法などの医学的治療後のリスク管理も必要となる。これらを基本事項として押さえたうえで，以下に述べるような評価のとらえ方も考慮する。

●局所ではなく全体を評価する

　前述してきたとおり，股関節疾患または障害に対して，股関節機能のみの評価では不十分であると考えるであろう。確かに疾患は局所で生じていたとしても，障害は他部位を含め広い範囲に起こっている。局所の治療が終われば他部位も健常な状態に戻るであろう，という考えは治療への過信となる。座位姿勢や歩行動作を変えるだけで頸部痛や腰痛といった症状が改善した経験は多いと思われるが，局所の問題が他部位へ影響する点は見逃せないし，その逆もありうる。関節機能や姿勢・動作をルーチンに評価して，単に立位姿勢が左右非対称だからとか，可動域が標準よりも小さいからという理由で問題点にする習慣はやめるべきである。本質的な問題を把握しなければならない。

　本質的な問題を把握するためには，まず対象者への綿密な医療面接からの発見が基本となる。身体症状だけではなく，日常生活や職場での姿勢・動作に関する内容は，可能であれば実際に行ってもらって聞き取ったほうがよい。次に，疾患部位への注目が偏るのを避け，全体をとらえるために姿勢や動作の観察と個々の関節機能の測定を交互に繰り返すようにする。何度も述べるが，標準から逸脱しているから問題点であると即決してはならない。一見，異常にみえる姿勢・動作が必ずしも問題になるとは限らない。検証作業の一助として，修正を試みて反応をみることも必要となる。望ましい反応かそれ以外か，また，その反応は口頭での指示や視覚的な自覚，徒手による誘導のいずれによるものかを注意深く判断する。

●関節の動きを評価する

　筋力や関節可動域の評価は関節機能の評価において代表的な方法であり，最大筋力，最大可動域を測定するのが一般的である。しかし，最大筋力や最大可動域を要する日常生活の姿勢・動作は，それほど多くはない。もちろん，これらの評価は必要であるが，そのほかにも情報を得ておく必要がある。

　例えば，関節の動く様相を評価する（図8）。動作観察はよく行うと思われるが，関節の運動観察・確認も大切である。

　関節が適切に動いているかの指標として瞬間回転中心（ICR）が挙げられる（図9）。しかし，観察によるICRの正確な評価は不可能に近いので，主観的判断に委ねるしかないが，各体節が円に沿って滑らかに動くかどうかをみるとよい。

ICR：
instantaneous
center of rotation

回転運動の効率性に影響する因子としては，①骨関節の適合性，②関節を構成する周囲組織の適切性，③関節の転がり－すべり運動が挙げられる。さらに④筋の協調性によるフォースカップル（図10）もある。これらの関与により適切に関節が動くということを意識して評価を考える。

図8　関節の動きの観察・評価－股関節屈曲の例

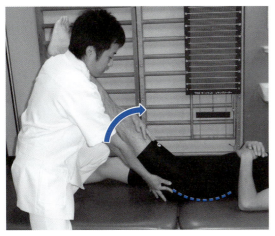

a

下肢伸展挙上において，大転子の異常な動きが起こるか，骨盤の前後傾の動きは大きくないかなどを評価する。運動中の関節の動きを把握するために，大転子を触知しながら行うとわかりやすい。

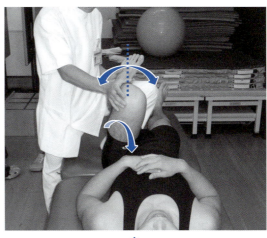

b

股関節屈曲時に抵抗なく屈曲していくか，また，内転・外転方向に屈曲していくか，などを評価する。

関節運動を行っているときの"動き"を観察する。他動運動と自動運動の比較も行う。股関節屈曲を行う際，どのように動くだろうか。円滑に動くか，代償運動が起こらないかといったことを観察する。この関節の動きにも個人差があり，まっすぐ屈曲しなければ異常というわけではない。正常か異常かを判断するのではなく，なぜその現象が起こるのかを考える。

図9　膝関節屈曲伸展時の瞬間回転中心（ICR）

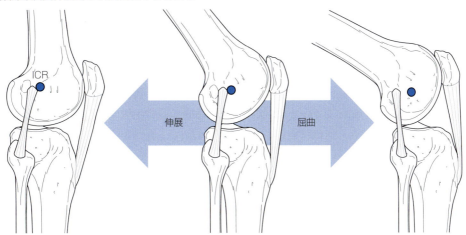

ICRとは，関節を構成する骨が回転運動をしているときの中心である。正常と考えられる関節でも回転中心は一定位置に定まることがなく，動くその瞬間でわずかに位置を変えるためにICRとよばれる。
異常な例では，このICRが大きく動く。それによって，ある部分にストレスが集中したり，運動の効率性が失われ，将来的に障害を引き起こす原因となる。
ICRは観察できるものではなく，結局，各体節が円を描くように滑らかに動いているか否かで判断するしかない。

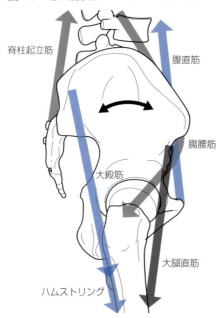

図10 骨盤前後傾のフォースカップル

フォースカップルとは"力の対"という意味で，骨盤前後傾の場合は，前傾の筋と後傾の筋のことを指す。これらがバランスよく活動することによって，股関節のICRに基づく効率のよい回転運動が行われる。しかし，筋のアンバランスが生じれば，効率的な回転力を産み出すことは困難となり，結果的にICRの破綻へ結び付く。

● 日常生活，環境の情報

　関節の運動には，繰り返される日常生活の姿勢や動作が影響する。それが，もともと備わっている習慣や癖なのか，疼痛を回避するために繰り返された姿勢なのか，職業上，どうしても必要とされる姿勢なのか，家屋環境などにより避けられない動作なのか，原因はさまざまであろう。

　手術療法を受けて症状が改善しても，術前の疼痛回避姿勢・動作を呈することがある。長い年月に及ぶ股関節の機能障害のために他部位が代償し続けた結果かもしれない。外傷性の傷害で，長期に及ぶ機能障害ではなかったが，再発を恐れて運動戦略が変化することもありうる。もちろん，手術療法によってほとんど問題がみられない状態にまで回復してしまうこともある。しかし，人工股関節全置換術によって問題がみられないレベルに回復しても，退院後に階段昇降を頻繁に行って再置換に至る可能性もある。"治ればいい"というものではなく，将来起こりうる二次性の障害発生の可能性も予想して，早期からの対策が必要となる。そのためには，対象者の日常生活の状況や置かれた環境を詳しく聞き，情報収集しておくことが大切で，重要な情報源となる。

● 評価のタイミングは理学療法開始時とは限らない

　評価が完了してから推論によって理学療法方針が決まり，治療プログラムを決定する，という流れが当然のように思われるが，治療介入によって起こる対象者の反応を観察して，より適切な治療プログラムに変更することもある。臨床では，評価と治療の境界を明確にはできないため，常に評価，治療，そして評価の繰り返しと考えなければならないだろう。

　対象者はロボットではなく，人間である。気分や体調で，または日によって，状態が大きく変わる場合もあることは忘れないようにしたい。

▶理学療法の進め方

●本質的な問題を追求・改善する必要がある

冒頭にも挙げたが（**図1**），評価に基づき論理的に治療方針を設定するにあたり，推論の過程が重要である。推論を行うためには，十分な知識と洞察力に基づく仮説の絞り込み，その検証という過程が必要であり，十分な臨床経験も要する。

推論では現象の原因を追求できればよいと考えがちだが，さらに本質的な原因を探る必要がある。例えば，股関節の屈曲拘縮について骨形態に異常はないことがわかっていて，ほぼ間違いなく股関節屈曲筋群の短縮による可能性が高いと推定できたとする。このとき屈曲筋のストレッチングを行うだろうが，その屈曲筋の短縮を引き起こした理由も考えなければならない。簡単な例を挙げると，右股関節屈曲筋の短縮の原因として，仕事中は中腰姿勢をとる時間が多いとか，右足を上にして足を組む椅子座位が多いといったものがある。また，立位時の腰椎前弯が強く，股関節が屈曲状態になっているのであれば，生活様式の改善に向けて教育と指導が必要となる。また，腰椎前弯を抑制できるかの検討も必要となる。これに対して，ただ単にストレッチングを行っているだけでは，生活様式が変わらない限り再発は免れない。

●予防的観点をもつ

評価結果によっては取り上げるべき問題がないというときもある。ただし，特定の姿勢や動作を繰り返しているために新たな障害が起こりうる可能性を危惧するのであれば，予防的な観点からの介入が必要となる。現在から長い将来にわたって広い範囲で障害予防を行うのは不可能に近いと思われるが，なんらかの配慮は必要となる。また，疾病や障害に対する知識，エクササイズから生活管理までの知識や方法，障害の二次進展予防の知識などに関する教育も重要である。

●対象者のニーズを優先する

知識や治療技術は臨床能力を高めるために必要不可欠なものである。機能障害の改善のために最善を尽くすことは当然である。しかし，理学療法士の満足のための理学療法となってしまうことには十分に注意しなければならない。適切な対象者のニーズの把握と，それに対応する治療が必要なのである。

股関節の障害が主要な問題であれば，そこに対するアプローチが選ばれるだろう。一方で，高齢の対象者で，股関節の機能障害よりもむしろ合併症や精神状態の不安定などが問題になるようであれば，股関節の障害が最優先で取り組むべき課題とならないときもある。運動・動作の障害が問題なのか，疾患そのものが問題となるのかなど，対象者のニーズを優先して問題をとらえなければならない（**図11**）。

●介入と評価の繰り返しが必要である

介入では①介入内容の目的（可能な限り具体的に），②理学療法士のポジショ

図11 理学療法方針として何を重視するかを考える

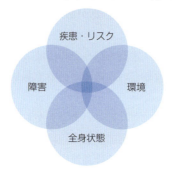

ン・操作方法，③対象者のポジション，④介入内容（強さ，時間，頻度など），⑤実際に行ったときの対象者の反応，を具体的に把握しておく．介入は一方的に行うものではなく対象者の反応を観察し，評価の再考に役立てる．観察により，介入目的を達成するために方法を改善する・より発展させる，また新たな問題点を発見する，などの作業が可能となる．

おわりに：これからの運動器障害に対する理学療法の基盤

　股関節障害に限ったことではなく，運動器障害に対する理学療法の基盤として重要な点は，特定の部位に固執するのではなく，まず全身の障害をとらえることである（ただし，特定部位の改善だけで十分な場合もあるので，常に全身の問題をとらえるというわけではない）．次に，対象者の生活を改善するための理学療法であるから，適切に対象者のニーズをとらえて，理学療法士のニーズとはならないように気を付ける必要がある．

　最後に最も重要な点は，臨床推論を駆使して問題解決にふさわしい方法を客観的に選択し，適切に施行することである．「可動域制限には関節可動域運動」「筋力低下には筋力増強運動」という対症療法は，もはや理学療法とはよべない．例えばハムストリングの短縮に対する下肢伸展挙上のストレッチングを施行する場合，腰椎後弯の代償が大きく入っているのを見逃しているようではいけない．推論により最適な介入方法を施したとしても，目的に適うように施行されていなければ，これも問題となる．

　高度の知識や技術を求めるよりも，基本をしっかり押さえることが何よりも必要であり，そうした態度で臨む心構えも重要である．

文献

1) 村山　直, ほか：股関節回旋可動域の左右差および測定肢位による差の検討. 東北理学療法学, (15)：31-35, 2003.
2) Kapandji AI：カラー版 カパンジー機能解剖学 Ⅱ下肢. 原著第6版（塩田悦仁, 訳）, 医歯薬出版, 2010.
3) Murray R, et al：Pelvifemoral rhythm during unilateral hip flexion in standing. Clin Biomech, 17(2)：147-151, 2002.
4) 小川智美, ほか：大腿挙上運動における股関節屈曲と骨盤後傾運動のリズム. 理学療法学, 29(4)：119-122, 2002.
5) 古賀友美, ほか：股関節屈曲運動における寛骨大腿リズムおよび寛骨後傾運動の男女差. 西九州リハビリテーション研究, 8：37-40, 2015.

I 股関節理学療法の概要

2 股関節の機能解剖とバイオメカニクス

Abstract

■ 恥骨結合,仙腸関節で連結される左右の寛骨は,大腿骨と股関節を構成する。二足歩行を行うヒトにとっては,四足動物とは異なった関節構造を呈する。そのため,運動時に作用する股関節応力も特異的である。運動療法を行う理学療法士にとって,股関節の機能解剖とバイオメカニクスは必須の基礎知識である。

はじめに

　成人では,基本的立位肢位における身体重心が骨盤内に存在する。骨盤は,仙骨および尾骨,そして左右の寛骨による構成体であり,大腿骨と連結して股関節を形成する。したがって,立位・歩行における身体重心の制御には,股関節が大きく影響を及ぼす。その一方,下肢関節のなかで最も中枢側に位置し,可動関節としての役割も大きい。本項では,正常な股関節の機能解剖の概説を行ったうえで,臨床と関連深い運動・動作に関するバイオメカニクスについて言及する。

股関節の機能解剖

▶骨学的にみた股関節の機能解剖

　前方の恥骨結合,後方の仙腸関節で連結される左右の寛骨は,下肢帯とも称される。胎生期から思春期における寛骨は,腸骨,恥骨,坐骨といった3つの骨が硝子軟骨によって結合される(寛骨骨結合)。成人になると3つの骨が癒合するが,股関節の関節窩となる寛骨臼の中央部で接することになる。寛骨外側面に位置する寛骨臼は,半球状の大きな陥凹を呈する(図1)。大腿骨との直接的な関節面はC字状をなし,月状面とよばれる。月状面以外の部分を寛骨臼窩といい,ここには脂肪組織がみられる。また,寛骨臼下縁部は寛骨臼切痕と称される。

　一方,股関節の関節頭を構成するのは大腿骨頭である(図1)。球形をなす大腿骨頭のほぼ中央部には,大腿骨頭窩という小さなくぼみがみられる。大腿骨頭と大腿骨体(骨幹)の連結部が大腿骨頸であるが,臨床では大腿骨頸部と称される。また,大腿骨頸と大腿骨体の移行部の外側には大転子が,内側には小転子がみられる。この2つの骨隆起を結ぶ領域は,転子部として知られている。大腿骨頭は,大腿骨体に対して上内側に突出している。これは,大腿骨体に対する大腿骨頸の内側,そして前方への傾きによる形態特性による。

　前額面でみた場合,大腿骨頸が大腿骨体となす角度が存在し,頸体角と称される(図2)。出生時の頸体角は140～160°である[1]が,立位・歩行による荷重負荷により成長に伴い漸減[2]し,健常成人では約125°となる[3]。一方の寛骨臼は,大腿骨頭の全域を覆う形態をなす。寛骨臼による大腿骨頭の被覆度は出生

図 1　股関節を構成する寛骨と大腿骨

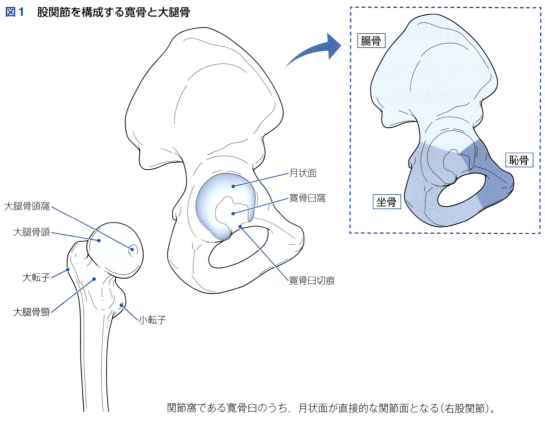

関節窩である寛骨臼のうち，月状面が直接的な関節面となる（右股関節）。

図 2　股関節のアライメント

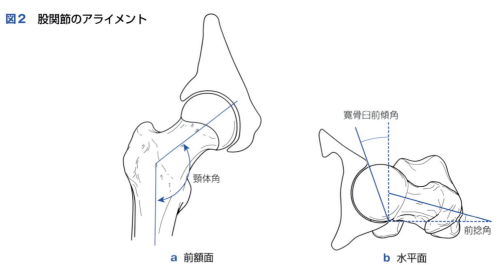

a　前額面　　　b　水平面

時にもっとも低く（65～70％），その後漸増して就学時には約90％となる[4]。CTを用いた研究[5]によれば，男性に比して女性で被覆度が少ない。また臼蓋形成不全が生じると，寛骨臼の被覆度が減少して単位面積あたりの関節応力が増大する。これらのことは，変形性股関節症の発症，進行と密接に関与する。

また水平面でみると，寛骨臼，大腿骨頸ともに前方へと傾斜している（**図2**）。大腿骨頸は大腿骨の内・外側顆の後縁を結ぶ線に対して前捻角を有している[6]。出生時の前捻角は30°以上である[7]が，骨の成長，荷重や筋活動の増加により

漸減する[3]。健常成人の前捻角は約15〜20°である[2]が，頸体角とは異なり性差がみられる。CTを用いた研究[5]によれば，男性で20.3°，女性で25.2°であり，女性のほうが男性より大きい値を示すとした先行研究[8]とも一致した結果である。一方，骨盤に対する寛骨臼の傾斜角は寛骨臼前傾角，あるいは臼蓋前捻角として知られている[3,5,9]。この寛骨臼前傾角は約20°といわれる[3]が，女性に比して男性で小さいとの報告[5]がみられる。つまり，男性のほうが水平面での被覆度が大きいことになる。したがって構築学的にみて，男性が女性より大腿骨寛骨臼インピンジメント（FAI）が生じやすいことが示唆される。

FAI：
femoroacetabular impingement

▶関節学的にみた股関節の機能解剖

寛骨臼には大腿骨頭の約2/3が収まる。そのため，臼状関節に分類される股関節は，球関節に比べると運動は著しく制限される[10]。寛骨臼の関節面である月状面には関節軟骨が存在するが，関節応力への対応から前上方領域で厚くなっている[11]。これに相対する大腿骨頭にも関節軟骨が存在し，前上方領域で厚くなっている[11]。前述した寛骨臼および大腿骨のアライメントから関節応力は前上方に生じやすいことが伺われ，これに対応した構造を呈している。また，寛骨臼縁には線維軟骨からなる関節唇が存在する（図3）。関節唇の存在により，関節軟骨面積が28％，臼蓋体積が30％増加する[12]。このことから，関節軟骨に作用する関節応力を軽減させる役割を担っている。さらに，関節唇には数多くの神経終末が存在する[13]ことから，関節運動のフィードバック作用にも寄与していることが伺える。なお，寛骨臼切痕における関節唇は，寛骨臼横靱帯に混入する。大腿骨寛骨臼インピンジメントの症例では，関節唇が骨化することもある。

股関節包は寛骨臼周囲から起こり，前方は大腿骨の転子間線に，後方は転子間線のやや上方に付着する[10]。その主たる線維は，関節の長軸方向と平行に走行している[14]。この関節包には小殿筋や腸骨筋の線維の一部が付着している[15,16]

図3　股関節包を補強する組織

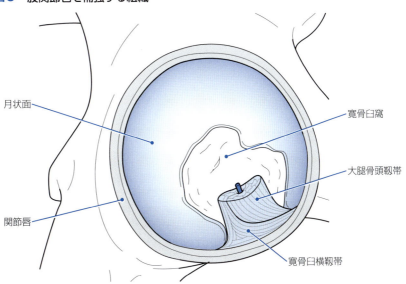

ことから，関節運動時に関節包を誘導していることが伺える．また，股関節包の深層線維の一部は，大腿骨頭を取り巻く輪状を呈する．この線維を輪帯といい，股関節包の過度の伸長を制限する[10, 17]．また，股関節包を補強するために，腸骨大腿靱帯，恥骨大腿靱帯，坐骨大腿靱帯が存在する（図4）．これらの靱帯はすべて股関節屈曲位で弛緩，伸展位で緊張する．ヒトの二足歩行が四足移動からの進化だと考えると，ヒトの股関節屈曲−伸展中間位は四足動物の伸展位に相当する．この進化の過程を考えると，股関節周囲の靱帯の共通した機能も理解できる．これら3つ靱帯の解剖学的特徴については，表1を参照していただきたい[18, 19]．なお関節包内靱帯として，寛骨臼窩と大腿骨頭窩を結ぶ大腿骨頭靱帯も存在する．この靱帯は，股関節内転時にのみ緊張をする[18]．

▶筋学的にみた股関節の機能解剖

表2は，股関節に関与する筋の分類とその作用をまとめたものである．寛骨に付着する筋は寛骨筋あるいは骨盤筋と称され，寛骨内筋と寛骨外筋に分類される[10]．寛骨内筋は骨盤腔の内壁をつくる筋，寛骨外筋は殿部にある筋の総称である[20]．寛骨内筋のうち大腰筋と腸骨筋を合わせて腸腰筋といい，その前面は腸骨筋膜で覆われる[10]．寛骨内筋の主たる作用は股関節屈曲である．しかし，

図4 股関節包を補強する靱帯

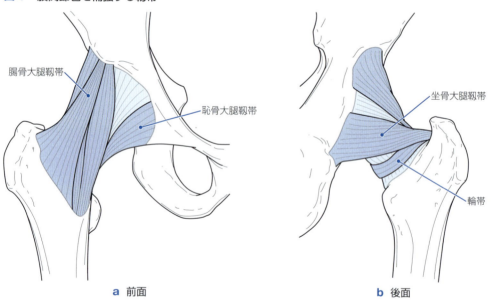

a 前面　　　　　　　　　　　　　　　　b 後面

表1 股関節包を補強する靱帯の特徴

靱帯名	起始	停止	作用	特徴
腸骨大腿靱帯	下前腸骨棘，寛骨臼上縁	大転子，転子間線	股関節伸展，内転，外旋時に緊張	逆Y字型を呈するので，Y靱帯ともよばれる大腿直筋腱および小殿筋腱の線維と一部連結
恥骨大腿靱帯	腸恥隆起，恥骨体恥骨上枝	小転子	股関節伸展，外転，外旋時に緊張	腸骨大腿靱帯と合わせて，N靱帯あるいはZ靱帯ともよばれる
坐骨大腿靱帯	寛骨臼縁の坐骨部	転子窩，輪帯	股関節伸展，外転，内旋時に緊張	

（文献18, 19を参考に作成）

表2　股関節周囲筋の分類とその作用

			屈曲	伸展	外転	内転	外旋	内旋
下肢帯の筋（寛骨筋）	寛骨内筋	大腰筋	○				△	
		小腰筋	○				△	
		腸骨筋	○				△	
	寛骨外筋（殿筋）	大殿筋 上部		○	△		○	
		大殿筋 下部		○		△		
		中殿筋 前部	△		○			
		中殿筋 後部		△	○			
		小殿筋			△			○
		大腿筋膜張筋	○		△			
		梨状筋					○	
		内閉鎖筋					○	
		上双子筋					○	
		下双子筋					○	
		大腿方形筋					○	
		外閉鎖筋				△	○	
大腿の筋	前面の筋	縫工筋	○		△		△	
		大腿直筋	○					
	内側の筋	恥骨筋	○			○		
		薄筋				○		
		長内転筋				○		
		短内転筋				○		
		大内転筋 前部	△			○		
		大内転筋 後部		△		○		
	後面の筋	大腿二頭筋 長頭		○			△	
		半腱様筋		○			△	△
		半膜様筋		○			△	△

主動作筋は○，補助動作筋は△で示す。

第12胸椎〜第5腰椎の側面に起始を有する大腰筋は，脊柱を安定化させて直立二足姿勢の維持にも関与する。そのため，オランウータンやニホンザルと異なり，ヒトの大腰筋は赤筋線維の比率が高い[21]。

　寛骨外筋のうち浅層に位置するのは，一般に殿筋と称される大殿筋，中殿筋，小殿筋，さらには大腿筋膜張筋である。一方，深層に位置するのは梨状筋，内・外閉鎖筋，上・下双子筋，大腿方形筋であり，股関節の安定性に寄与する。これらの筋は外旋作用を有するために深層外旋6筋，あるいは短外旋筋と称される。なお，大殿筋および中殿筋の前上部を覆う筋膜は殿筋膜と称され，大腿筋膜へと続く[10]。

　寛骨筋以外で股関節に作用する筋は，大腿部に存在し大腿筋膜によって覆われる。大腿の筋は，筋間中隔によって前区画，後区画，内側区画に区分される。しかし，上腕の筋間中隔に比べると発達が悪く薄い[10]。前区画には股関節屈筋（膝関節伸筋），後区画には股関節伸筋（膝関節屈筋），内側区画に股関節内転筋がみられる。

股関節のバイオメカニクス

▶身体運動と股関節応力

JRF :
joint reaction force

身体にはさまざまな力が作用する。重力あるいは身体外部からの負荷で生じる力を外力，さらには筋収縮力や軟部組織の弾性力による力を内力という。この外力や内力の影響により関節に作用する力を，関節応力（JRF）と称する。ここでいう応力は変形に抵抗する力を意味するので，関節応力は関節反力とも称される。

股関節の人工骨頭に圧センサーを設置して最大圧力を計測した研究[22]によれば，歩行（独歩）による圧力が5.5 MPaであるのに対して，昇段動作では10.2 MPaが作用する。一方で，自転車エルゴメータを漕ぐ動作では，1.6 MPaと非常に低値を示している。またこの研究では，座面の高さが異なる椅子からの立ち上がりに作用する力も計測している。38 cm高では15.0 MPa，45 cm高では13.1 MPa，56 cm高では9.2 MPaという結果であり，座面の高さが低いほど股関節に作用する圧力が大きくなることが示されている。

SLR :
straight leg raising

下肢の運動器疾患の運動療法として，背臥位で下肢を伸展させたまま持ち上げる下肢伸展挙上（SLR）が多用される。このエクササイズは，股関節への荷重が禁止されている方に対して実施されることもあるが，関節応力が作用していないわけではない。3次元剛体バネモデルにより関節応力を算出した研究[23]によれば，股関節屈曲0°の開始肢位でも体重以上の力が作用しており，軽度挙上するとその力は体重の3倍近くにも達する。しかし，それ以上に挙上運動を続けると関節応力は漸減する。つまりSLRを行う場合には，運動の初期に最も大きな力が股関節に作用することになる。股関節屈曲の主動作筋である腸骨筋，大腰筋は小転子に付着する[10]。そのため，股関節を屈曲させたほうが起始部に向けて停止部が直線的となり，筋力が発揮しやすくなる。

▶立位・歩行時に作用する股関節応力

BW :
body weight

立位時における股関節応力を考える場合には，Pauwelsの理論[24]がその基礎となっている。図5は，右片脚立位をして骨盤を平衡に保っている際の模式図である。1側下肢の重量が体重の1/6とした際には，股関節に作用する外力は体重（BW）の5/6となる。主たる内力は，中殿筋を中心とした股関節外転筋力である。骨頭中心から外力の作用線までの距離をa，骨頭中心から内力の作用線までの距離をbとする。このときa：b＝2：1なので，内力である股関節外転筋力は外力の2倍が必要となる。仮に体重が60 kgであれば，股関節外転筋力は100 kgwの力が求められる。この模式図では，股関節を第1のてこ考えることができるので，股関節応力は外力と内力の和，つまり150 kgw（体重の2.5倍）の力が作用することになる。同様の条件で左手に杖を持った場合には，股関節外転筋力は少なく済み，股関節応力も減少する（図6）。

歩行時の関節応力についても考えてみる。圧センサーを設置した人工関節を用いた研究[25]によれば，平地歩行において踵接地直後と足尖離地前に大きな力が作用し，その大きさは体重の約2.5倍である。歩行時の関節応力を3次元剛

体バネモデルにより算出した研究[26]によれば，足尖離地前に体重の約4倍の力が作用する．しかし杖を使用することで，その力が半分以下になる．また，歩行速度を上げると関節応力が約7倍になるとの報告もみられる[27]．運動療法を行う理学療法士にとって，これらの股関節に関するバイオメカニクスを知っておくことは必須の基礎知識である．

図5 片脚立位時に股関節へ作用する力

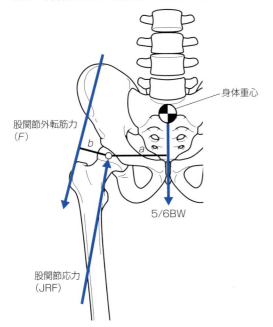

aは骨頭中心から股関節に作用する外力の作用線までの距離（20 cm），bは骨頭中心から股関節外転筋の作用線までの距離（10 cm）を示す．外力（5/6 BW）による外部モーメントは時計まわりに，内力による内部モーメントは反時計まわりに作用する．このとき，内力である股関節外転筋力をFとすると，

$$F \times b = 5/6\,BW \times a$$

が成り立つ．この式をもとにFを算出する．なお，BW＝60 kgとする．

$$F \times 0.1 = 50 \times 0.2$$
$$F = 100\,[\mathrm{kgw}]$$

股関節は第1のてこであるため，股関節応力（JRF）は外力と内力の和となる．

$$JRF = 50 + 100 = 150\,[\mathrm{kgw}]$$

図6 杖をついた際に股関節へ作用する力

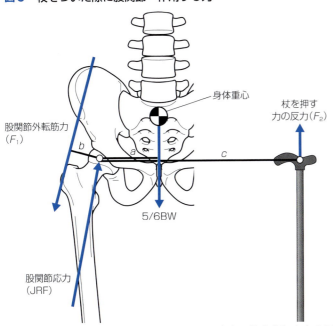

cは骨頭中心から杖の力の作用線までの距離（40 cm）を示す．杖を押した力が5 kgwとすると，杖の先端が床面と接触した部分から5 kgwの反力（床反力）が生じる．
股関節外転筋力をF_1，杖を押した力の反力をF_2とすると，

$$(F_1 \times b) + (F_2 \times c) = 5/6\,BW \times a$$

が成り立つ．この式をもとにF_1を算出する．

$$(F_1 \times 0.1) + (5 \times 0.4) = 50 \times 0.2$$
$$F_1 = 80\,[\mathrm{kgw}]$$

このときの股関節応力（JRF）は，以下の式で算出される．

$$JRF = 50 + 80 - 5 = 125\,[\mathrm{kgw}]$$

本来，杖を押した力の反力の力点は，杖の先端が床面と接触した部分となる．

文献

1) 山室隆夫：股関節の形態の発育. 股関節外科学, 改訂4版（伊藤鉄夫, 編集）, 金芳堂 p19-37, 1991.

2) Bobroff ED, et al：Femoral anteversion and neck-shaft angle in children with cerebral palsy. Clin Orthop Relat Res, (364)：194-204, 1999.

3) Neumann DA：Hip. Kinesiology of the Musculoskeletal System：Foundations for Rehabilitation, 3rd ed, p479-537, Mosby, 2016.

4) Rális Z, et al：Changes in shape of the human hip joint during its development and their relation to its stability. J Bone Joint Surg Br, 55(4)：780-785, 1973.

5) 中原一郎, ほか：股関節の表面モデルを用いた股関節形状および骨性可動域の男女差評価. 整形・災害外科, 55(8)：967-974, 2012.

6) Cibulka MT：Determination and significance of femoral neck anteversion. Phys Ther, 84(6)：550-558, 2004.

7) Crane L：Femoral torsion and its relation to toeing-in and toeing-out. J Bone Joint Surg Am, 41-A(3)：421-428, 1959.

8) Fabry G, et al：Torsion of the femur. A follow-up study in normal and abnormal conditions. J Bone Joint Surg Am, 55(8)：1726-1738, 1973.

9) Reikerås O, et al：Anteversion of the acetabulum and femoral neck in normals and in patients with osteoarthritis of the hip. Acta Orthop Scand, 54(1)：18-23, 1983.

10) 金子丑之助, 原著：日本人体解剖学 上巻, 改訂第19版, p201-205, 南山堂, 2000.

11) Kurrat HJ, et al：The thickness of the cartilage in the hip joint. J Anat, 126(Pt 1)：145-155, 1978.

12) Tan V, et al：Contribution of acetabular labrum to articulating surface area and femoral head coverage in adult hip joints：an anatomic study in cadavera. Am J Orthop (Belle Mead NJ), 30(11)：809-812, 2001.

13) Kim YT, et al：The nerve endings of the acetabular labrum. Clin Orthop Relat Res, (320)：176-181, 1995.

14) Oatis CA：オーチスのキネシオロジー 身体運動の力学と病態力学, 原著第2版（山﨑 敦, ほか監訳）, p699-750, ラウンドフラット, 2012.

15) Walters J, et al：Gluteus minimus：observations on its insertion. J Anat, 198(Pt 2)：239-242, 2001.

16) Ward WT, et al：Anatomy of the iliocapsularis muscle. Relevance to surgery of the hip. Clin Orthop Relat Res, (374)：278-285, 2000.

17) 森 於菟, ほか：分担 解剖学1 総説・骨学・靱帯学・筋学, 第11版, p226-228, 金原出版, 1982.

18) 中村隆一, ほか：基礎運動学, 第6版, p235-245, 医歯薬出版, 2003.

19) 古賀大介, ほか：股関節の解剖と神経支配. 変形性股関節症 基本とUP TO DATE（久保俊一, ほか編集）, p28-34, 南江堂, 2010.

20) 野村 嶬, 編集：標準理学療法学・作業療法学 基礎専門分野 解剖学, 第3版, 医学書院, 2010.

21) 木村忠直：数種霊長類における大腰筋の筋線維構築と組織化学的特徴. バイオメカニズム学会誌, 24(3)：141-147, 2000.

22) Hodge WA, et al：Contact pressures from an instrumented hip endoprosthesis. J Bone Joint Surg Am, 71(9)：1378-1386, 1989.

23) 元田英一, ほか：筋骨格コンピュータモデルと三次元剛体バネモデルによる股関節の解析. 関節外科, 22(2)：147-158, 2003.

24) Pauwels F：Biomechanics of the Normal and Diseased Hip. Theoretical Foundation, Technique and Results of Treatment, Springer-Verlag, Berlin and Heidelberg, 1976.

25) Bergmann G et al：Hip contact forces and gait patterns from routine activities. J Biomech, 34(7)：859-871, 2001.

26) 元田英一, ほか：歩容の違いと杖の使用による股関節合力の変化：筋骨格コンピュータモデルを使用して. Hip joint, 32：545-549, 2006.

27) Röhrle H, et al：Joint forces in the human pelvis-leg skeleton during walking. J Biomech, 17(6)：409-424, 1984.

リスク管理と病期別マネジメント

Ⅱ リスク管理と病期別マネジメント

1 病態を知る

Abstract

■ わが国では寛骨臼発育不全を原因とする変形性股関節症の発症が多いことが知られている。また高齢化に伴った大腿骨近位部骨折も増加傾向である。

■ 大腿骨寛骨臼インピンジメント（FAI）という新たな病態が注目され，股関節唇損傷が股関節痛の原因となっていることが近年明らかになった。

主に遭遇する代表的な成人股関節疾患について

FAI：
femoroacetabular
impingement

▶変形性股関節症（以下，股関節症）

関節軟骨の変性や摩耗による関節の破壊や反応性の骨増殖によって股関節の変形をきたす非炎症性疾患である。わが国では寛骨臼形成不全による二次性股関節症がその80％以上を占めている。単純X線画像診断によるわが国の股関節症有病率は1.0〜4.3％で，男性は0〜2.0％，女性は2.0〜7.5％と女性で高い。発症年齢は平均40〜50歳である。また近年，大腿骨寛骨臼インピンジメント（FAI）という病態が知られるようになり，寛骨臼の形態や大腿骨頭の形態異常から股関節症が発症することがわかってきた。股関節症発症の危険因子は重量物作業の職業，寛骨臼形成不全，発育性股関節形成不全（脱臼）の既往である。

● 基本的知識（股関節症の診断と病期分類）

現時点では世界的に明確な診断基準は存在しない。わが国では単純X線股関節正面像を用いて病期分類（図1）を行っており，他の大規模な疫学調査では最小関節裂隙幅や米国リウマチ学会の基準が用いられている。

股関節症の症状は主に股関節痛と機能障害である。

●疼痛

病初期では立ち上がり時の鼠径部痛や，長時間歩行後の疲労感やだるさを自覚するが，病状の進行によって安静時痛や夜間痛を伴うようになる。股関節部（鼠径部）の疼痛だけでなく，大腿部痛や膝痛を伴うこともある。関節裂隙の狭小化や寛骨臼形成不全の程度，また肥満は疼痛に関連しており，寛骨臼形成不全においては関節唇損傷が疼痛に関与する重要な因子と考えられている。

●可動域制限

病初期では明らかではないが，病状の進行に伴って足の爪が切りにくい，靴下が履きにくくなる，正座ができなくなるなど関節可動域の低下がみられるようになる。

図1 股関節症の病期分類

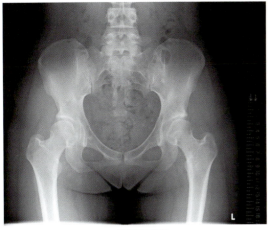

a 前股関節症

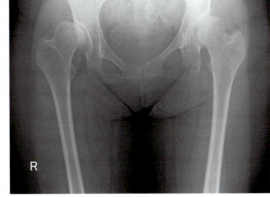

b 初期股関節症

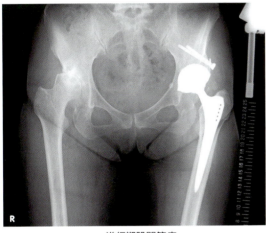

c 進行期股関節症

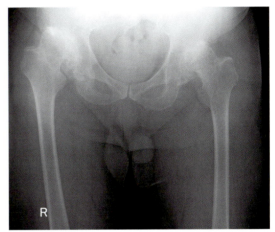

d 末期股関節症

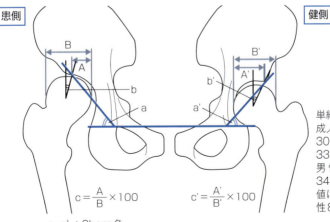

CE：center edge
AHI：acetabular head index

$c = \dfrac{A}{B} \times 100$　　$c' = \dfrac{A'}{B'} \times 100$

a, a'：Sharp角
b, b'：CE角
c, c'：AHI
A, A'：大腿骨頭内側縁から寛骨臼外側縁までの距離
B, B'：大腿骨頭内側縁から外側縁までの距離

単純X線画像における日本人成人のCE角の平均値は男性30.0〜35.1°、女性27.2〜33.5°、Sharp角の平均値は男性35.9〜38.7°、女性34.5〜41.5°、AHIの平均値は男性81.5〜87.9%、女性80.6〜88.5%である[2]。

(文献1より一部改変引用)

● 跛行
　筋力低下と疼痛に伴ってTrendelenburg歩行，Duchenne歩行，墜落性跛行など種々の跛行がみられるようになる。

● 脚長差
　病期の進行に伴って大腿骨頭の変形や関節亜脱臼が進行し，患側の脚短縮が進行する。

▶大腿骨寛骨臼インピンジメント（FAI）
　一次性股関節症と考えられていた股関節症のなかに特異な大腿骨や寛骨臼形態を示すものがあり，股関節動作時に繰り返しインピンジメントを生じて股関節唇断裂や寛骨臼の軟骨損傷を起こす病態でFAIと称される。FAIはcam type，pincer type，combined（mixed）typeの3つに分類される（図2）。

● 症状
　緩徐に発生する鼠径部痛や大腿部痛であり，階段昇降やしゃがみ込みといった動作にて疼痛を生じる。他覚的には股関節屈曲内旋角度の減少また股関節屈曲内旋位にて鼠径部の痛みが誘発されるanterior impingement testの診断的意義が高い（図3）。

▶股関節唇損傷
　股関節唇（「Ⅰ章-2 股関節の機能解剖とバイオメカニクス」の図3（p15）参照）は寛骨臼辺縁に付着している三角状の線維軟骨であり，大腿骨頭と寛骨臼の関節シーリング効果をもたらすとともに，自由神経終末と感覚神経終末小体を豊富に有している。すなわち痛覚・圧力・深部感覚の受容体を有しており，その損傷によって股関節痛が発症すると考えられている。前述したように疼痛を

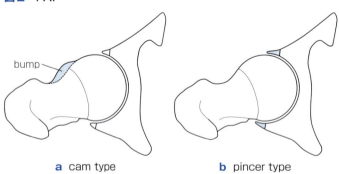

図2 FAI
　　a cam type　　b pincer type

①cam type
大腿骨頭から頸部移行部前方のくびれが減少もしくは前方へ膨隆し，股関節屈曲動作時に寛骨臼縁とインピンジメントを生じるタイプ。
②pincer type
寛骨臼の後ろ開き（acetabular retroversion）や過度の骨性被覆によって寛骨臼縁と大腿骨頸部がインピンジメントを生じるタイプ。
③combined（mixed）type
cam typeとpincer typeの合併。

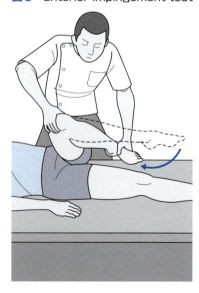

図3 anterior impingement test

伴った寛骨臼形成不全ではしばしば損傷を認めるが，サッカーやクラシック・バレエなどのアスリートでも損傷を起こし，近年股関節のスポーツ障害として認識されるようになった。

● 症状

方向転換時や自動車の乗り降りなどで股関節痛を自覚し，引っかかり感などを訴える。全力疾走などで疼痛を自覚するようになり，股関節可動域制限を呈することもある。

▶大腿骨頭壊死症

外傷や潜函病など，壊死の原因が明らかな症候性大腿骨頭壊死と原因の明らかでない特発性大腿骨頭壊死に分類される。さらに特発性大腿骨頭壊死症は広義ではアルコール多飲歴のあるアルコール性とステロイドパルス療法などステロイド治療歴のあるステロイド性，原因不明である狭義の特発性に分類される。

臨床で経験する原因として最も多いのは大腿骨頸部骨折後に生じる外傷性大腿骨頭壊死症である。

大腿骨頭の栄養のほとんどが内側大腿回旋動脈の分枝である上被膜動脈（superior retinacular artery）によって補われており，なんらかの原因によってこの部位での血流が途絶し骨頭壊死が発症すると考えられている（図4）。

● 症状

急に発症する股関節痛である。疼痛発生時にはすでに無症候性に大腿骨頭壊死を発症しており，骨頭軟骨下骨折を起こすことで疼痛が生じる。大腿骨頭壊死症の病型分類は単純X線股関節正面像にて分類されており（図5），type C-1以降では圧壊の危険性が高い。

図4　大腿骨頭壊死（両側）X線画像

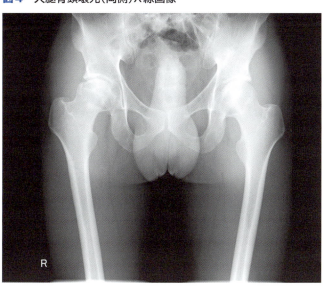

▶大腿骨頸部骨折・大腿骨転子部骨折(大腿骨近位部骨折)

　高齢者の転倒によって生じることが多い骨折である。2007年の推計発生者数は男女合わせて約15万件で，経時的に発生者数は増加しており，2030年に発生数は30万件に達することが予測されている。

　大腿骨頸部骨折は股関節内骨折で保存加療では骨癒合を得ることがきわめて難しく，偽関節になるため観血的治療が行われる。骨折形態の評価としてGarden分類(図6)がよく用いられており，stage ⅠとⅡを非転位型として主に骨接合術が行われ，stage ⅢとⅣは転位型とし人工骨頭挿入術もしくは人工股関節置換術が行われている。

図5 大腿骨頭壊死症の病型分類

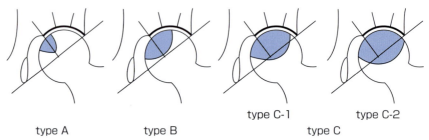

type A：壊死域が臼蓋荷重面の内側1/3未満にとどまるもの，または壊死域が非荷重部のみに存在するもの
type B：壊死域が臼蓋荷重面の内側1/3以上2/3未満の範囲に存在するもの
type C：壊死域が臼蓋荷重面の内側2/3以上に及ぶもの
type C-1：壊死域の外側端が臼蓋縁内にあるもの
type C-2：壊死域の外側端が臼蓋縁を越えるもの

注1)単純X線画像/MRIの両方またはいずれかで判定する。
注2)単純X線画像は股関節正画像で判定する。
注3)MRIはT1強調像の冠状断骨頭中央撮像面で判定する。
注4)臼蓋荷重面の算定方法
臼蓋縁と涙痕下縁を結ぶ線の垂直2等分線が臼蓋と交差した点から外側を臼蓋荷重面とする。

(文献3より引用)

図6 Garden分類

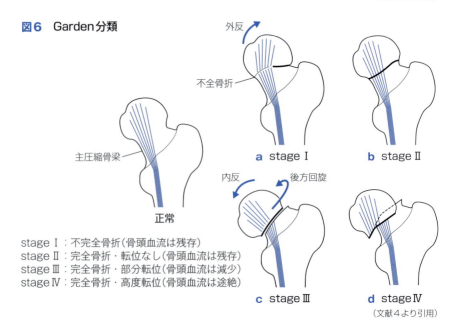

stage Ⅰ：不完全骨折(骨頭血流は残存)
stage Ⅱ：完全骨折・転位なし(骨頭血流は残存)
stage Ⅲ：完全骨折・部分転位(骨頭血流は減少)
stage Ⅳ：完全骨折・高度転位(骨頭血流は途絶)

(文献4より引用)

大腿骨転子部骨折は関節外骨折で，骨折部の血流が豊富なことから大腿骨頸部骨折と比較すれば骨癒合の点では有利である。しかし早期離床を目指すためほとんどの症例に対して観血的整復治療が用いられている。骨折形態の評価にはEvans分類（図7）がしばしば用いられている。これは単純X線画像正面像で内側骨皮質の損傷の程度，整復操作を行った場合の整復位保持の難易度により分類するものである。大腿骨近位部骨折に対して受傷早期に手術加療を行ったほうが入院期間の短縮につながることが報告されており，受傷当日を含めた早期手術介入が推奨されている。

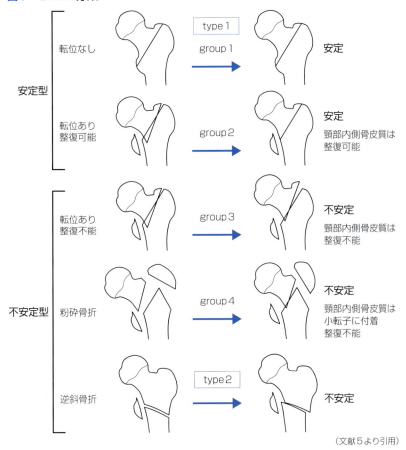

図7 Evans分類

（文献5より引用）

文献

1) 中村利孝, ほか監：標準整形外科学, 第13版, p614, 医学書院, 2017.
2) 日本整形外科学会・日本股関節学会 監：変形性股関節症診療ガイドライン2016, 改訂第2版, p71, 南江堂, 2016.
3) 厚生労働省特発性大腿骨頭壊死症調査研究班, 2001.
4) Garden RS：Low-angle fixation in fractures of the femoral neck. J Bone Joint Surg Br, 43-B(4)：647-663, 1961.
5) Evans EM：The treatment of trochanteric fractures of the femur. J Bone Joint Surg Br, 31-B(2)：190-203, 1949.

Ⅱ リスク管理と病期別マネジメント

2 手術特性を知る

Abstract

■ 股関節に対する手術療法は病期や病態によって自家骨を用いた骨盤や大腿骨側の骨切り，またその併用骨切りが行われるか，人工骨頭挿入や人工股関節全置換術（THA）といった人工物置換に大別される。

■ どの手術においても以前と比較して術後リハビリテーションプログラムの早期化が行われており，特に人工物置換においては術当日や術翌日からの離床も珍しいものではなくなってきている。

■ 股関節鏡を用いた鏡視下手術も増加傾向にある。

■ 本項では変形性股関節症，大腿骨頸部骨折，大腿骨頭壊死，大腿骨寛骨臼インピンジメント（FAI）に対する一般的な手術特性について解説する。

変形性股関節症

THA：
total hip
arthroplasty

FAI：
femoroacetabular
impingement

　変形性股関節症（以下，股関節症）に対する手術療法はその病期によって寛骨臼形成術（棚形成術），骨盤骨切り術，大腿骨骨切り術またその併用，そして人工股関節全置換術（THA）が適応となる。

➤寛骨臼形成術（棚形成術）

　形成不全のある寛骨臼の関節包直上に自家骨を用いて屋根（shelf）を作り関節安定性を回復させる手術である。若年者の前股関節症・初期股関節症に対してよい適応がある。従来直視下に腸骨外板を採取し関節包直上に自家骨移植を行う手術であるが，現在は股関節鏡を用いて関節唇を修復した後に鏡視下での棚形成も行われている。股関節外転筋にそれほど影響を与えないため，術後2～3週から荷重歩行の開始を行っている（**図1**）。

➤寛骨臼回転骨切り術

RAO：
rotational
acetabular
osteotomy

CPO：
curved
periacetabular
osteotomy

SPO：
spherical
periacetabular
osteotomy

　わが国では大きく分けて2つの手術法が挙げられるが，いずれも寛骨臼を球状に骨切りし大腿骨頭の被覆率を改善させ，股関節の安定性を図る手術である。前股関節症から初期股関節症，進行期股関節症においても股関節外転位にて大腿骨頭と寛骨臼の適合性がよい症例に適応となる。RAOは骨盤外側から骨切りを行うため，股関節外転筋への侵襲が加わる。それに対しCPOは骨盤内側から骨切りを行うため，股関節外転筋に侵襲を伴わず筋力が温存される利点があるが，手術進入経路の関係で大腿外側皮神経障害を伴う場合がある。最近では恥骨とquadrilateral surfaceの切骨を伴わないSPOという手技も開発された。またナビゲーションやpatient specific guideを併用し的確な骨切りをサポートできるようになってきている。術後リハビリテーションでは車椅子への乗車許可は術後1～2日の施設が増えている。しかし部分荷重歩行練習は術後2～3週から開始する施設が多い（**図3**）。

28

手術特性を知る

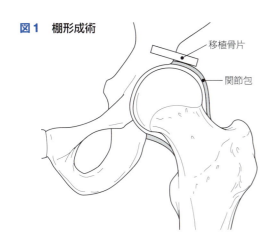

図1 棚形成術
移植骨片
関節包

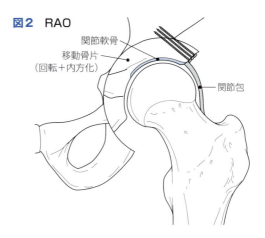

図2 RAO
関節軟骨
移動骨片
（回転＋内方化）
関節包

図3 RAO術後経過X線画像

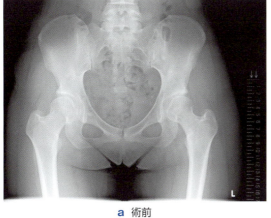

a 術前

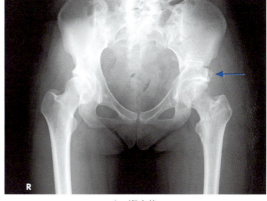

b 術直後

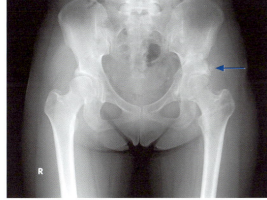

c 術後6カ月

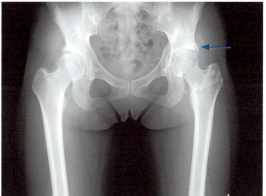

d 術後2年

▶Chiari骨盤骨切り術（図4，5）

　大腿骨頭が球形でない場合や非常に強い臼蓋形成不全が存在する場合，また股関節外転位でなく内転位にて関節裂隙の開大がみられる症例に適応のある骨盤骨切り術である。股関節直上で骨盤を横切し，遠位骨片ならびに大腿骨頭を内方化し寛骨臼荷重部の面積を増やし，骨頭へかかる合力を軽減させる。適応は前股関節症から進行期股関節症までである。進行期股関節症にChiari骨盤骨

29

切り単独ではなく大腿骨外反骨切りがしばしば併用される。術後リハビリテーションは比較的遅めであり，術後4～6週から荷重歩行練習が始まることが多い（図6）。

▶人工股関節全置換術（THA）

近年THAの成績向上に伴ってその適応は拡大し40～50代の壮年者にも行われるようになった。適応は進行期から末期の股関節症である。わが国では幅

図4 Chiari骨盤骨切り術

図5 大腿骨外反骨切り術

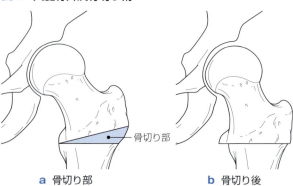
a 骨切り部　　　b 骨切り後

図6 Chiari骨盤骨切り術（術前・術後経過）

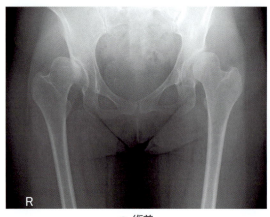
a 術前

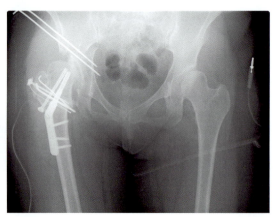
b 術直後

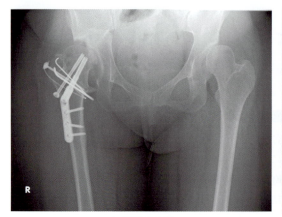
c 術後1カ月

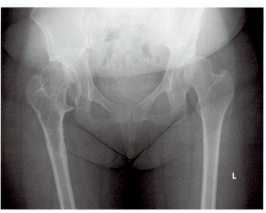
d 最終

MIS：
minimum invasive surgery

広く後側方アプローチが使用されてきたが，2006年頃から筋腱温存を目的とした最小侵襲アプローチ(MIS)が使用されはじめた．これらは主に前方系のアプローチとなっている(図7)．中小殿筋の温存はもとより小外旋筋群ならびに股関節周囲靱帯の温存も最近では可能となっている．以前は1カ月以上の入院が普通であったが，現在は入院期間の短縮化が図られ2週間程度で退院する施設が増えている(図8)．

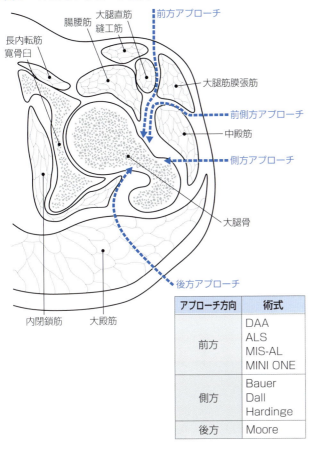

図7　THAのアプローチ方向

アプローチ方向	術式
前方	DAA ALS MIS-AL MINI ONE
側方	Bauer Dall Hardinge
後方	Moore

表1　後側方アプローチにて侵襲される個所

	股関節周囲の筋，靱帯
外転筋群	中殿筋 小殿筋
小外旋筋群	梨状筋(○) 双子筋(○) 内閉鎖筋(○) 外閉鎖筋(○) 方形筋
関節周囲靱帯	恥骨大腿 坐骨大腿(○) 腸骨大腿(横走・縦走)

※○は毎回

表2　前方系アプローチにて侵襲される個所

	股関節周囲の筋，靱帯
外転筋群	中殿筋 小殿筋
小外旋筋群	梨状筋 双子筋(△) 内閉鎖筋(△) 外閉鎖筋 方形筋
関節周囲靱帯	恥骨大腿 坐骨大腿(△) 腸骨大腿(横走(○)・縦走(△))

※○は毎回，△はときどき

図8　MIS両側同時THA

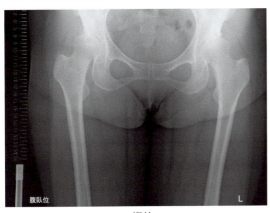

a　術前

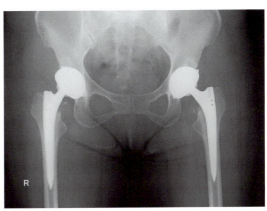

b　術後

大腿骨頸部骨折

大腿骨頸部骨折に対してはその骨折形態によって観血的整復固定術もしくは人工骨頭挿入術かTHAが行われている。

▶観血的整復固定術

転位の少ない骨折に対してはスクリューやスムーススクリューを用いた観血的整復固定術が行われる。イメージガイド下に骨折を整復し2，3本のスクリューで固定をする。受傷患者が高齢のことが多く，術翌日からの離床，歩行練習再開といったリハビリテーションが行われることが多い（図9）。

▶人工骨頭挿入術

転位の大きな骨折に対しては人工骨頭置換術が行われている。大腿骨頭を摘出し大腿骨髄腔にステムを固定し，金属製の大腿骨頭で置換する術式である。寛骨臼側に問題がなければ人工骨頭挿入術が選択されることが多いが，寛骨臼形成不全や関節唇断裂，また陳旧性の頸部骨折ではカップを設置するTHAが用いられる。やはり翌日から離床を再開する施設が多い。

大腿骨頭壊死

大腿骨頭壊死に対しては弯曲内反骨切り術・大腿骨頭回転骨切り術といった大腿骨側の骨切り術が行われ，病期によって人工骨頭挿入術やTHAが選択される（図10）。

図9　大腿骨頸部骨折観血的整復固定術

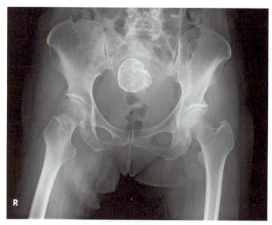
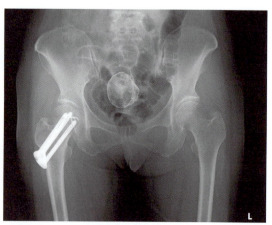

a　術前　　　　b　術後

図10 大腿骨頭壊死

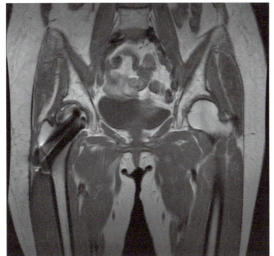

a 外傷性大腿骨頭壊死症（冠状断像）

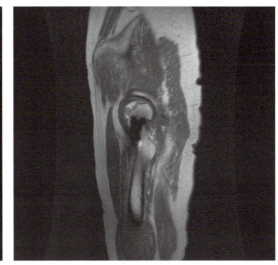

b 外傷性大腿骨頭壊死症（軸位断像）

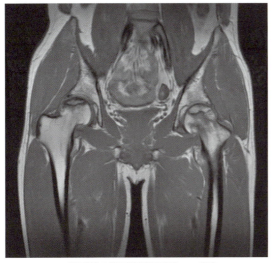

c 特発性大腿骨頭壊死症（band像）

▶弯曲内反骨切り術・大腿骨頭回転骨切り術

　大腿骨頭壊死に対する骨切り術は壊死部位を荷重部から遠ざけ，健常部を荷重面にもってくることを目的とした骨切り術である．

　弯曲内反骨切り術は大転子切離を伴わず小外旋筋群の切離も行わない術式なので比較的早期に離床可能であるが，通常術後4週から1/4PWBを開始している．これに対し大腿骨頭回転骨切り術では大転子切離，小外旋筋群切離を伴うこと，また大腿骨頭の栄養血管である上被膜動脈を保護する観点から，前方回転骨切り術では3週間の股関節屈曲位保持を行ったうえで術後5週から1/4PWB，後方回転骨切り術では屈曲位保持は特に行わず，5週から1/4PWB開始としている（図11）．

PWB：
partial weight bearing

図11 特発性大腿骨頭壊死症に対する後方回転骨切り術

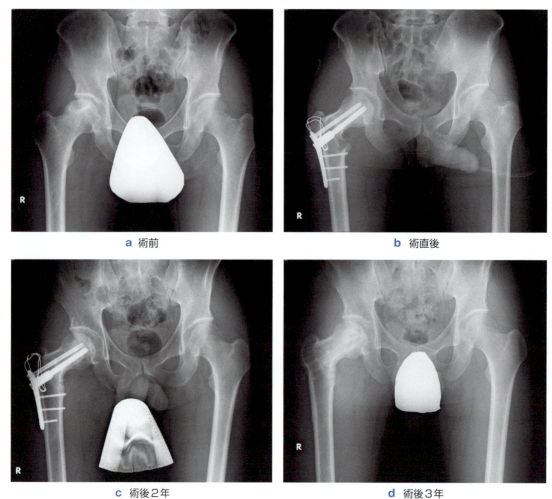

a 術前　　b 術直後　　c 術後2年　　d 術後3年

大腿骨寛骨臼インピンジメント（FAI）

主に股関節鏡視下に関節形成術が行われている。寛骨臼の後ろ開きや、寛骨臼の後方要素に対して加療を加える場合は、寛骨臼回転骨切り術や解剖学的脱臼を用いて処置を行う。

▶鏡視下関節形成術

pincerやcam病変を鏡視下に切除し、断裂した関節唇を再縫着または腸脛靭帯を用いて再建する方法がとられている。関節唇の断裂が一部の場合その部分切除も行われる。関節唇縫合や再建を行った場合は、術後2週程度の免荷と股関節深屈曲や過伸展また内外旋は禁止とする。持続受動運動（CPM）による可動域練習は術翌日から開始。5〜6週で全荷重を目標とし術後2カ月を目安に日常生活動作への制限をなくす。

CPM：
continuous passive motion

II リスク管理と病期別マネジメント

3 病期別マネジメント

Abstract

■ 股関節疾患に対するマネジメントには，医師からの処方後の理学療法評価が重要であり，適切に正確な評価から病期別に理学療法が組み立てられるべきである。

■ 保存療法を希望する患者のマネジメントには，病態の知識と適切な評価を兼ね備えることが重要であり，ときには手術療法に向けてアドバイスすることも必要である。

■ 手術療法の患者には，術後の機能回復をいかに効率よく，術後成績をより良いものにするか，下肢機能の再建が理学療法の責務となる。

はじめに

ADL :
activities of daily living

QOL :
quality of life

THA :
total hip arthroplasty

　股関節疾患では大腿骨頸部骨折を除けば，多くは慢性進行性疾患であるため，股関節の機能破綻が長期にわたり隣接関節に影響を与えることを考えれば，来院時の問題は股関節の治療のみで解決しないことは周知の事実である。罹患した関節を手術により治療するのが医師であるならば，理学療法士は下肢機能から日常生活活動（ADL），生活の質（QOL）の向上まで考えて患者の満足度を高め，医療チームの一員として手術の成果をより確かなものにすることが求められる。

　ここ最近の股関節疾患に対する人工股関節全置換術（THA）後のプログラムは早期化されているが，病院によってプログラム内容は異なる。これは，われわれ理学療法士は医師の処方の下に仕事をしているので，勤務している病院，医師の指示によりかかわり方が変わるためである。患者とかかわる時間や行っている内容も当然違う。術後回復期リハ病棟に連携している病院では比較的長期に時間をかけてかかわれるが，手術後早期に退院して，その後は術者の外来診察のみの場合や，外来での理学療法のみの場合は，短期間で術後の機能回復を果たさなければならない。

　本項では日々の臨床での股関節疾患に対しての評価とマネジメントに関し，収集すべき情報と病期別の理学療法の進め方を解説する。

収集すべき情報

▶医師からの情報収集

　まずは医師の診断から理学療法処方が出され，そこからわれわれの仕事は始まる。

　概して病院の医師からの処方は，事細かに書いてあるわけではなく，術後の運動療法の指示は関節可動域運動・筋力強化・歩行練習といった漠然としたものがほとんどである。したがって，その理学療法の内容は，理学療法士にほぼ任されている。情報として把握しておくべきはリスク管理である。一般に整形

外科の処方には，細かなリスクが表記されていることは少ないが，そこにあえて医師からリスクの指示が出ているときは，本当に注意すべきであり重要度は高い。術後の股関節運動の方向や脱臼，荷重のリスク管理が記載されている場合や心疾患などの運動負荷のリスク管理ももちろん重要である。手術例では，理学療法評価を行いながら，症例に関し手術の進入方法や術中の所見，単純X線画像などで気になることがあれば直接医師に確認することが最も重要であり，治療に直結するのは言うまでもない。患者からの情報収集のためには常に医師とのコミュニケーションを大切にして，チーム連携を図っておくべきである。

➤医療面接　問診から病期を判断する

　股関節痛の患者が来院した場合，まずは外傷など股関節にストレスがかかってからのものか，それとも慢性的なものか，その根底に構造的問題はないか，骨格に起因した先天性の形成不全などはないかといった確認が，理学療法を施行するうえで重要である。

　外傷などのきっかけがある場合，通常生活以上の歩きすぎや重いものを持ってからの疼痛，転倒やひねったなどおかしな格好で股関節に負担をかけたなどが主に聞き取れる情報である。外傷を起因として理学療法を施行する場合には，医師の診察頻度も多く，内服や貼付剤を併用して精密検査を進めている場合も多い。安静や免荷，除圧など低負荷な運動指示やメニューで早期に疼痛が改善し，可動域や歩容も改善する場合も多い。その場合の疼痛は関節水腫や炎症，腰部由来などが考えられる。

　逆に外傷などがなければ，骨格構造の問題からの長い年月を経て発症した慢性進行性の変形性疾患であることがほとんどである。したがって聴取する情報としては，既往歴・小児期の疾患・家族歴・職業・スポーツ歴に加えて，膝や腰などの隣接関節障害が挙げられ，患者が長期にわたって置かれていた環境を評価する。変形性股関節症(以下，股関節症)では，骨形態の異常から発生する疼痛は臼蓋形成不全などが原因となる。問診では，「安静時痛はあるか」「内服可能か」「内服効果はあったか」「急性期の対応(しばらく安静など)」でどの程度症状が改善したかを聞き出す。さらに「どのように動かすと痛いか，または痛みが取れるか」も聞いておく。変形した骨や関節構造の破綻，炎症は対応が難しいが，動かすこと，姿勢を変えることで痛みが取れるなら，動き方に変化をかけて疼痛を軽減させ，歩容を改善させることは可能である。日常生活での疼痛がメカニカルストレスであるならば，むしろ理学療法士が得意とする運動療法の適応である。

➤触診からの情報収集
●骨の触診

　骨のランドマークを触知できることは重要である。骨の各部位を正確に触知できるようにしておかないと身体評価はできない。股関節疾患であれば，大腿骨大転子，腸骨上前腸骨棘(ASIS)，腸骨稜，仙腸関節部が日々症例をみるたびに触知する部位である。

ASIS：
anterior superior
iliac spine

● 脚長差の計測や下肢アライメントの評価

　脚長差の計測や下肢のアライメントの評価において骨の触診は欠かせない。筆者は特に下肢長を計測する際，ASISから脛骨内果までの距離を測り左右差をチェックしている。脚長の計測を目的に腸骨を触診するが，単にテープメジャーで脚長の数値を求めるために触知するのではなく，腸骨の傾斜も併せて評価することで，前額面状の傾斜と矢状面状の前後傾，水平面上の回旋なども骨盤触診から把握することができる。下肢に関しても脛骨内果の触知から下腿外旋を，視診触診から膝蓋骨との位置関係を把握することで下肢のアライメントが評価できる。股関節疾患の場合，隣接関節の影響が強く表れる。そのため膝関節や足部・足関節，骨盤，腰椎との関係も重要で，股関節周囲の触診により隣接関節障害に関しても同時に評価すべきである。

● 疼痛部位の触診

　圧痛部位の確認には，やはり骨の触診が必要で，スカルパ三角や大転子周囲，坐骨神経の圧痛点などを触診しなければならない。股関節に起因した疼痛か，あるいは腰部に起因したものか，医師だけでなく理学療法士も的確に評価できる技術が求められる。

● 徒手的検査

　徒手的検査としては，関節の拘縮や筋の短縮を評価するThomas testやOber testなどがある。また，FAIのインピンジメントテストとして，FABER test，FADIR testがある。ほかにも筋の短縮確認や疼痛誘発テストの有効性は多数報告されている[1]（図1）。FAIの病態および分類については，「Ⅱ章-1 病態を知る」のp24を参照。

FAI：
femoroacetabular impingement

FABER：
flexion-abduction-external rotation

FADIR：
flexion-adduction-internal rotation

図1　徒手的検査

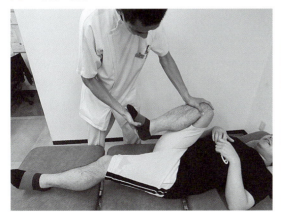

a Thomas test
股関節の伸展制限をチェックする。

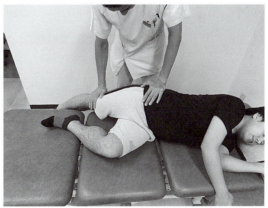

b Ober test
大腿筋膜張筋の短縮を確認する。

（次ページに続く）

（前ページからの続き）

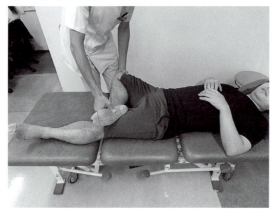

c FABER test
屈曲・外転・外旋で疼痛を確認する。

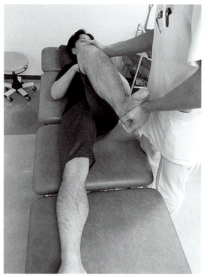

d FADIR test
屈曲・内転・内旋で疼痛を確認する。

●股関節周囲筋の触診
①腸腰筋

　触診では腹部から触知する場合に，腹大動脈などの脈管に注意する必要がある。特に糖尿病や高血圧症，心疾患などを合併し，血管が脆弱な症例の場合，強い触診にはより注意が求められる。したがって，あえて腹部から触知していく必要はないと筆者は考える。鼠径部から触れられる腸腰筋のボリュームはやや少ないためわかりにくいが，スカルパ三角内で鼠径靱帯の下方，大腿動脈の外側，縫工筋の内側を目安に触知できる。腸腰筋を触診して動かして刺激することで，股関節屈曲のしやすさや，伸展性の改善を感じることがある（図2）。

②深層回旋筋（梨状筋）

　深層回旋筋群，いわゆる外旋6筋のなかでは梨状筋が触診しやすく，治療においても梨状筋に対して操作を加えることで即時効果が得られやすい（図3）。

　梨状筋は，仙骨前面2〜4分節から起始し大転子に停止する。腹臥位では大殿筋が弛緩していれば触診できる。側臥位では股関節屈曲・内転にすると，大転子から殿部の外側にある梨状筋を触診しやすくなる。臨床では股関節の後方線維（梨状筋など）の柔軟性を獲得すると，骨頭の後方滑り（股関節屈曲）が生じやすくなり，股関節前面のインピンジメントの解消や鼠径部の疼痛を改善しやすくなることを筆者はよく経験する[3]。

③中殿筋

　腸骨翼の外面，腸骨稜から起始し大転子に停止する。骨盤の水平方向の安定化に重要な役割を果たす，最も強力な筋である。しかし，先天性股関節脱臼や骨盤の発育不全などで腸骨と大転子間の距離が短い症例は，構造的に筋出力を

図2 腸腰筋(大腰筋)の触診

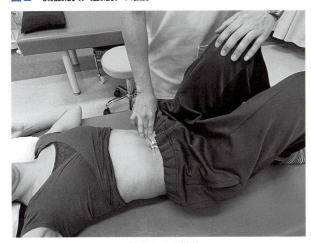

a 腹部からの触診

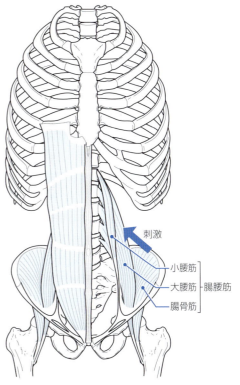

b 腹部から触診する際の注意点
腸腰筋の筋腹に向けて刺激する。
腹大動脈の触知圧迫の強さに注意する。

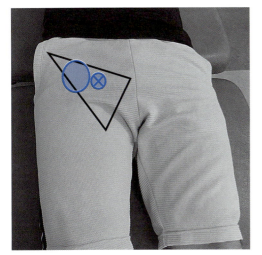

c 鼠径部からの触診
スカルパ三角内にある腸腰筋(●)を大腿動脈(✕)外側で触診する。

図3 梨状筋の触診

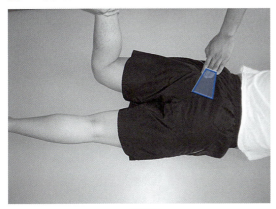

a 腹臥位
腹臥位では内旋にストレッチすると梨状筋の緊張を触知できる。

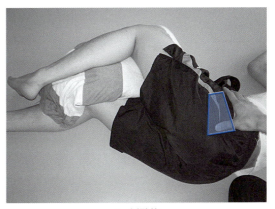

b 側臥位
側臥位で屈曲・内転位にすると梨状筋を触知しやすい。

十分に発揮できず，変形や跛行の原因となる。触診では，外転運動時に大転子から腸骨にかけて大きく手掌で触知すれば容易に確認できる。

④大殿筋

腸骨翼の後方，仙骨・尾骨の外側から起始し大腿骨殿筋粗面に停止する。最もボリュームがあり強力な伸展筋である。触診も容易である。股関節術後の症例などは，術後早期から大殿筋の等尺性収縮を開始させ，肛門を閉めさせるように指導すると患者にとってわかりやすく，大殿筋の収縮が理解される。

⑤大腿筋膜張筋

ASIS外側から起始し，腸脛靭帯に停止している。股関節軽度屈曲位からの外転運動時に収縮する。股関節症の症例は伸展制限を呈している場合が多いので，股関節は屈曲位であり大腿筋膜張筋が持続的に筋収縮していることもよくある。股関節症では，大転子から腸骨の外側，中殿筋の前部，縫工筋の外側に大腿筋膜張筋の筋腹は隆起しており筋硬結を触知しやすい。大腿を内旋させるとさらに筋は触知しやすくなる。疼痛により股関節内旋位となり筋硬結を生じる症例も多い。

●関節を動かして感じ取る

①end feel

他動関節可動域の最終域での感触，抵抗感を感じ取ることが重要である。股関節の場合，屈曲していったときに，屈曲・外旋になりやすかったり，屈曲・内旋に入りやすかったり，症例によって最終域での可動性に特徴が出る。これは骨構造の変化，変形による特徴であったり，大腿骨前捻角の影響であったりする。他動屈曲に動かしたときのend feelは，骨構造や関節を評価する理学療法士にとって重要な情報である。得られた情報は歩行分析や姿勢分析，骨盤との位置関係を評価するにあたり有用である。

②固定性

関節の固定性は，おおむね筋力評価から判断する。また，関節拘縮や可動域制限も関節の固定性の一指標になる場合がある。股関節の筋出力を発揮するためには，体幹の固定性も重要となる。股関節の筋出力を十分に発揮するには，体幹筋により股関節近位部が固定される必要があるためである。したがって，股関節の筋力を評価するときには体幹の筋力，土台となる体幹の安定性の評価も重要である。

③防御性収縮

関節を動かそうとしたときに疼痛が強ければ，防御性収縮により関節は動かしにくくなる。また疼痛が継続していると，筋スパズムや筋硬結が生じ触知される。このような場合には疼痛感が軽減すると，筋の過緊張は改善し本来の可動性に回復し，可動域も変化する。骨構造に起因しているのではなく，主に疼

痛による動かしにくさである。

④脱臼肢位の把握

関節を動かす際の情報収集として，THA後の患者の場合には脱臼肢位の確認が必要である．THAは各施設の整形外科医により，皮切，展開，人工関節が行われているが，その手技もさまざまあり，展開方法によって脱臼肢位も異なる．各施設の整形外科医に必ず皮切展開のアプローチ方法，脱臼肢位，禁忌肢位を確認し，関節可動域運動，筋力強化，日常生活の起居動作方法を患者に指導していく必要がある．脱臼歴のある症例や再置換術例では，関節周囲の軟部組織や筋も脆弱でリスクが高い．そのため術者である医師から手術での感覚，経験からくる症例の情報，リスクなどのアドバイスは非常に重要である．常に理学療法士は医師との連携を密にしておく必要がある．

▶画像からの情報収集

●単純X線画像からの情報

股関節の機能評価において単純X線画像は重要な評価項目の一つである．力学的な負荷を単純X線画像から読み解き，変形のプロセスや疼痛の根拠となれば，そこから姿勢アライメントへのアプローチの一助となる．

股関節正面像からは，股関節の変形の状態から病期の分類をし，さらに理学療法の分野では，骨盤形態から骨盤の回旋，水平面，前額面，矢状面の評価に利用できる．また大腿骨の回旋や脚長差の指標にもなる．

> **Clinical Hint**
>
> **単純X線画像からの情報（図4）**
>
> 図のように股関節正面像から，骨盤の前額面上の高さや脚長差，矢状面上の前後傾，水平面上の骨盤の回旋と大腿骨の回旋を評価できる[4]．
>
> **図4 股関節正面像から骨盤，大腿骨のアライメント評価**
>
>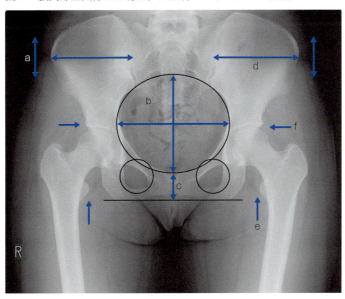
>
> a：前額面上，腸骨の高さで挙上・下制を評価．
> b：矢状面での前傾と後傾を評価．骨盤腔の縦横径の比で前後傾を評価（縦径が長いと前傾，縦径が短ければ後傾となる）．
> c：閉鎖孔の形状と恥骨結合の長さで骨盤の矢状面での前後傾を評価．
> d：水平面の評価として，腸骨幅の長さで評価できる．長いほうが後方，短いほうが前方．
> e：小転子の写りで，大腿骨の回旋を評価．内旋していると小転子は見えない．
> f：関節裂隙の写りで股関節症の病期を評価する．

● CT

臼蓋形成不全の術前評価や骨切り術後の骨癒合の評価に利用される。

● MRI

股関節痛の形態的異常のみでなく，筋や軟部組織の質的評価に利用される。関節水腫は，単純X線画像からは評価できないためMRIが有効である。また関節唇損傷や軟部組織の損傷，FAIなどの診断にMRIが最も利用される。

● 超音波画像（エコー検査）

超音波エコー検査は，従来は産婦人科や内科で利用されていたが，最近では筋・靱帯などの損傷判断において整形外科でもよく利用されるようになった。股関節では小児整形外科の分野での股関節診断や治療に利用される。股関節周囲の挫傷では関節包や靱帯損傷などの診断に利用される。成人股関節症例では外傷時や単純X線画像では判断できないようなときに，MRIを依頼するよりも容易で低コストのため超音波エコー検査が利用される。

▶姿勢動作分析　歩行分析からの情報収集

● 片脚立位評価

前額面上の変化とともに水平面上，矢状面上でも動きが生じるのでASISの動きを確実に評価する。ASISの評価は理学療法士なら容易ではあるが，片脚立位時に筋出力が低下していれば，沈むように立脚側の短縮感と反対側の骨盤沈下がみられ，さらに骨盤は後傾し大殿筋の収縮も低下している場合もある。また体幹の側屈も伴う。片脚立位では本来股関節は内転位となるが，内転の可動性が不十分な場合には，骨盤の外側への変位が出にくいために体幹の側屈が必要になる。片脚立位姿勢の崩れ方は，筋力低下の場合と可動域制限によるものがある。詳細は後述の「Ⅲ章　機能障害別マネジメント」を参照されたい。

● 歩行分析

股関節疾患を有する患者の歩行は，個人の長年の習慣や効率，安定性の獲得，疼痛からの回避などさまざまな歩容が表れる。それに対する理学療法のアプローチもさまざまで，単に股関節周囲の筋力強化を行っただけでは歩容が改善しないのは臨床家であれば経験していることであり，逆に完璧な解決策がなく日々模索して，症例ごとに難渋するところである。それも歩容に影響している原因がさまざまであるため，十分な評価を行い，適切な運動療法までつなげることは非常に難しい。患者は理学療法を施行してもらえば歩容は改善し，術後の満足度も上がるはずであるが，全症例が必ず歩容改善まで達成できるわけではなく，手術してもらったのに歩容が改善しないと不満をもつ症例も多い。本来THAは除痛が一番の目的であり，歩容や容姿が改善するには股関節以外にも対処すべき要因が多い。歩行分析のポイントやアプローチは，後述の「Ⅲ章　機能障害別マネジメント」での解説を参照されたい。

病期別マネジメント

● ADLの評価

股関節疾患のADL障害としては，整容・更衣動作，靴下着脱，足の爪切りなどの動作が股関節の可動域制限のために，不可能になることが挙げられる。そのため，自助具を利用したり，方法を工夫している症例が多い。また，階段昇降においても股関節の可動域が著しく制限されると，一足一段は困難になり二足一段で行い，手すりを把持して横移動で昇り降りするという不自由な生活をしている症例もいる。疼痛や可動域制限によるADL障害を評価し情報収集する。

病期に応じた理学療法の進め方

▶ 保存療法

股関節症は全身的な慢性進行性疾患である。病期は，単純X線画像から関節裂隙の状態，骨変化，変形を評価するとともに，症例の愁訴と日常生活の障害を併せて判断していく。

前股関節症，初期では可動域制限はあまりなく，疼痛も違和感程度から長時間歩行やスポーツ後の疼痛などを主とする。単純X線画像上では股関節の関節裂隙は残存し，骨硬化像が若干認められる程度である。この時期には，日常生活における股関節への負荷を減らすことを目的として，一時期は安静，内服で疼痛が改善してきたら，運動療法で筋力の回復に努めることが主となる。進行期になると疼痛が強く感じ，可動域制限も認められるようになる。疼痛が強いため，筋出力が低下し跛行も強くなる。さらに末期になると関節裂隙の狭小化が進行し，やがて消失する。関節可動域の制限が強く，股関節の動きがなくなるため，日常生活では階段昇降や，低い座面からの立ち上がりが困難になり，靴下の着脱や足の爪切りがやりにくくなり，ときには介助が必要となる。可動域の制限が強くなることから，股関節は動かないため疼痛感は減少するが，その補償として隣接関節，反対側の過用により別の関節に疼痛が発生し，姿勢，歩容が悪化する。股関節の痛みは強くないが，隣接関節の障害を改善するために手術療法に踏み切る場合もある。疼痛悪化を防止するためには，杖の使用を勧めて免荷，除圧，減量に努める。隣接関節への疼痛波及を防ぐのも保存療法の目的となる。具体的なアプローチは，「III章 機能障害別マネジメント」を参照いただきたい。

股関節症は，股関節の構造上の異常から徐々に進行し，股関節機能の破綻が起こり症状が悪化していくのが特徴であるが，軟骨の脆弱化の著しい進行が発生する場合がある。関節構造に先天的な問題がある症例は少ないが，軟骨の脆弱性が著しく低下した場合には，軟骨下脆弱性骨折（SIF）となり，急速に関節裂隙が狭小化し，疼痛も悪化，歩行も困難となることが多い。保存療法を試みても効果は乏しく，手術療法に移行する場合も多い。

保存療法を継続するか，患者の相談にのれるのは理学療法士であり，医師は手術の説明に十分な時間を取れないのが現状である。保存療法から手術に移行する際には，理学療法士のかかわりが必要である。理学療法士は患者に一番近

SIF：
subchondral insufficiency fracture

い医療従事者であり，患者とかかわる時間は長い。会話する機会は多く，今までの通院期間に患者の置かれている状況，家族構成や運動習慣，趣味などさまざまな情報を聞き出すことが可能である。そうした関係のなかで，手術を行うことに迷いをもつ患者には，今後のQOL向上につながる選択であることを伝え，本人の背中を押してあげられるのも理学療法士である。

Memo SIF[2]

　骨粗鬆症に伴う骨の脆弱化が影響し，比較的高齢の女性に多く発症する。急速破壊型股関節症のように短期間で大腿骨頭が圧潰し激しい疼痛を伴うことが多いとされているが，まだ新しい疾患概念で病態解明も十分ではない。治療としては，高齢女性に多いことからTHAが選択されることが多い。

▶手術療法

● 人工股関節全置換術（THA）

　THAは，1975年過ぎからわが国で行われるようになり，以前はセメント固定や摺動面の問題で，緩みや骨溶解が発生していた。手術は60歳を過ぎてからでないと勧められず，感染や脱臼のリスクもあり，股関節手術の最終手段として大きなリスクを抱えて行う術式であった。しかし，ここ最近（2008～2013年以降）では，摺動面の開発も著しく，摩耗の出にくいコンポーネントの実現と骨頭径の大きさの改良，手術侵襲法の改良など大きく転換期を迎え，耐久性の向上とリスクの低下が達成されてきている[5]。THAを40歳代から行う施設もあり，除痛とQOLの向上に著しい成果が得られる手術となってきた。

　しかし，近年の社会保障費の増加による医療財政の枯渇から，入院期間の短縮化は喫緊の課題となっている。運動器疾患に限らず，すべての疾患で早期退院が望まれるようになった。その弊害として，患者はTHA後に杖歩行を約1週間で獲得し退院する施設が増え，退院までに跛行や隣接関節の障害が残存し関節機能の再建にまで至らないのが現状である。短期間入院で理学療法士の課せられている責務は多い。単なる歩行獲得のみではなく，隣接関節の評価，退院後に発生が予測される障害や残存する障害を軽減するためのホームプログラムの立案，退院後の生活習慣のマネジメントまで行う必要がある。

● 関節温存手術（骨切り術）

　以前は骨形態を改善する骨切り術による関節機能の再建が行われていたが，やはり骨切り術は長期の入院を要することに加え，早期からの除痛や関節機能獲得が困難といったデメリットがある。そのため，非常に効果的な手術であるにもかかわらず，施術が可能な施設の減少や骨切り術を行える術者の減少が起きている。

　股関節症の前・初期ではまだ関節裂隙が残存しているため，将来的な進行予防を目的に骨頭被覆を改善させる寛骨臼回転骨切り術（RAO）が行われる。また進行期で壮年期からでも，骨盤骨切り術と大腿骨の減捻骨切り術を利用して，関節裂隙のリモデリングを期待し，将来のTHAまでのtimesavingを目的に骨

RAO：
rotational
acetabular
osteotomy

切り術を施行する場合もある。

しかし，近年は前述したようにTHAの成績が向上している。また，壮年期の骨切りは，THAの際に過去に行った骨切りにより人工関節の設置を難渋させたり，手術侵襲を多用することによる筋力低下などの弊害があるため，あまり行われなくなっている印象がある。骨切り術後は骨癒合を待ちながら運動療法を行う。THA後のように股関節痛の即時消失は難しいが，アプローチする内容は隣接関節を含めた評価からTHA後と同様である。

▶退院後回復期

現状の医療体系では，先に述べたようにTHAの施行後は除痛に努め，杖歩行が獲得されると退院に至る。その後は，外来での理学療法を勧める病院や，回復期リハビリテーション病棟をもつ病院と連携し，術後は転院して機能回復を目指す病院などがある。したがって，患者の術後リハビリテーションの期間に差が生じている。

手術後の機能回復が遅延している要因としては，疼痛（創部痛），腫張，可動域制限，脚長差，脚延長感・組織の伸張感などの訴えが主に挙げられる。そのような症例は，術後も理学療法士によるリハビリテーションの継続を強く望んで機能回復に努めている。おおむね術後1〜2カ月で上記の症状は回復し歩容も改善する。現状の術後プログラムの速さに人間の回復力，組織の治癒力が追いついていないのが現状であろう。以前のTHAでは骨頭径の大きさやインピンジメント，侵襲法の影響から屈曲は90°程度までに制限され，深屈曲は禁忌とされていたが，近年では骨頭径を大きくし低侵襲筋温存アプローチが行われるようになり，ADL上の脱臼や日常生活の制限も少なくなり，THA後のQOLの改善は著しく進歩した（**図5**）。

しかし，患者のなかには退院後の外来リハビリテーションを行えず，歩容改善やADLの回復が思わしくなく，術後2〜3カ月経過してから再度理学療法士によるリハビリテーションを希望するケースもある。そのような症例は術後経過が思わしくなく，当然その後の通院が長くなり最終的な歩容改善や可動性の改善が満足に至らないケースもある。やはり術後の運動療法の継続は重要である。

▶再置換術が必要な症例や骨溶解例

人工関節の普及から約30〜40年が経過するため，前回のTHAから長期経過し，再置換術を行っている症例もいる。一方で，人工関節が入っていても定期検診を受けておらず，長期にわたり単純X線画像診断を受けていない症例も多い。そのような患者にわれわれが遭遇するのは，大学病院や総合病院の整形外科ではなく，老人福祉施設の理学療法室や訪問リハビリテーションであることが多い。症例の主疾患名は，脳梗塞やパーキンソン病，廃用症候群，変形性脊椎症，認知症などであるが，既往を確認すると，十数年前に人工股関節を入れていたり，転倒による大腿骨頸部骨折で人工骨頭を入れていたりするケースがある。そのような症例では，歩き始めに股関節や大腿部を痛がったり，脚が短

図5　人工股関節置換術後(THA)の経過良好例

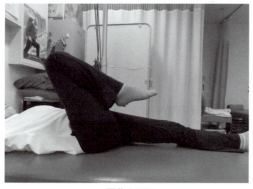

a　屈曲120°

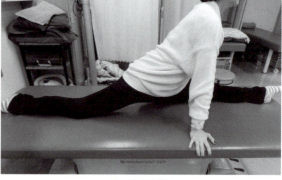

b　前後開脚

近年では骨頭径を大きくするため，可動性が改善し屈曲や伸展，120°開脚も容易な症例が増えている。以前と比較してTHA後のQOLと満足度は高い。

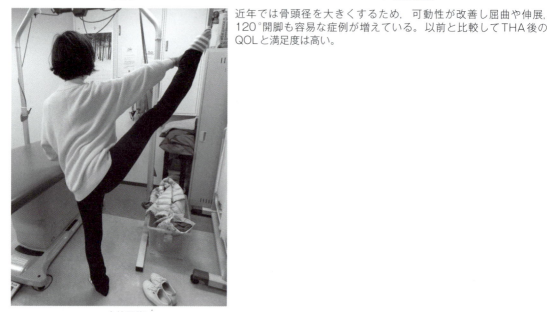

c　立位開脚

> **Memo　術後のリスク**
> 深部静脈血栓症(DVT)と肺血栓塞栓症(PTE)は整形外科手術，特にTHAや人工膝関節全置換術(TKA)で最も頻度の高い術後リスクである。下腿の発赤，腫脹，圧痛，呼吸困難や胸痛といった症状がみられ，術後早期には十分注意が必要である[2,5]。

DVT：deep vein thrombosis
PTE：pulmonary thromboembolism
TKA：total knee arthroplasty

縮してきていたり，股関節から異音が生じているなど，緩みによる症状が現れ，再置換術が必要とされる場合もある（図6）。

　本来なら，股関節手術に特化した専門医の診察を勧めるべきであり，再置換術をして，機能が再獲得できれば一番である。しかし，症例によっては年齢や認知症により，ハイリスクのため再手術が困難であり，家族も望んでいない場合も多い。このような患者に出会ったときに，単純X線撮影を依頼せず，筋力強化や歩行練習を闇雲に施行するのは大変危険である。そのような現場に勤務する理学療法士は，既往歴にある股関節の手術歴を聴取し，人工関節の長期経過に関しても知識をもっておくことは必要である。

図6　骨溶解像

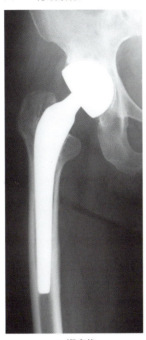 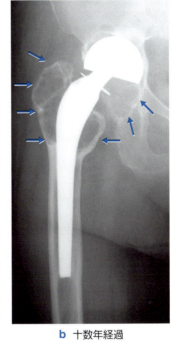

a　術直後　　　　　**b　十数年経過**

THA（バイポーラ型）後十数年が経過し，ポリエチレンの摩耗により大腿骨近位部・カップの辺縁に骨溶解像を認める。

Clinical Hint

人工関節の緩み[2, 5]

　非感染性の緩みの原因は，摺動面のポリエチレンやメタルから発生する摩耗粉が引き起こす骨溶解が主である。ほかに機械的な緩みとしては以前のセメント固定の時代に見受けられたが，経年変化でセメントと骨との間に緩みが発生していた。緩みの自覚症状としては，荷重時に股関節鼠径部ではなく，大腿骨や膝関節近くに痛みを感じることが多く，歩き始めや立ち上がり始めなどの荷重開始時に症状が現れやすい。ほかに脚短縮感や回旋時の疼痛や異音が感じ取れる場合もある。近年の人工関節は摺動面の著しい進歩により，骨溶解の出現率が低下している。

おわりに

　臨床家として，股関節痛の保存療法を行うにあたり，的確に病態を把握してトリアージする必要がある。そして患者に一番近い存在となり，手術に悩んでいる場合には現状をしっかりと説明し，ときには手術に向けて背中を押す存在になるべきである。また，術後は早期に介入し，患者の納得いく結果を出せるようにする。手術の目的は除痛であり，術後のQOL改善に最も寄与するのが理学療法士である。

文献

1) 工藤慎太郎：運動機能障害の「なぜ？」がわかる評価戦略. p198-219, 医学書院, 2017.
2) 久保俊一, ほか編集：変形性股関節症　基本とUP TO DATE, 南江堂, 2010.
3) 永井　聡：変形性股関節症保存療法例の機能解剖学的病態把握と理学療法. 理学療法, 31 (9)：904-910, 2014.
4) 永井　聡, ほか：入門講座 画像のみかた3 股関節画像のみかた. 理学療法ジャーナル, 43 (6)：533-541, 2009.
5) 菅野伸彦, ほか編集：人工股関節全置換術, 金芳堂, 2012.

III

機能障害別マネジメント

A 局所を中心とした評価と理学療法
−障害の主要因をどのように評価し，どのような理学療法を行うか−

B 他部位からの影響の評価と理学療法
−影響発生源をどのように特定するか−

| Ⅲ 機能障害別マネジメント | A | 局所を中心とした評価と理学療法
－障害の主要因をどのように評価し，どのような理学療法を行うか－ |

1 股関節の疼痛

Abstract

■ 股関節周辺の痛みを主症状とする障害・外傷への理学療法評価では，局所の痛みを直接的に引き起こしている構造や機能の異常を，問診やクリニカルテストによって詳細に絞り込むことから始める。

■ 局所痛への理学療法治療では，組織局所の治癒・リモデリング過程を阻害しうる過度な力学的ストレスを軽減するための患部保護や，姿勢・運動・動作コントロールについて指導する。

■ 物理療法により局所痛をコントロールしながら自然治癒を促し，特異的エクササイズによって組織のリモデリング促進や負荷耐性向上を図る。

はじめに

　さまざまな組織が隣接し重なり合っている股関節では，疾患名や症候群名だけで痛みの局所的な原因組織を特定することは容易ではない。同じ診断名であっても，周囲筋・筋膜・腱，滑液包，関節包・関節包靱帯，滑膜，関節唇，軟骨下骨，神経，血管などの組織が痛みに影響する度合いは病態や痛み閾値などによって異なる。

　股関節周辺の痛みを主症状とする障害・外傷への理学療法評価では，局所の痛みを直接的に引き起こしている構造や機能の異常を問診やクリニカルテストによって詳細に絞り込むことから始める。そして，組織局所の変性・損傷機序や治癒過程を考慮しながら，痛みを引き起こしている過度な力学的ストレスをコントロールさせる。これと並行して，物理療法や特異的エクササイズよって自然治癒やリモデリングを促しつつ，痛みの軽減と再発予防を図る。

　本項では，痛みへのリーズニングプロセスを系統的に理解するために，複数の組織異常に由来するグロインペインを取り上げる。リスクファクターとしての運動学的特徴について整理した後に，痛みの原因部位を絞り込みながら局所痛をコントロールするための理学療法について，その思考・判断プロセスと具体的方法を組織・病態別に解説する。これらの内容は股関節前面の痛みを主訴とする他の股関節疾患初期のリーズニングにも役立つであろう。

基本的知識

　スポーツに関連するグロインペインは，急なストップ動作や方向転換を要するサッカーやラグビー，ホッケーなどのアスリートでよくみられる[1]。グロインペインの運動学的リスクファクターとして関節可動域，筋力，筋活動パターンの特徴がいくつか挙げられる（**表1**）[2-8]。

　長内転筋などの内転筋群の肉離れは，急な方向転換，ツイスティング，スプリント，キックを要するサッカーやホッケー，スケートのアスリートにおけるグロインペインの最も一般的な原因である[9-11]。内転筋が伸張された状態で急

股関節の疼痛

表1　グロインペインの運動学的リスクファクター

- 股関節外旋可動域の減少
- 股関節内転筋力の低下
- 股関節屈曲運動（非荷重，荷重位）中の長内転に対する中殿筋の活動（筋放電量）の比率の低下
- 自動下肢伸展挙上運動初期の腹部筋活動の開始遅延

激に筋が短縮性活動をする際に，筋腱移行部などに過度なストレインが加わり発生する。発生，再発，慢性化のリスクファクターとしては後述するように，股関節内外転の活動およびトルクの比や，スポーツ特異的な股関節運動パターン・速度などの特徴が挙げられている。慢性的な内転筋肉離れ症状を有するアスリートでは健常アスリートと比べて，片脚立位で股関節を屈曲する課題で，長内転筋に対する中殿筋の筋放電量の比率が低い[12]。急性グロインペインの既往を有するテニス選手の受傷側の股関節内転筋トルクと，外転筋に対する内転筋のトルク比は非受傷側のものと比べると低い[13]。また，サッカー選手の長内転筋などの肉離れのリスクファクターとして，股関節屈曲位での内外旋可動範囲の不足や，ボールキック時の股関節伸展から屈曲に移行する際の過度なストレインが挙げられている[14, 15]。スケート選手では，前方スケーティング中の速度上昇やストライド長増大が大内転筋などの過度なストレインに関連する[16]。

　股関節由来のグロインペインの原因となりやすい股関節唇損傷は，テニスのバックハンドストロークやサッカーのカッティングのような動きで，股関節が過度に屈曲，内旋，内転することで大腿骨頭と臼蓋に関節唇が挟み込まれることや，過度な回旋・牽引ストレスが関節唇にかかることによって発生しやすい[17]。また，大腿骨寛骨臼インピンジメント（FAI），臼蓋形成不全，関節包弛緩，関節軟骨摩耗があると関節唇はより損傷されやすい（**表2**）。さらに股関節に構造的異常がなくとも過度な反復ストレスを受けている場合や，深部筋機能の低下により股関節が不安定な場合は関節唇が損傷されやすい[18]。股関節屈曲・内旋の相対的な増大につながる機能的脚長差（**図1**）や，体幹および下肢のアライメントの非対称性や過度・過少は理論的に股関節唇損傷のリスクファクターといえる（**表3**）。

FAI：
femoroacetabular
impingement

Clinical Hint

主観的リーズニング

　表現や妥当性は患者間で異なるが，患者は自身の経験や価値観のなかで，痛みの原因を自ら推察していることが多い。この主観的リーズニングを確認しない，もしくは軽視して，理学療法士のリーズニングを一方的に押し付けると信頼関係やコンプライアンスが高まりにくい。痛みの原因を絞り込む際には，患者の主観的リーズニングを大切にし，重要な情報を示唆する発言，表情，ボディランゲージをじっくり確認，受容しながら，客観的なリーズニングと統合するプロセスが大切である。

クリニカルパターン

　痛みの原因となりやすい姿勢・動作障害には一定の特徴があり，これはクリニカルパターンとよばれる。理学療法士自身の経験や文献の情報により，疾患ごとのクリニカルパターンを整理したうえで，患者の姿勢・動作を実際に評価すると，過度な力学的ストレスにつながる特異的なマルアライメントや動作パターンを把握しやすい。エキスパートは，頭のなかに科学的根拠と直感によるクリニカルパターンの両方がバランスよく整理・蓄積されているため，原因を推察し試行的な治療に進むまでの時間が比較的短い。

Ⅲ　機能障害別マネジメント

表2 関節唇損傷の寄与因子とその特徴

大腿骨寛骨臼インピンジメント(FAI)	大腿骨頭および大腿骨頸部，臼蓋の構造異常により，これらが衝突するまでのクリアランスが減る．FAIの病態および分類については，「Ⅱ章-1 病態を知る」のp24を参照
臼蓋形成不全	大腿骨頭に対する臼蓋ソケットの被覆が小さく，股関節の骨性安定性を低下させる
関節症弛緩	関節安定性の低下がストレスの吸収能力を低下させ，関節唇に異常なストレスと病変を引き起こす．関節唇損傷により関節安定機能が低下し，腸骨大腿靱帯への過大なストレスを生じさせ，前方関節包をさらに弛緩させうる

表3 股関節唇損傷につながる立位でのアライメント不良

- 支持側への体幹側方傾斜
- 非支持側への骨盤傾斜(Trendelenburg徴候のような現象)
- 支持側への骨盤回旋(支持側の骨盤後退)
- 骨盤の過度な前傾
- 膝の過度な外反
- 足部の過度な外転，回内

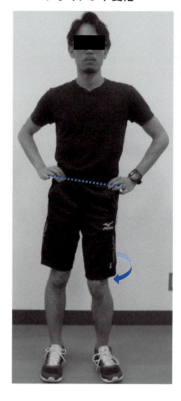

図1 機能的脚長差による延長側(左側)下肢のアライメント変化

骨盤左傾斜によって左下肢が機能的に延長し，股関節屈曲・内旋，膝外反，足部回内が生じている．

股関節痛の評価

　内転筋由来の痛みや，恥骨結合部の痛みを長期間訴えるアスリートでは，MRIで内転筋付着部の病変，恥骨結合部の退行性変化，恥骨の骨髄浮腫，二次的クレフトサインを認めやすい[2,19]．関節唇損傷患者のMR関節造影画像では関節唇損傷部に造影剤が入り込むため微細な損傷を確認しやすい．これらの特徴により，MRI，MR関節造影画像，単純X線画像，超音波画像は診断を確かめる手助けとなる．しかし，股関節前面に痛みを訴える患者に対して，問診などから構造的な異常を推察し各種画像を撮影しても，所見のみから原因組織を特定しにくいケースは少なくない．特にグロインペインには複数の病態が混在していることが多いため，感度，特異度ともに高いクリニカルテストや画像検査は確立されていない[20]．

　スポーツに関連するグロインペインは，専門家の間でも原因や診断について議論の多い症候群であるが，主な原因組織によって内転筋由来，腸腰筋由来などの5つのグループとその他のものに定義，分類されている(表4，図2)[2]．評価では，代表的な疾患ごとに患者が痛みを訴えやすい部位(表5)を把握しておき，問診やクリニカルテストによって，主にどの組織に由来する痛みなのかを判断していく．ゴールドスタンダートといえるクリニカルテストは確立されていないため，いくつかの情報，テスト結果，試行治療効果を組み合わせて考察し，痛みのリーズニングを進める．なお，股関節痛は骨折，脱臼，感染，腫

股関節の疼痛

瘍などの重篤な外傷，疾患を示唆するサインであることは十分に理解しておく（**表6**）。

損傷や変性が生じ，治癒やリモデリングの過程にある組織は圧迫や伸張のストレスに対する耐性や痛み域値が低い。これを利用して，各種のクリニカルテストで意図的に機械的なストレスを加え，左右差のある明らかな痛みや特徴的な感覚を訴えた場合に当該部位に問題があると判断する。

原因組織を絞り込むためのおおまかなプロセスとしては，まずは痛みの問診項目の頭文字を取ったOPQRST（**表7**）を確認しながら，痛みを回避する姿勢を観察する。そして，患者が手掌を当てるなどして漠然と訴える痛みの部位・範囲を問診と圧迫テストで確認しながら詳細に特定していく。その後，原因組織・病態別に症状誘発・軽減テスト，伸張テスト，抵抗（収縮）テスト，叩打テ

表4 スポーツ関連グロインペインの分類

5つのグループ?	1. 内転筋由来 2. 腸腰筋由来 3. 鼠径管由来 4. 恥骨由来 5. 股関節由来
その他	・鼠径もしくは大腿ヘルニア ・ヘルニア修復術後 ・神経絞扼（閉鎖孔，腸骨鼠径，陰部大腿，腸骨下腹） ・関連痛（腰椎，仙腸関節） ・骨端症，剥離骨折（上前腸骨棘，下前腸骨棘，恥骨）

表5 骨盤・股関節領域疾患の患者が痛みを訴えやすい部位と原因疾患

股関節前面	・肉離れ（内転筋，大腿四頭筋，腸腰筋，腹直筋） ・腸腰筋滑液包炎/腸恥包炎 ・鼠径ヘルニア ・恥骨結合機能不全 ・恥骨骨炎 ・股関節唇損傷 ・大腿寛骨臼インピンジメント ・股関節症 ・大腿四頭筋打撲 ・内側弾発股
股関節外側面	・外側弾発股 ・ヒップポインター ・大腿筋膜張筋症候群 ・大転子包炎/変性 ・知覚異常性大腿神経痛 ・腸骨稜打撲
股関節後面	・坐骨包炎 ・肉離れ（大殿筋，中殿筋，ハムストリング） ・大殿筋打撲 ・仙腸関節機能不全，捻挫 ・梨状筋症候群 ・尾骨損傷

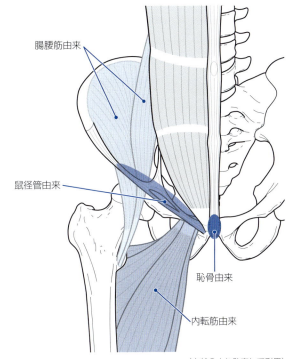

図2 スポーツ関連グロインペインの分類（部位）

（文献2より改変して引用）

表6 股関節痛を呈する重篤な疾患

・疲労骨折（大腿骨頸部，恥骨枝，臼蓋） ・股関節脱臼
・大腿骨頭すべり症 ・ペルテス病 ・大腿骨頭壊死
・感染性関節炎 ・鼠径リンパ腫脹 ・前立腺炎
・尿路感染 ・腎結石 ・虫垂炎
・大腸憩室炎 ・強直性脊椎炎 ・腫瘍

NRS：
numerical rating scale

VAS：
visual analogue scale

ストなどで痛みを再現し，その構造的，機能的原因をさらに絞り込んでいく（**図3**）。

股関節前面では痛みを引き起こしうる複数の組織が隣接・重複しているため，1つの組織だけを触診し，原因を特定することは容易ではないが，できるだけ正確に触診，圧迫し，そのときの不快感や痛みの程度を記録する。テストの肢位・操作や，圧迫する指や圧はできるだけ一定とし，圧痛のレベルをNRSもしくはVASで数値化しておく。患者は圧痛の左右差を自覚していないことが多いため，必ず両側の圧痛を確認し痛みの程度を比較しておく。骨の異常については圧痛ではなく，直達か介達による叩打痛の有無によって確認する。クリニカルテストでは症状を増悪させないことが基本であり，痛みが強い場合は他動的，強制的な操作は控え愛護的に実施するか，情報収集に留める。

グロインペインの原因組織を絞り込むためのクリニカルテストは複数あるが，本項では結果の再現性が比較的高く，経験が浅くとも手順に従えば実施でき，かつ結果を解釈しやすいクリニカルテストを中心に解説する。

▶内転筋由来グロインペイン

患者が長内転筋などの内転筋群の起始部や筋腱移行部に痛みを訴え，股関節の内転および屈曲を回避もしくは上肢で補助する様子や，痛みのある側の下肢の立脚時間の短縮，外転位での荷重を回避する様子が観察された場合，圧迫テスト（**図4**）と内転抵抗テスト（**図5，6**）を用いて痛みの主原因が内転筋にあるか否かを確認する[8, 21-24]。内転抵抗テストでは痛みを訴える場所を確認することが重要であり，内転筋ではなく鼠径部に痛みを訴えるものは内転筋由来と安易に判断しないように注意する。

▶腸腰筋由来グロインペイン

患者が腸腰筋と思われる部位に痛みを訴え，股関節の屈曲を回避もしくは上肢で補助する様子や，腸腰筋が伸張されるような肢位を回避する様子が観察された場合，腸腰筋の圧迫テスト（**図7**）と，腸腰筋の伸張テスト（**図8**）を用いて痛みの主原因が腸腰筋にあるか否かを確認する[21]。スカルパ三角範囲内にも腸腰

表7　痛みの問診ポイント

O：onset（いつから始まったか？） P：provoking/alleviating factor（誘発/緩和因子は？） Q：quality（質は？） R：radiation（放散痛は？） S：severity（程度は？） T：timing（時間帯は？）

図3　痛みの原因を絞り込むプロセスの一例

特徴的な疼痛回避（安楽）姿勢・動作の観察し，どの組織へのストレスを回避しようとしているかを推察

↓

怖い，もしくは痛みが増す，異常音・感覚がある姿勢・動作を問診（注意しながら再現してもらう）

↓

痛みのある部分に手や指を当ててもらう

↓

圧迫テストで痛みの左右差を確認しながら，原因組織・部位（疼痛閾値の低い部位，組織）を特定・除外する

↓

筋・腱は伸張および抵抗（収縮）テスト，関節内組織は症状誘発・軽減テスト，骨は叩打痛の有無で構造・機能的原因を確認する

図4 長内転筋の圧迫テスト

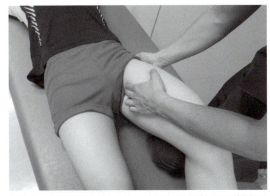

背臥位，股関節30°屈曲位，膝軽度屈曲位で股関節を開排させ下肢をクッションもしくは検者の大腿部でサポートする。下肢全体をリラクセーションさせる。右下肢の場合は検者の右手，左下肢の場合は左手を使用して，示指と中指で長内転筋腱とその恥骨付着部を触知し，圧迫する。違和感ではなく左右差のある明らかな痛みの有無を確認する。

図5 股関節内転抵抗テスト

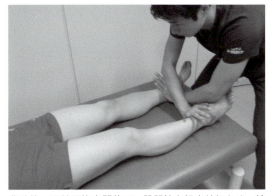

背臥位，下肢回旋中間位で，股関節を軽度外転させ，検者は上肢を交差させて，内果部に外転方向への抵抗をかける。下肢や骨盤が浮かないように両側同時に股関節を内転させ，内転筋の等尺性収縮をさせる。内転筋腱やその恥骨付着部の痛みの有無，左右差を確認し，抵抗力を弱，中，強の3段階で評価する。

図6 股関節内転抵抗テスト（股関節45°屈曲位）

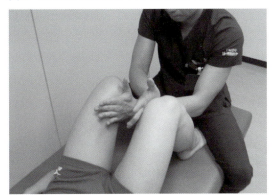

膝立て背臥位，下肢回旋中間位で，股関節を軽度外転させ，検者は上肢を交差させて，大腿骨内顆部に外転方向への抵抗をかける。下肢や骨盤が浮かないように両側同時に股関節を内転させ，内転筋の等尺性収縮をさせる。内転筋腱やその恥骨付着部の痛みの有無や左右差を確認し，抵抗力を弱，中，強の3段階で評価する。

図7 腸腰筋の圧迫テスト

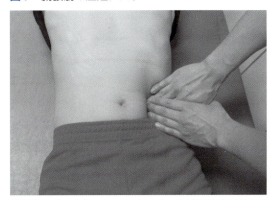

背臥位でリラクセーションさせる。上前腸骨棘の高さで下側腹部に両手の指腹をやさしく当て，腹直筋の外側縁を触知した後に，その外側の背側深部に指を挿入し，腸腰筋を圧迫し，痛みの程度や左右差を確認する。触知している部位に腸腰筋があることを確認するには，指を深部に挿入したまま，下肢を挙上させて腸腰筋の硬度の高まりを触知する。

図8 腸腰筋の伸張テスト

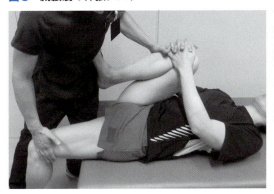

下肢をベッドから垂らした背臥位とする。一側の下肢を屈曲して両手で胸に抱え込む。一側の下肢はリラクセーションさせたまま頭部と肩をベッドから素早く浮かす。検者は患者が抱えている下肢の屈曲位を保つために足底から支持する。大腿が水平面より上に挙上している場合にタイトネスありと判断し，水平面より下に下がっている場合にタイトネスなしと判断する。検者が大腿遠位部を押して下に下げて腸腰筋を伸張した際の腸腰筋部の痛みの有無や左右差を確認する。

筋は存在するが，他の組織が重複しており，この部位での圧迫テストの結果の解釈は難しく，主要な判断指標とはなりにくい。

▶鼠径管由来グロインペイン

鼠径管とは下腹壁の筋腱膜層を斜めに貫通する通路であり，男性では精索が，女性では子宮円索が骨盤腔から陰嚢または大陰唇へと通っている。鼠径管由来のグロインペインは，触知できるほどの明らかなヘルニアはないが，鼠径管後壁が損傷し，腹横筋や，内腹斜筋腱と腹横筋腱の付着部が断裂することで生じうる。鼠径管部（図2）に痛みを訴え，いきみ，咳，努力性呼気を含めた腹部筋の活動を回避するような様子が確認された場合，同部位に触知できるほどのヘルニアがないことを確認しながら，圧迫テスト（図9）を行う。次に，腹腔内圧の上昇による同部位へのストレスにより痛みが再現されるかを確認するために腹部筋の抵抗テスト（図10）を行う。また，いきみ，咳，努力性呼気で痛みが再現されるか否かを確認し鼠径管由来の原因の影響度を推察する。急激な腹圧上昇は痛みの増悪につながる可能性があるため慎重に筋収縮をさせる。

図9　鼠径管部の圧迫テスト

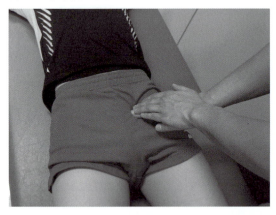

背臥位でリラクセーションさせる。上前腸骨棘と恥骨結節を結ぶ鼠径靱帯の遠位1/3の上部を圧迫し，痛みの程度や左右差を確認する。

図10　腹部筋の抵抗テスト

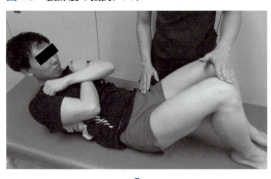 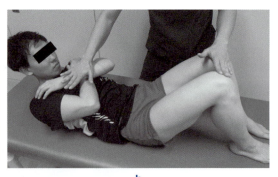

a　　　　　　　　　　　　　　　　b

膝立て背臥位で上肢を胸前で組ませて，体幹を屈曲させる（a）。鼠径部の痛みの有無を確認する。胸骨部を押し抵抗をかけた際の痛みの有無や増悪も確認する（b）。

▶恥骨由来グロインペイン

下肢荷重位での動作時などに恥骨結合部やその周囲に放散する鋭い痛みを訴えている場合，同部局所の圧迫テスト（**図11**）や叩打テストを用いて痛みの主原因が恥骨部にあるか否かを確認する．恥骨結合部にクリック感を訴え，恥骨結節辺縁に前額面上の左右差がある場合は結合部の機能不全が疑われる．

▶股関節由来グロインペイン

股関節由来のグロインペインは他の原因によるものと区別がしにくく，他のタイプの原因を含めて複数存在することも少なくない[20]．画像所見が不明な初期の股関節唇損傷やFAIなどの股関節由来の原因を念頭に置いて評価する．股関節唇損傷の大半は関節内側の前上部に認められる[25]．関節唇の損傷部には微小血管の拡張や増生のような血管反応が生じるが，関節側の関節唇には血管分布がほとんどないため，関節唇自体の自然治癒能は低い[26-28]．屍体の研究では股関節屈曲，内転，内旋位で関節唇前上方部の歪みが増大しやすく，伸展，外旋位では後側部の歪みが増大しやすい[29]．最大屈曲や最大伸展が生じなくとも外転や外旋によって関節唇前部には伸張歪みが生じやすい[30]．過大な股関節外旋ストレスは腸骨大腿靱帯や前方関節包の弛緩を招くとともに関節唇損傷の主な原因となる[31]．

問診では痛みの発生，経過，部位に着目し，キャッチング，ロッキング，クリッキング，弾発感の有無を確認する．特に，ツイスティングや深いしゃがみこみ，股関節屈曲・内旋で痛みを自覚しやすいため，これらの動作を避ける様子があるか否かを確認する．歩行では罹患側の負荷を減らすためのTrendelenburg徴候，歩行速度およびケイデンスの低下，股関節伸展不足，ショックを吸収するための膝屈曲の増大，歩幅の減少がみられやすい[32]．これらの現象が確認された場合，屈曲-内転-内旋テスト（FADIR test）（**図12**）や屈曲-内旋テストで股関節前深部の痛みや違和感の有無を確認する[33,34]．股関節唇損傷などの

FADIR：
flexion-adduction-internal rotation

図11　恥骨結合部の圧迫テスト

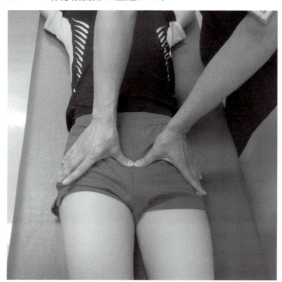

背臥位でリラクセーションさせる．恥骨結合部や恥骨下枝の圧痛をみる．

FABER：
flexion-abduction-
external rotation

股関節由来の原因を探るためのテストは，前述したもの以外にも，屈曲-外転-外旋テスト（FABER test）（図13），scouring test（図14），後方インピンジメントテスト（図15），ログロールテスト（図16），長軸離解テスト（図17）などがある。これらのテストの感度は高く，股関節由来グロインペインの除外には有用であるが，特異度は低い[35-37]。股関節の病態はクリニカルテストのみで把握することは難しく，1つのテストでグロインペインが股関節由来の原因によるものと断定するのは無理があることは理解しておく。

図12 屈曲-内転-内旋テスト（FADIR test）

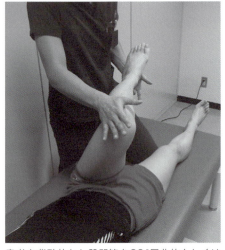

患者を背臥位とし股関節を90°屈曲位もしくは最大屈曲位として，他動的に股関節を内転・内旋し股関節前深部の痛みや衝突感の有無や左右差を確認する。

図13 屈曲-外転-外旋テスト（FABER test）

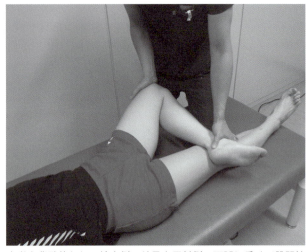

患者を背臥位とし，検査側の外果を反対側の下腿に乗せて股関節を他動的に屈曲・外転・外旋させ，股関節前深部の痛みの有無や左右差を確認する。

図14 scouring test

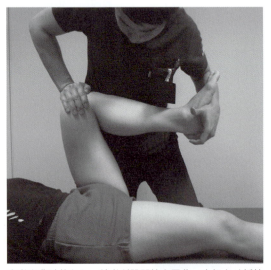

患者を背臥位とし，検者が股関節を屈曲・内転させ抵抗を感じ取る。抵抗を与えたまま，屈曲位，回旋中間位を保ちつつ外転させ股関節前深部の痛みの有無や左右差を確認する。

図15 後方インピンジメントテスト

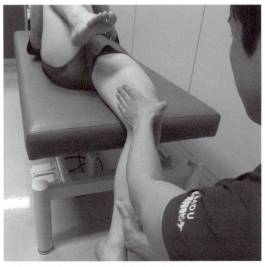

患者を下肢をベッドからはみ出させた背臥位とし，股関節最大伸展位のまま他動的に外旋・外転させ股関節深部の痛みの有無や左右差を確認する。

股関節の疼痛

図16 ログロールテスト

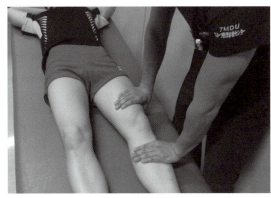
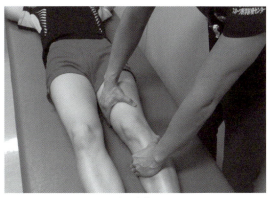

　　　　　a　外旋　　　　　　　　　　　　　　　　b　内旋

患者を背臥位とし，股関節中間位，膝伸展位で大腿を他動的に回旋させ股関節深部の痛みの有無や左右差を確認する。

図17 長軸離解テスト

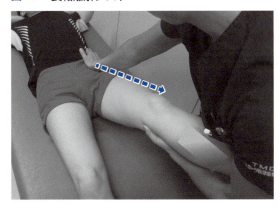

患者を背臥位とし，リラクセーションを促しつつ，大腿を長軸方向に引き臼蓋から骨頭を離解させ，痛みや違和感の軽減を確認する。

> **Memo** クリニカルテストの信頼性
>
> 　グロインペインの原因を探るためのクリニカルテストの結果は，その検者内・間信頼性，妥当性，感度・特異度を考慮して解釈する。内転筋由来の原因を探るためのテストのなかでは内転抵抗運動中の痛みと，長内転筋の恥骨付着部の痛みが検者内，検者間ともに高い再現性が確認されている[21]。

股関節痛の治療

　グロインペインにおける局所痛に対する理学療法治療では，組織局所の治癒・リモデリング過程を阻害しうる過度な力学的ストレスを軽減するために患部の保護や，姿勢・運動・動作のコントロールについて補装具の使用を含めて指導する。そして，物理療法により痛みをコントロールしながら自然治癒を促し，組織のリモデリング促進や負荷耐性向上のための特異的エクササイズを指導する。なお，急性の痛みに対しては局所痛が和らぐ安楽肢位での安静指導や，補助具による免荷，内服薬などの医学的治療が優先される。

　再発を予防するために，局所に対する直接的なアプローチを重視しながら，

原因としての不良運動連鎖を修正する．また，痛みを回避するための代償性の異常アライメントや運動パターンを修正し，隣接部位に2次的な問題を生じさせないように注意する．アスリートでは参加スポーツに関連する動作，ポジション，環境，シーズンなどの特異性を考慮して負荷を段階的に上げながら復帰を目指す．

　異常のある組織への力学的ストレスを軽減するための治療，指導では，機能解剖学的な知識とともに，痛みを再現するためにクリニカルテストで利用した力学的ストレスや筋活動を回避，コントロールさせる視点が役立つ．力学的なストレスを減らすための治療や運動パターン修正をその場で試行的に実施して，痛みへの即時効果を確認しながら，治療方針の決定や修正をしていく．

　本項では評価で挙げたグロインペインの主な原因組織ごとに，慢性的な局所痛への理学療法に焦点を絞って，臨床試験やメタアナリシスによって効果が認められている治療とともに，筆者が実践している治療について解説する．スポーツの動作特異性を考慮したアライメントや運動パターンの具体的なコントロールについてはケーススタディの項（p208）を参照いただきたい．

▶内転筋由来

　可動性に不足や非対称性のある股関節，仙腸関節，腰椎へのモビライゼーションと，腹横筋のモーターコントロールエクササイズ（**図18**）の併用には症状への短期的効果が認められている[38]．腱・筋を徒手的に直接圧迫したまま筋

図18　腹横筋収縮モーターコントロールエクササイズ

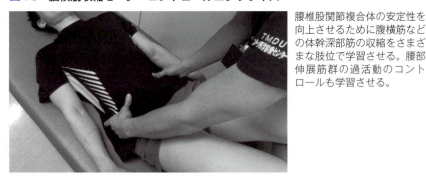

腰椎股関節複合体の安定性を向上させるために腹横筋などの体幹深部筋の収縮をさまざまな肢位で学習させる．腰部伸展筋群の過活動のコントロールも学習させる．

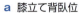

a 膝立て背臥位

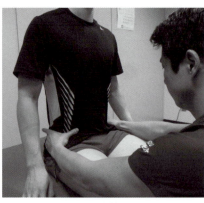
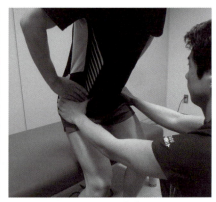

b 坐位　　　　　　　　　　　　**c** スクワットポジション

を伸張させるアクティブリリースには局所の圧痛閾値を上げる効果がある（図19）[39]。コンプレッションショーツ（図20）は健常者においてカッティング中の長内転筋の活動を軽減させる効果があり，内転筋由来のグロインペイン患者において内転筋の活動や痛みのコントロールに役立つ可能性がある[40]。効果が報告されているこれらのアプローチと合わせて，組織局所の柔軟性を高めるために超音波療法を実施する。安静にしているにもかかわらず筋の硬度が高く，過度が活動を認める場合には筋のトーンを軽減するためのダイレクトマッサージ（図21）やリラクセーション指導を行う。また，原因組織の過度な伸張を避けながら全方向への愛護的な他動関節可動域運動を行う。機能的脚延長と，これによる股関節外転位での運動，荷重は内転筋群の過活動につながるため，腸脛靱帯などのストレッチングおよびモビライゼーション（図22）や，骨盤傾斜修正エクササイズによって修正する（図23）。筋腱のリモデリングや適応を促すために遠心性活動エクササイズを段階的に実施する（図24）。

図19　内転筋のアクティブリリーステクニック

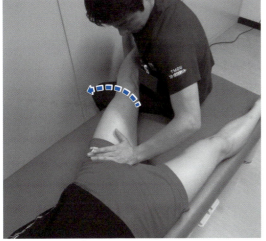

長内転筋などの内転筋群の筋腱移行部などを圧迫したまま，股関節を他動的に外転し内転筋群を伸張させる。

図20　コンプレッションショーツ

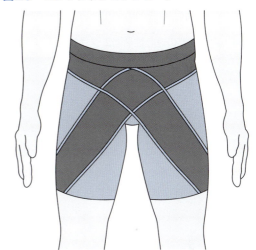

図21　股関節内転筋群のダイレクトマッサージ

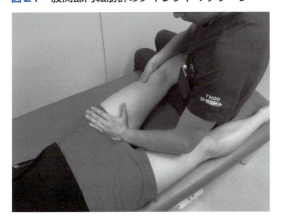

股関節を軽度外転位でサポートし，各内転筋部に小指球などで圧迫，剪断力を与える。

図22　腸脛靱帯のモビライゼーション

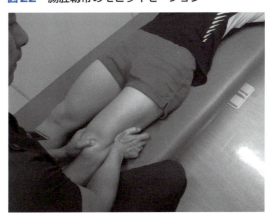

腸脛靱帯部に小指球などで圧迫，剪断力を与える。

図23 背臥位での骨盤傾斜修正エクササイズ

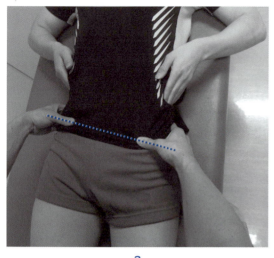
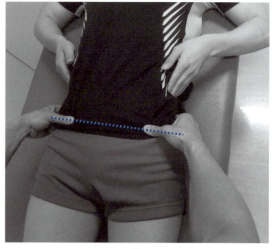

a　　　　　　　　　　　　　　　b

背臥位での骨盤左傾斜（**a**）を徒手誘導しながら修正する（**b**）。患者自身に腸骨稜などを触知させ，骨盤傾斜の程度や変化を認識させる。

図24 内転筋群の遠心性活動エクササイズ

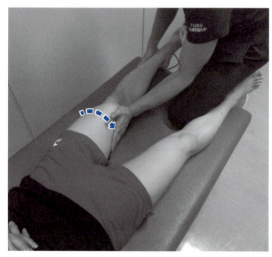

理学療法士が徒手で股関節外転方向に抵抗をかけ，患者に内転筋を活動させたまま外転させる。

▶腸腰筋由来

臨床試験やメタアナリシスで，腸腰筋由来のグロインペインに効果が認められている特異的な理学療法治療は報告されていない。腸腰筋の過度な活動や疲労につながるスウェイバックなどのマルアライメントを修正する（**図25**）。筋腱にタイトネスを認める場合には柔軟性を高めるためのダイレクトマッサージやストレッチングを行う（**図26**）。また，リモデリングや適応を促すための遠心性活動エクササイズを段階的に実施する（**図27**）。

▶鼠径管由来

臨床試験やメタアナリシスで，鼠径管由来のグロインペインに効果が認めら

れている特異的な理学療法治療は報告されていない。腹部筋の過度な収縮による腹圧上昇を避けるために起き上がりなどの基本動作や，トレーニングで息をこらえ，体幹を過度に屈曲するような腹部筋優位な運動パターンをコントロールさせる。このような指導は，修復術が行われた場合の術後数週間は特に重要になる[41]。鼠径管部を体表からサポートするために装具の使用を検討する（図28）。

図25 スウェイバック姿勢と修正指導

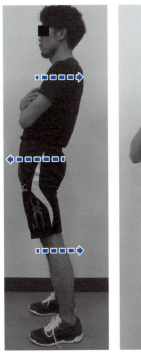
a スウェイバックおよび膝の過伸展を認める

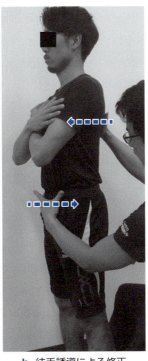
b 徒手誘導による修正

図26 腸腰筋のダイレクトマッサージ

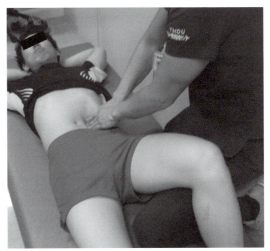

図27 腸腰筋の遠心性活動エクササイズ

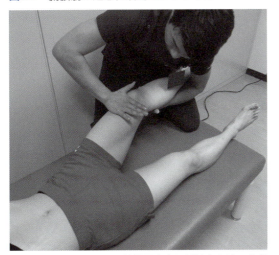
理学療法士が徒手で股関節伸展方向に抵抗をかけ，患者に腸腰筋を活動させたまま伸展させる。

図28 鼠径管部をサポートするための装具

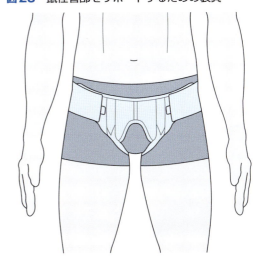

▶恥骨由来

　サッカー選手において標準的なリハビリテーションに衝撃波療法を組み合わせると，リハビリテーション単独よりも痛みがより早く軽減することが報告されているため使用を検討する[42]。衝撃波療法と合わせて，安静にしているにもかかわらず内転筋などの恥骨に付着する筋の硬度が高く，過度が活動を認める場合には筋のトーンを軽減するためのリラクセーションを周囲筋を含めて指導する[43]。

▶股関節由来

　FAIによる痛みや身体機能不全に対して，患者個々の病態や身体機能の特徴を考慮したストレッチング，運動パターン修正，筋力トレーニングを含めた理学療法には改善効果があることが報告されている[44-48]。これらの包括的な理学療法を踏まえ，股関節前上部のインピンジメントの要因となる後方関節包の短縮に対して，股関節前部の違和感を確認しながらストレッチングを行う（図29）。大腿骨の骨頭と頸部の移行前部と，寛骨臼前上部のインピンジメントを回避するために過度な股関節屈曲・内転・内旋のアライメントのコントロールを学習させる（図30）。関節唇を含めた股関節前部への過度なストレスに影響しうるスウェイバックおよび膝の過伸展や，過度な腰椎伸展・骨盤前傾および股関節内旋などの立位姿勢を修正する[49]（図25）。アライメントや姿勢の修正は立位，坐位などの静的な肢位で修正した後に歩行などの動作でも修正していく。FAIを有する患者は平地歩行でTrendelenburg徴候や，これを代償するDuchenne徴候がみられやすい[50]。股関節の不安定性を増大させる歩容異常に対して，中殿筋や体幹筋の活動を促しながら修正を図る（図31）。骨盤傾斜による機能的な脚長差がある場合，機能的に長いほうの脚は立位で大腿が内旋しやすいため，ストレッチングおよびモビライゼーションや，骨盤傾斜修正エクササイズを指導する（図1, 22, 23）。腸骨稜や上前腸骨棘などの骨指標を患者に触知

図29　股関節後方関節包および外旋筋群の柔軟性向上のためのエクササイズ

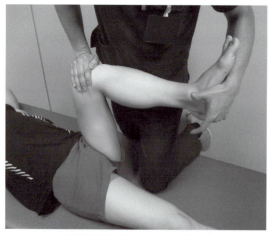 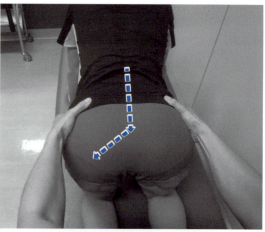

　　a　大腿骨頭の後方滑りモビライゼーション　　　　　　　　b　股関節外旋筋群のストレッチング
背臥位，股関節屈曲位で膝前面を大腿長軸方向に圧迫する。　四つ這い肢位で骨盤を後退させ，軽度側方にシフトさせたストレッチング。

させて，骨盤の傾斜や回旋の過度・過少を患者に自覚させながら修正を促す。アライメント不良に筋機能低下が影響していると推察した場合には股関節外旋，外転筋などの活動を非荷重位で個別的に促すエクササイズを行う（**図32**）。筋機能エクササイズとともに筋の滑走性を改善するためのアクティブリリースを実施する[51]。股関節の内旋を制動するためにストラップの使用を勧めることもある（**図33**）[52]。長軸離解テストと同じ手技を用いて，大腿骨を長軸方向に牽引して股関節を離解させることによって一時的ではあるが痛みが軽減することがある。

図30 股関節内転・内旋のコントロールエクササイズ

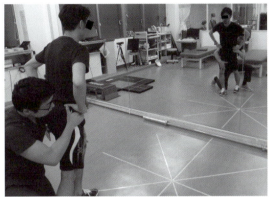

a 徒手誘導

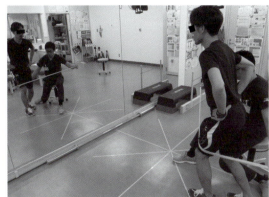

b バンドを用いた股関節外転，外旋筋活動の促通

図31 歩容異常の修正

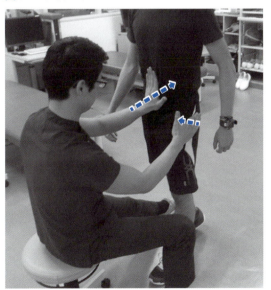

腰椎の過伸展，Trendelenburg徴候に対して，腰椎，骨盤，大腿のアライメントをフィードバックし，体幹や股関節周囲の筋活動も促しながら徒手誘導で修正する。

図32 股関節外転筋トレーニング

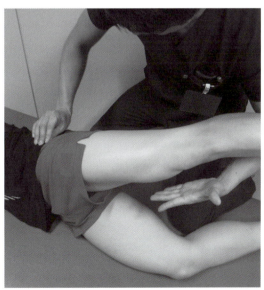

股関節外転位を保持させ，中殿筋と大腿筋膜張筋の硬度や活動タイミングをチェック。骨盤回旋，腰椎伸展，股関節屈曲などの代償運動をコントロールさせる。

図33 股関節内旋制動ストラップ

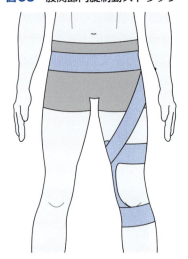

文献

1) Orchard JW, et al：Groin pain associated with ultrasound finding of inguinal canal posterior wall deficiency in Australian Rules footballers. Br J Sports Med, 32(2)：134-139, 1998.
2) Weir A, et al：Doha agreement meeting on terminology and definitions in groin pain in athletes. Br J Sports Med, 49(12)：768-774, 2015.
3) Cowan SM, et al：Delayed onset of transversus abdominus in long-standing groin pain. Med Sci Sports Exerc, 36(12)：2040-2045, 2004.
4) Tyler TF, et al：The association of hip strength and flexibility with the incidence of adductor muscle strains in professional ice hockey players. Am J Sports Med, 29(2), 124-128, 2001.
5) Crow JF, et al：Hip adductor muscle strength is reduced preceding and during the onset of groin pain in elite junior Australian football players. J Sci Med Sport, 13(2), 202-204, 2010.
6) Engebretsen AH, et al：Intrinsic risk factors for groin injuries among male soccer players: a prospective cohort study. Am J Sports Med, 38(10), 2051-2057, 2010.
7) O'Connor D, et al：Groin injuries in professional rugby league players：a prospective study. J Sports Sci, 22 (7)：629-636, 2004.
8) Malliaras P, et al：Hip flexibility and strength measures：reliability and association with athletic groin pain. Br J Sports Med, 43(10)：739-744, 2009.
9) Maffey L, et al：What are the risk factors for groin strain injury in sport? A systematic review of the literature. Sports Med, 37(10)：881-894, 2007.
10) Thorborg K, et al：Advancing hip and groin injury management: from eminence to evidence. Br J Sports Med, 47(10)：602-605, 2013.
11) Eckard TG, et al：Epidemiology of Hip Flexor and Hip Adductor Strains in National Collegiate Athletic Association Athletes, 2009/2010-2014/2015. Am J Sports Med, 45(12)：2713-2722, 2017.
12) Morrissey D, et al：Coronal plane hip muscle activation in football code athletes with chronic adductor groin strain injury during standing hip flexion. Man Ther, 17(2)：145-149, 2012.
13) Moreno-Pérez V, et al：Comparisons of hip strength and countermovement jump height in elite tennis players with and without acute history of groin injuries. Musculoskelet Sci Pract, 29：144-149, 2017.
14) Ibrahim A, et al：Adductor strain and hip range of movement in male professional soccer players. J Orthop Surg(Hong Kong), 15(1)：46-49, 2007.
15) Charnock BL, et al：Adductor longus mechanics during the maximal effort soccer kick. Sports Biomech, 8 (3)：223-234, 2009.
16) Chang R, et al：Hip adductor muscle function in forward skating. Sports Biomech, 8(3)：212-222, 2009.
17) Abrams GD, et al：Epidemiology of musculoskeletal injury in the tennis player. Br J Sports Med, 46(7)：492-498, 2012.
18) Dangin A, et al：Microinstability of the hip: A review. Orthop Traumatol Surg Res, 102(8S)：S301-S309, 2016.
19) Brennan D, et al：Secondary cleft sign as a marker of injury in athletes with groin pain：MR image appearance and interpretation. Radiology, 235(1)：162-167, 2005.
20) Hölmich P：Long-standing groin pain in sportspeople falls into three primary patterns, a "clinical entity" approach：a prospective study of 207 patients. Br J Sports Med, 41(4)：247-252；discussion 252, 2007.
21) Hölmich P, et al：Clinical examination of athletes with groin pain：an intraobserver and interobserver

reliability study. Br J Sports Med, 38(4) : 446-451, 2004.

22) Jansen J, et al : Resting thickness of transversus abdominis is decreased in athletes with longstanding adduction-related groin pain. Man Ther, 15(2) : 200-205, 2010.

23) Delahunt E, et al : The thigh adductor squeeze test : 45° of hip flexion as the optimal test position for eliciting adductor muscle activity and maximum pressure values. Man Ther, 16(5) : 476-480, 2011.

24) Mens J, et al : A new view on adduction-related groin pain. Clin J Sport Med, 16(1) : 15-19, 2006.

25) Smith CD, et al : A biomechanical basis for tears of the human acetabular labrum. Br J Sports Med, 43(8) : 574-578, 2009.

26) Seldes RM, et al : Anatomy, histologic features, and vascularity of the adult acetabular labrum. Clin Orthop Relat Res, (382) : 232-240, 2001.

27) Kelly BT, et al : Vascularity of the hip labrum : a cadaveric investigation. Arthroscopy, 21(1) : 3-11, 2005.

28) Petersen W, et al : Structure and vascularization of the acetabular labrum with regard to the pathogenesis and healing of labral lesions. Arch Orthop Trauma Surg, 123(6) : 283-288, 2003.

29) Safran MR, et al : Strains across the acetabular labrum during hip motion: a cadaveric model. Am J Sports Med, 39 Suppl : 92S-102S, 2011.

30) Dy CJ, et al : Tensile strain in the anterior part of the acetabular labrum during provocative maneuvering of the normal hip. J Bone Joint Surg Am, 90(7) : 1464-1472, 2008.

31) Martin RL, et al : Acetabular labral tears of the hip: examination and diagnostic challenges. J Orthop Sports Phys Ther, 36(7) : 503-515, 2006.

32) Hunt MA, et al : Kinematic and kinetic differences during walking in patients with and without symptomatic femoroacetabular impingement. Clin Biomech(Bristol, Avon), 28(5) : 519-523, 2013.

33) Reiman MP, et al : Diagnostic accuracy of clinical tests for the diagnosis of hip femoroacetabular impingement/labral tear : a systematic review with meta-analysis. Br J Sports Med, 49(12) : 811, 2015.

34) Reiman MP, et al : Diagnostic Accuracy of Imaging Modalities and Injection Techniques for the Diagnosis of Femoroacetabular Impingement/Labral Tear : A Systematic Review With Meta-analysis. Am J Sports Med, 45 (11) : 2665-2677, 2017.

35) Whittaker JL, et al : Risk factors for groin injury in sport : an updated systematic review. Br J Sports Med, 49 (12) : 803-809, 2015.

36) Mosler AB, et al : Which factors differentiate athletes with hip/groin pain from those without? A systematic review with meta-analysis. Br J Sports Med, 49(12) : 810, 2015.

37) Martin HD, et al : The pattern and technique in the clinical evaluation of the adult hip : the common physical examination tests of hip specialists. Arthroscopy, 26(2) : 161-172, 2010.

38) Weir A, et al : Manual or exercise therapy for long-standing adductor-related groin pain : a randomised controlled clinical trial. Man Ther, 16(2) : 148-154, 2011.

39) Robb A, et al : Immediate effect on pain thresholds using active release technique on adductor strains: Pilot study. J Bodyw Mov Ther, 15(1) : 57-62, 2011.

40) Chaudhari AM, et al : Hip adductor activations during run-to-cut manoeuvres in compression shorts: implications for return to sport after groin injury. J Sports Sci, 32(14) : 1333-1340, 2014.

41) HerniaSurge Group : International guidelines for groin hernia management. Hernia, 22(1) : 1-165, 2018.

42) Schöberl M, et al : Non-surgical treatment of pubic overload and groin pain in amateur football players : a prospective double-blinded randomised controlled study. Knee Surg Sports Traumatol Arthrosc, 25(6) : 1958-1966, 2017.

43) McCarthy A, et al : Treatment of osteitis pubis via the pelvic muscles. Man Ther, 8(4) : 257-260, 2003.

44) Wall PD, et al : Personalised Hip Therapy: development of a non-operative protocol to treat femoroacetabular impingement syndrome in the FASHIoN randomised controlled trial. Br J Sports Med, 50(19) : 1217-1223, 2016.

45) Griffin DR, et al : Protocol for a multicentre, parallel-arm, 12-month, randomised, controlled trial of arthroscopic surgery versus conservative care for femoroacetabular impingement syndrome (FASHIoN). BMJ Open, 6(8) : e012453, 2016.

46) Harris-Hayes M, et al : Movement-Pattern Training to Improve Function in People With Chronic Hip Joint Pain : A Feasibility Randomized Clinical Trial. J Orthop Sports Phys Ther, 46(6) : 452-461, 2016.

47) Mansell NS, et al : Two-year outcomes after arthroscopic surgery compared to physical therapy for femoracetabular impingement : A protocol for a randomized clinical trial. BMC Musculoskelet Disord, 17 : 60, 2016.

48) Wright AA, et al : Non-operative management of femoroacetabular impingement : A prospective, randomized controlled clinical trial pilot study. J Sci Med Sport, 19(9) : 716-721, 2016.

49) Lewis CL, et al : Postural correction reduces hip pain in adult with acetabular dysplasia: A case report. Man Ther, 20(3) : 508-512, 2015.

50) Kennedy MJ, et al : Femoroacetabular impingement alters hip and pelvic biomechanics during gait Walking biomechanics of FAI. Gait Posture, 30(1) : 41-44, 2009.

51) Cashman GE, et al : Myofascial treatment for patients with acetabular labral tears : a single-subject research design study. J Orthop Sports Phys Ther, 44(8) : 604-614, 2014.

52) Austin AB, et al : Identification of abnormal hip motion associated with acetabular labral pathology. J Orthop Sports Phys Ther, 38(9) : 558-565 2008.

| Ⅲ 機能障害別マネジメント | A | 局所を中心とした評価と理学療法
ー障害の主要因をどのように評価し，どのような理学療法を行うかー |

2 股関節の可動性障害

Abstract

■ 股関節疾患の可動性障害に対して効果的な理学療法を展開していくには，股関節の画像所見と照らし合わせながら実際の股関節運動による評価ならびに各種検査法を用いて，股関節の可動性障害や疼痛の原因となっている要因を明確にすることが必要である。

■ 人工股関節全置換術（THA）後早期では手術時の筋への侵襲，術創部の疼痛や脚延長に伴う筋の伸張痛によって股・膝関節の可動性障害が生じ，これらの問題点と人工関節の脱臼に留意しながら適切に介入して行くことが必要である。

基本的知識

ADL :
activities of daily living

THA :
total hip arthroplasty

QOL :
quality of life

　股関節は大腿骨と寛骨臼の臼蓋から構成され，二足歩行に最も重要な荷重関節である。この荷重関節としての機能と同時に日常生活活動（ADL）を円滑に行うために3次元的な可動性が要求される関節である。股関節疾患によって疼痛や可動性障害が生じると，歩行，立ち上がり，階段昇降などの基本動作とともに靴下の着脱，足趾の爪切り，靴紐を結ぶ，床の物を拾うといったさまざまなADL動作に支障をきたすことになる。また，人工股関節全置換術（THA）を余儀なくされた場合には，人工関節の構造的な面から可動性障害が生じることも多い。このように股関節の可動性障害に起因するADL動作能力の低下は生活の質（QOL）に悪影響を与えることから，股関節疾患に対するリハビリテーションでは日々の臨床のなかで股関節の可動性を頻繁に評価するとともに治療の対象とすることが多い。

　本項では，股関節の可動性障害にかかわる股関節病変ならびに股関節疾患の可動性障害に対する評価と治療について概説する。

股関節の可動域にかかわる因子

　一般に，股関節の最終可動域は，股関節の靱帯，関節包，股関節周囲筋などの軟部組織の他動的な伸張によって決定する（**表1**）。また，股関節屈曲の最終可動域については，腰椎や骨盤といった隣接関節の可動性の影響を受けることがある。

　股関節疾患を有する場合では，股関節の最終可動域は寛骨臼と大腿骨頭の骨形態の異常によって大きく影響を受ける。この骨形態の異常による構造的機能

Memo 骨盤大腿リズム

　大腿骨頭と臼蓋での屈曲方向の動きと併せて腰椎後弯と骨盤後傾によって（骨盤大腿リズム）股関節は体幹に対して120°の屈曲が可能となる[1]。

の破綻によって，股関節周囲の靱帯や関節包，関節唇，股関節周囲筋が機能不全となり，股関節の可動性障害あるいは疼痛を生じる（図1）。股関節の可動性障害や疼痛，これらに起因するADL動作能力の低下に対して適切に理学療法を展開していくには，股関節の可動域にかかわる因子について十分に理解することが重要である。

大腿骨と寛骨臼の骨形態異常から生じる股関節病変と股関節の可動性障害

▶変形性股関節症の単純X線画像と股関節の可動域の関連性

変形性股関節症（以下，股関節症）の病期の進行により，関節の軟骨が広い範囲で変性・摩耗し，関節裂隙狭小化が起きることで徐々に疼痛が悪化する。股関節症は，臼蓋形成不全や関節裂隙などの所見から前期，初期，進行期，末期の4期に分類され（図2），病期の進行にしたがい，疼痛の増悪とともに股関節の可動性障害を呈するようになる。変形性股関節症診療ガイドライン[2]では，関節裂隙狭小化は股関節症による疼痛に関連する因子であることと，臼蓋形成

表1 股関節の最終可動域と制限因子

	最終可動域	筋による可動域の制限因子	筋以外による可動域の制限因子
股関節屈曲	120°	大殿筋，中殿筋，ハムストリング，外旋筋群（梨状筋）などの筋群	大腿と体幹腹部の接触，腰椎・骨盤の可動性
股関節伸展	15°	腸腰筋，大腿直筋，縫工筋などの大腿の表側の筋群	腸骨大腿靱帯と主としたすべての靱帯
股関節外転	45°	内転筋群，内側ハムストリング	恥骨大腿靱帯，坐骨大腿靱帯
股関節内転	20°	大腿筋膜張筋，中殿筋などの外転筋群	腸骨大腿靱帯，坐骨大腿靱帯
股関節外旋	45°	大腿筋膜張筋，小殿筋などの内旋筋群	腸骨大腿靱帯，恥骨大腿靱帯
股関節内旋	45°	大殿筋などの外旋筋群	坐骨大腿靱帯，関節包

図1 股関節の最終可動域にかかわる因子のイメージ

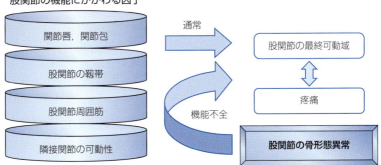

通常は股関節の最終可動域に関節唇・関節包，靱帯，筋，隣接関節の可動性の因子が主に関連する。股関節疾患により骨形態異常が生じると，これらの因子の機能不全を招き，その結果として，股関節痛の発症や股関節の最終可動域に影響を及ぼす。

> **Memo** 骨形態と股関節の病変
> 大腿骨ならびに寛骨臼の形態学的特徴が，股関節の病変の危険因子である可能性が高い。

図2 股関節症の病期とCE角

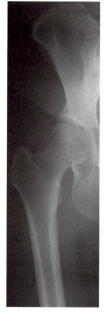
a 前期
臼蓋形成不全を認めるが関節裂隙の狭小化は認めない。

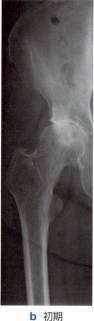
b 初期
関節裂隙の狭小化を軽度認める。

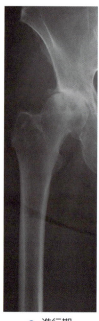
c 進行期
関節裂隙の狭小化が進行。

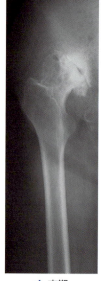
d 末期
関節裂隙が消失。変形が高度に進行した状態。

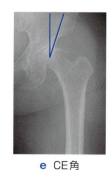
e CE角
CE角とは，大腿骨頭中心と臼蓋の外側縁と大腿骨頭を通る垂線のなす角であり，健常成人では，30〜35°である。

 Clinical Hint

CE角

　CE角は，臼蓋形成不全の評価に用いられることが多い（診断基準については，「Ⅳ章-A-2 股関節の可動性障害」のp220を参照）。

CE：
center edge

不全においてCE角は疼痛に関連する因子であることが示されており，関節裂隙と臼蓋形成不全は非常に重要な臨床所見である。さらに，前期から初期の股関節症の最小関節裂隙幅は股関節屈曲可動域と有意な相関関係を認めており（**図3**），関節裂隙は股関節の可動域を予測するために有用な画像所見の一つであるといえる。

▶前期から初期の股関節症の股関節の可動域

　関節裂隙幅が比較的保たれている前期から初期の股関節症では，関節包内での大腿骨頭の動きが得られやすく，股関節運動によって疼痛を訴えることが少ないことから，可動性障害を認めない症例が多い。前期から初期の股関節症で顕著な臼蓋形成不全を認める症例（CE角が小さい）では，骨構造的に大腿骨頭と臼蓋が不安定となることに加えて，大腿骨頭と臼蓋の安定性にかかわる関節包，関節唇，深部の股関節周囲筋などの軟部組織が機能不全をきたしており，機能的な面からも股関節の安定性が得られにくいために股関節外旋・内旋の可動域が大きくなる症例が多い。また，臼蓋形成不全があると寛骨臼被覆を代償

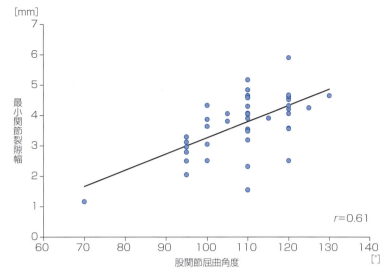

図3 前期から初期の股関節症患者の股関節屈曲角度と最小関節裂隙幅の関連性（n=48）

最小関節裂隙幅が小さくなると，股関節屈曲角度も小さくなるという有意な相関関係を認めている。進行期・末期の股関節症では関節裂隙がなくなるために，股関節の可動域と関節裂隙には関連性はなくなる。

 Clinical Hint

関節包内の大腿骨頭の動き
　関節包内での大腿骨頭の動きについては，股関節最大屈曲位では大腿骨頭の中心位置は約2mm程度変位することが報告されている[3]。また，股関節屈曲45°のポジションでは，骨頭中心は前下方へ，股関節伸展15°では骨頭中心は前方へ変位することが報告されており[4]，これらの動きは股関節の可動域に関与する。

するように関節唇は大きくなるとともに肥厚することもあるため，日常生活で無理な肢位を繰り返し強いられると，関節唇の損傷や断裂を引き起こし，これが疼痛の原因となることがある。

▶進行期から末期の股関節症の股関節の可動域

　関節裂隙の狭小化に伴い軟骨が変性する進行期から末期の股関節症患者では，関節包内での大腿骨頭の動きが十分に得られにくく，さらに疼痛を伴うことで股関節の可動域が低下し，ADL動作に支障をきたすようになる。進行期から末期の股関節症の股関節の可動性障害の特徴を示している報告は多くみられるが，すべての運動方向に可動域の低下を認めていることが多い。

▶股関節症の腰椎・骨盤アライメント異常による股関節の可動域への影響

　臼蓋形成不全を伴う2次性の股関節症の多くは，骨盤前傾により大腿骨頭に対する寛骨臼蓋の相対的被覆が増すことで股関節を安定させることから，腰椎前弯・骨盤前傾位での立位姿勢を呈する[5]。この腰椎・骨盤アライメントは，股関節屈曲拘縮を招き，股関節伸展可動域の低下の原因となることが多い。
　一方，腰椎後弯・骨盤後傾位での立位姿勢では，寛骨臼蓋の前方被覆不全を

起こすことで構造的に股関節は不安定性となり，股関節症を発症することもある[5]。この腰椎・骨盤アライメントでは，股関節伸展の最終域で股関節前面に疼痛を生じることがある。

> **Memo** 股関節屈曲位と関節内圧
> 　股関節屈曲位での立位保持は荷重接触面を増加させるが，屈曲位を保持するために高い筋活動が必要となり，関節内圧が増加することで疼痛の原因となることがある。

▶大腿骨の前捻角と股関節の可動域

　大腿骨の前捻角は，頸部軸と大腿骨顆部の横軸のなす角であり，健常成人では約15°で関節の適合性をもたらす（前捻角については，「Ⅰ章-2 股関節の機能解剖とバイオメカニクス」のp14 〜 15も参照）。一方，過度な前捻角は関節の不適合性とともに関節応力の増加を招き，股関節症に至ることがある。また，過度な前捻角は相対的に股関節が外旋位となることから外旋可動域が低下し，内旋可動域が増大する。

FAI：
femoroacetabular
impingement

▶大腿骨寛骨臼インピンジメント（FAI）と股関節の可動域

　FAIとは，寛骨臼と大腿骨近位部の骨形態異常およびその両者の骨形態異常によって，寛骨臼縁と大腿骨（主に大腿骨頭頸部移行部）が繰り返し衝突することで，関節唇損傷や軟骨損傷を生じる病態である。動的状態で発症する障害であり，骨頭が非球型の場合に多いcam typeと寛骨臼被覆が過剰な場合（寛骨臼前捻角が大きい）に多いpincer type，混合型のcombined（mixed）typeに分類される（FAIの病態および分類については，「Ⅱ章-1 病態を知る」のp24を参照）。股関節唇損傷では，股関節屈曲・内旋運動の可動域の低下あるいはこれらの運動に伴う痛みが誘発されることが報告されている[6-8]。

▶THA後の股関節の可動域

●THA後の股関節の可動域にかかわる因子

　THAによって関節自体が置き換わると，術前の大腿骨頭と臼蓋間での可動性が改善し，この疼痛に伴う可動性障害はなくなる。一方，THA後早期では手術時の筋への侵襲，術創部の疼痛や脚延長に伴う筋の伸張痛によって股・膝関節の可動域が制限されることになる。これらの要因と併せて，術前からの筋短縮による股関節可動域および使用されている人工関節そのものの可動性によって術後に獲得できる可動域が決定する（図4）。

●THA後における股関節の可動域の術後経過と原疾患

　THA後における股関節屈曲可動域は，原疾患によって（股関節症か大腿骨頭壊死症）術後の回復状況は異なる。図5に示すように両疾患ともに術後6カ月で術前よりも有意に改善する。大腿骨頭壊死症については，術後6カ月で術中角度よりも改善するとともに，最終的に獲得できる股関節屈曲可動域は股関節

図4 人工関節のカップの前開きと股関節屈曲可動域の関連

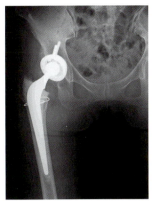
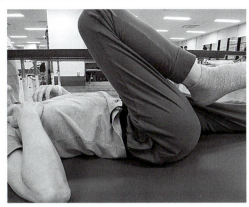
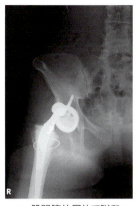

a 前開きが大きい人工関節の
　カップの設置
b 股関節での最大屈曲位
c 股関節伸展位で脱臼

人工関節のカップの前開きが大きいと通常のTHAよりも股関節屈曲可動域が大きくなるが，股関節伸展位で脱臼しやすくなる。

> **Memo　THA後の腸腰筋インピンジメント**
>
> THA後に腸腰筋腱が人工関節のカップの突出部分上を走行している（人工関節のカップがoversize）場合（図4）には，股関節自動屈曲時や他動伸展時に鼠径部痛を生じることある（腸腰筋インピンジメント）[9]。これに対する治療として，腱鞘内注射，再置換術（カップの設置位置，角度を修正することでインピンジメントを解消する），腸腰筋腱切離などがある。

図5 THA後の股関節屈曲角度の経時的変化

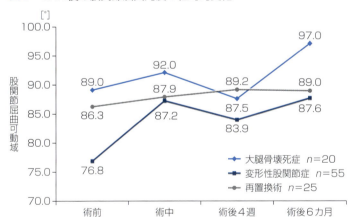
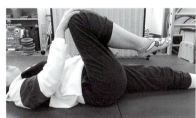

大腿骨頭壊死症によりTHAを施行され，術後股関節屈曲可動域が比較的良好な症例。

症よりも大きい。大腿骨頭壊死症では罹患期間が短いために股関節の可動域低下の原因となる股関節周囲の軟部組織の損傷が小さく，手術によって改善されやすいと考えられる。また，THA再置換術後ではすべての時期で同等の値であった。このようにTHAの対象となる原疾患や手術によって回復が異なることから，これらの点に留意した介入が必要である。

●THA後における股関節の可動域とADL動作

THA後における股関節の可動域は，ADL動作の自立に関連することが報告

されている[10, 11]。THA後の股関節の可動域と関連する具体的なADL動作には，靴下着脱，足趾の爪切り，靴の紐を結ぶといった動作が挙げられており，これらの動作の自立には股関節屈曲・外転・外旋の複合的な可動域の獲得が必要となる。また，THA後の股関節屈曲拘縮による股関節伸展制限は，歩行中の骨盤の代償運動から腰痛を招いたり[12]，ストライド長の減少から歩行能力の低下の原因となる[13, 14]。

Clinical Hint

　当院の前外側アプローチによるTHA後における股関節の可動域制限の原因および可動域制限に伴い阻害されるADL動作は**表2**に示すとおりである。

表2　THA後における股関節の可動域制限の原因と支障となる主なADL動作

原因	可動域制限（原因となる主な筋群）	支障となるADL動作
手術侵襲	股関節外旋（小殿筋と中殿筋）	靴下着脱 足趾の爪切り
手術時の脚延長	股関節伸展（大腿直筋） 膝関節屈曲（大腿直筋）	歩行 正座
術前からの拘縮	股関節外転（内転筋群） 股関節外旋（内旋筋群）	浴槽またぎ 靴下着脱 足趾の爪切り
術前からの骨盤アライメント異常	股関節伸展（腸腰筋）	歩行

股関節の可動性障害に対する評価の実際

　上述したように，股関節疾患では大腿骨と寛骨臼の骨形態異常やこれに伴う軟部組織の損傷あるいは手術侵襲によって，疼痛や股関節の可動性障害を生じ，ADL動作能力の低下を招く。これらの問題点に対して，効果的に理学療法を展開していくためには，正確な評価が必要となる。

　まず，画像所見によって骨形態の異常や手術による影響で生じるであろう股関節の可動性障害の特徴を把握することが重要である。次に，実際の股関節運動による評価を行うとともにインピンジメントや筋短縮などの各種検査法を用いて，股関節の可動性障害や疼痛の原因となっている要因を明確にすることが必要である。

▶画像所見の評価

　CT画像や単純X線画像から，股関節の可動域に関連する大腿骨の形態（前捻角，頸部の形態），CE角，関節裂隙，骨盤腔の高さ，寛骨臼の前捻角などを評価し，あらかじめ股関節の可動性障害の特徴を把握しておく必要がある（**表3**）。

　股関節正面の単純X線画像から骨盤腔の縦径（両側の仙腸関節の下縁を結んだ線の中点から恥骨結合の上縁までの距離：**図6a**）を測定し，股関節屈曲・伸展方向の可動性の特徴を把握しておく必要がある。骨盤腔の縦径が大きいと骨盤前傾位で股関節屈曲拘縮（股関節伸展制限）を，骨盤腔の縦径が小さいと骨盤

表3　股関節疾患の骨形態異常による股関節の可動性の影響

骨形態異常	股関節可動性の特徴
関節裂隙の狭小化 (臼蓋形成不全や大腿骨頭の扁平化など)	股関節症の病期の進行度による可動性障害
腰椎・骨盤アライメントの異常 (股関節正面の単純X線画像の骨盤腔の縦径)	股関節屈曲・伸展方向への可動性障害
寛骨臼の前捻角 大腿骨の形態(頸部の形態部)	大腿骨寛骨臼インピンジメントによる可動性障害
大腿骨の形態(前捻角)	股関節の内旋可動域の増大と外旋可動域低下

図6　THA後の股関節屈曲拘縮(股関節伸展制限)に対する評価

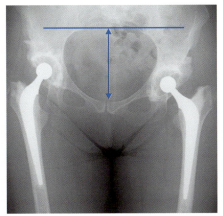

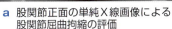

a　股関節正面の単純X線画像による
　　股関節屈曲拘縮の評価

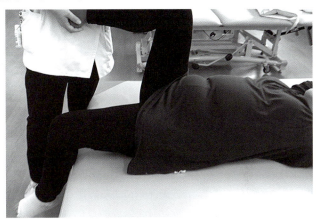

b　Thomas testの変法による股関節屈筋群の短縮の評価

股関節正面の単純X線画像の骨盤腔の縦径を計測することで股関節屈曲拘縮の程度がわかる。上記の単純X線画像のように縦径が大きいと骨盤が前傾位であり、股関節屈曲拘縮を呈していることが多い。

後傾位で股関節前方が不安定となり股関節伸展運動時に疼痛を生じる可能性がある。また，THA後では，脚延長に伴う大腿直筋の伸張痛によって股関節伸展と膝関節屈曲の可動域が制限されることから，両側の涙痕を結んだ線から小転子先端までの距離を測定することで，術後の脚延長量を評価しておく必要がある。手術による脚延長量が大きいとそれだけ大腿直筋が伸張位となるので，術後に正座の獲得までの時間を要することが多い。

Clinical Hint

Thomas testの変法
測定側と反対側の股関節屈曲が十分に得られない場合には，Thomas testでは正確に評価ができないのでその変法を用いる(図6)。

Memo　骨盤前傾角度の算出

以下の回帰式を用いると，骨盤腔の縦径から骨盤前傾角度を算出できる[15]。
女性：骨盤前傾角度＝arcsin(縦径/165)
男性：骨盤前傾角度＝arcsin(縦径/157)

▶股関節運動による評価

CT画像や単純X線画像から骨形態の変化を評価した後,実際に股関節を動かし,大腿骨頭の動きを確認しながら,最終可動域付近でのend feelを評価し,股関節の可動性障害となっている要因を探ることが必要である。

関節包の癒着や短縮がある場合のend feelは最終域で急に硬くなる最終域感,筋・腱の短縮がある場合のend feelは最終域に近づくにつれて徐々に抵抗が大きくなる最終域感,筋緊張の増加(筋スパズム)がある場合のend feelは最終域で急に制限される場合と全体的に筋緊張が亢進している場合があり疼痛を伴うことが多いといった特徴がある。他動的に股関節を動かした際の運動方向や抵抗感,疼痛の症状やクリック音の発現を評価する。これらの評価では股関節を複合的に動かしたときの評価も必要となる。また,軟部組織の緊張が可動性障害に関連することが多いので,抵抗感が強すぎる方向や弱すぎる方向にも注意する。

上記の他動運動での評価に加えて,動作時あるいは自動運動での可動性とそれに伴う疼痛の発現の評価も必要である。特に,股関節の可動性障害が生じやすい深屈曲位や股関節屈曲・外転・外旋を評価する必要がある。

▶各種検査法による評価

他動運動による評価と併せて,Ober test,Thomas test,Ely testなどの筋短縮に対する評価やFABER test,前方・後方のインピンジメントテストなどのインピンジメントに対する評価も併用する。また,関節包・靱帯の評価として,close-packed position(不動の肢位)によるものがある。これは靱帯が最も緊張する肢位であり,股関節では最大伸展・軽度内旋位であり,この肢位で可動域が制限されている場合には,関節包や靱帯が損傷している可能性がある(図7)。

FABER:
flexion-abduction-external rotation

図7 股関節のclose-packed position(股関節伸展・内旋)による評価

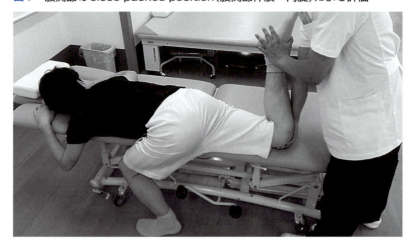

股関節の可動性障害に対する治療の実際

　股関節の可動性障害に対する基本的な治療方針としては，疼痛や股関節の可動性障害と原因となっている筋や関節包などに対して介入し，ADL動作の改善を図る．また，THA後では術前からの関節可動域の低下や人工関節そのものの可動性から獲得できる可動域に限界がある場合では，人工関節の脱臼に十分に配慮したうえで股・膝関節の可動域を拡大しながら，ADL動作を術後早期から積極的に獲得していく必要がある．

Clinical Hint

臼蓋形成不全例に対するトレーニングの留意点

　股関節の可動域が健常者よりも比較的大きい臼蓋形成不全例では，股関節の安定性・適合性に関与する関節唇や関節包・靱帯といった軟部組織がすでに損傷していることがある．そのため，無理に可動域の拡大を図ると，さらなる軟部組織の損傷を招き，疼痛を誘発することになる．このような症例に対しては，関節可動域の拡大を図るよりも，股関節の安定性を得られるようなトレーニングを実施していくことが必要となる．

▶筋・腱の短縮による可動性障害に対する介入

　各運動方向の可動性障害に対しては，原則的にはその運動方向に拮抗する筋群や腱に介入する必要がある．また，股関節周囲筋を正確にストレッチングするには，骨盤のアライメントや二関節筋の作用にも留意することが重要である．
　股関節伸展可動域の低下に対する腸腰筋と大腿直筋のストレッチングは図8のような方法で実施する．特に，これらの筋群は骨盤後傾位のほうがより伸張されることから，骨盤の肢位や固定に留意しながら実施する必要がある．

図8　股関節屈曲筋群（腸腰筋，大腿直筋）に対するストレッチング

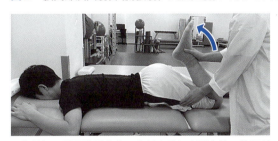

骨盤前傾・股関節屈曲位であり十分に大腿直筋の伸張が得られていない例

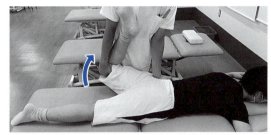

骨盤をしっかりと固定した腸腰筋のストレッチング

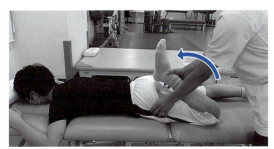

骨盤の肢位を意識した大腿直筋のストレッチング

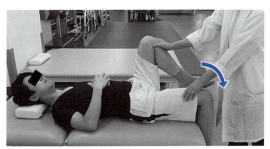

反対側の股関節を屈曲することで骨盤後傾とした腸腰筋のストレッチング

股関節外転可動域の低下に対して，内転筋群のストレッチングを行うときには，可動域制限の最終端で関節を固定し，内転筋群の筋腹に直接伸張を加える方法が有効である（図9）。また，股関節外転の可動域は，膝関節屈曲位では内側ハムストリングが弛緩するので，内側ハムストリングの短縮や筋緊張が高い場合には膝関節屈曲位で股関節外転可動域の拡大を図る（図9）。

▶関節包の癒着や短縮による可動性障害に対する介入

　股関節後方の関節包の癒着や短縮がある場合には，股関節内旋制限が認められることが多く，図10のような肢位（屈曲・内旋・外転）で伸張できる。また，股関節の後方に位置する外旋筋群を同時にストレッチングすることが可能である。留意する点として，梨状筋は股関節屈曲60°以上の肢位では筋の走行から股関節内旋筋に変わる[16]ので，梨状筋をターゲットにする場合には，股関節は伸展位に近い肢位で実施する。

　股関節前方の関節包は，骨盤後傾による腹筋群の活動または股関節伸展を促すことで伸張することが可能であり，外転と内旋で加えることでさらに伸張させることができる。

図9　股関節内転筋群のストレッチング

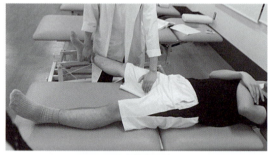
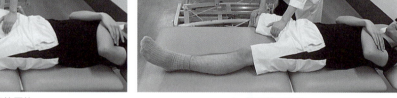

　　　　　　　　a　膝関節伸展位　　　　　　　　　　　　　　b　膝関節屈曲位

　　最終域で関節を固定し，制限因子となる内転筋群に対し筋腹に直接伸張を加える。内側ハム
　　ストリングが短縮している場合は膝関節屈曲位で実施する。

図10　股関節後方関節包や外旋筋群に対する伸張（股関節屈曲・内旋・外転）

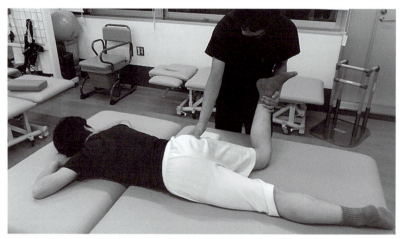

最終域で関節を固定し，外旋筋群の筋腹に圧迫を加えると，より伸張される。

▶筋緊張の増加(筋スパズム)による可動性障害に対する介入

疼痛による筋緊張の増加で可動性障害を呈している場合に、いきなり他動運動でのストレッチングを行うと、疼痛や筋緊張のさらなる増悪を招くことがある。筋緊張の増加(筋スパズム)による可動性障害に対する介入としては、まず自動運動あるいは自動介助運動を行い、筋緊張がある程度消失してから他動でのストレッチングを実施することで可動域の拡大を図る。また、関節包が緩むloose-packed position(不動の肢位:股関節30°屈曲、30°外転、軽度外旋)にてリラクセーションを行い(図11)、筋緊張が低下してから他動でのストレッチングを行うことも有用である。

▶股関節屈曲の可動性障害に対する介入(図12)

股関節屈曲時に鼠径部痛とともに股関節の前方がつまるような感じを訴える場合には、大腿骨を下方に押しながら屈曲可動性を改善していく(図12a)。同時に大腿直筋、縫工筋、大腿筋膜張筋の筋緊張を触診し、筋緊張の増加に伴って疼痛や股関節屈曲制限が生じている場合には、これらの筋についてストレッチングやリラクセーションを行う。また、骨盤前後傾や腰椎前後弯の可動性低下によって、股関節屈曲可動域が低下している場合には、これらの可動性を改善しながら股関節屈曲可動域の拡大を図ることも重要である(図12b)。

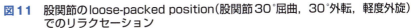
図11 股関節のloose-packed position(股関節30°屈曲、30°外転、軽度外旋)でのリラクセーション

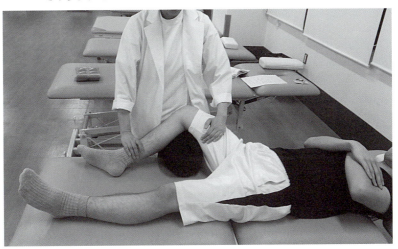

図12 股関節屈曲可動性障害に対する介入

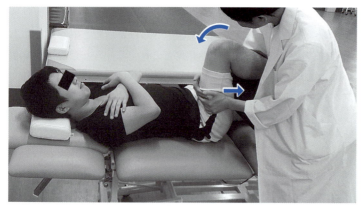

a 大腿骨を下方に引きながら,股関節を屈曲させる。

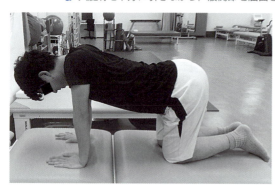 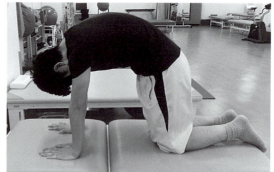

b 自動運動で腰椎・骨盤の柔軟性を獲得する。

> **Memo** 股関節深屈曲位での痛み
> 股関節の深屈曲位で関節唇などの軟部組織の損傷によって疼痛を生じている場合には,股関節深屈曲位や股関節前方に過度な圧力を起こす運動や動作は避けるようにする[17]。

▶THA後における股関節の可動性障害に対する介入
●術後の靴下着脱や足趾の爪切りの獲得に対する介入

　股関節内転筋群のストレッチングとともに手術侵襲によって股関節外旋制限となっている小殿筋や中殿筋の痛みに応じて,徐々に股関節屈曲・外転・外旋の複合的な可動域の拡大を図る(**図13**)。術前に股関節外転・外旋の可動域が不良な症例では,股関節外旋単独で可動域の拡大を図るよりも股関節屈曲・外転・外旋の複合的運動のほうが骨盤による代償運動を抑えることができるので可動域の拡大が図りやすい。介入後に可動域が拡大してきたら,股関節屈曲・外転・外旋パターンで靴下着脱や足趾の爪切りの実際の動作練習を行う。股関節の屈曲・外転・外旋の可動域が不十分な症例に対しては,別のパターンで練習を行う(**図14**)。

　また,THA後の足趾の爪切りについては,4人に1人は自立できないことが報告されており[18],股関節の関節可動域が不良で自立ができないと判断した場合には介助してもらうことを勧める必要がある。

図13 THA後の股関節屈曲・外転・外旋制限に対するトレーニング

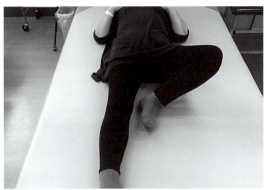

a 股関節屈曲・外転・外旋の自動運動　　b 股関節屈曲・外転・外旋の他動での自主トレーニング

前外側アプローチによるTHAでは，手術侵襲によって小殿筋や中殿筋は疼痛を伴い，筋スパズムを生じやすく，これが股関節外旋制限の原因となる。THA後早期の可動域の拡大は，まず自動運動で行い，ある程度消失してから他動での可動域の拡大を図る。

図14 THA後の靴下着脱の動作練習の実際

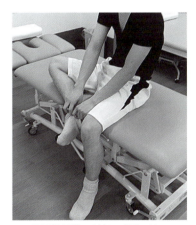
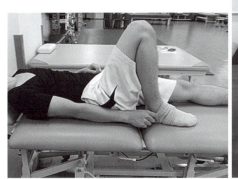

a 股関節屈曲・外転・外旋パターン　　b 股関節の屈曲・外転・外旋の可動域が不十分な症例

股関節の屈曲・外転・外旋位は大腿骨頭と臼蓋の適合性が良好な肢位なので，まず股関節屈曲・外転・外旋パターンで靴下着脱の練習を行う。

> **Memo　THA後の足趾の爪切り**
> THA後の足趾の爪切りが自立できるかどうかを判断するにあたり，股関節屈曲可動域が重要な指標であり，そのカットオフ値は股関節屈曲80°である[19]。

● 術後の基本動作の獲得に対する介入

退院後に和式の生活様式における動作が必要で，膝関節機能に問題がない症例の場合は，術後早期から積極的に膝関節屈曲可動性の改善を図り，退院までに正座の獲得を目指す。術後早期では大腿直筋などの筋スパズムに起因する可動域制限であることから，まず腹臥位での自動運動を行い，筋スパズムがある程度消失してから他動でのストレッチングを行う。踵が殿部に付くまで大腿直

筋が十分に伸張されたら実際の正座の動作を行う。また，THA後の腸腰筋や大腿直筋の短縮による股関節伸展制限は，上述したように歩行能力の低下や骨盤アライメントの異常を招くことから，これらの筋群に対しても積極的な介入が必要となる。

 Clinical Hint

THA後の正座
　THA後における実際の正座練習の際に大腿直筋の伸張痛が大きい場合には，殿部の下に枕などを置いて練習し，伸張痛の軽減に応じて枕の高さを徐々に低くして，正座の獲得を目指すことも必要である。

● THA後の脱臼への配慮

　人工関節の脱臼の要因は，手術によるものと手術以外のものに分けられる。手術による要因としては，複数回の手術や大転子が偽関節となっていることが挙げられる。また，手術以外の要因をもつ症例として，術前の可動性が良好な症例，認知症など理解力に問題がある症例，股関節外転筋力の低下や骨盤後傾が顕著な症例などが挙げられる。THA後では股関節脱臼を十分に考慮しながら，股関節の可動域に応じた動作パターンを獲得することが重要であり，「この動作ならできる」「ここに注意すれば怖くない」など実際の動作を患者と確認しながら練習していくことがポイントとなる。

Memo　THA後の脱臼
　変形性股関節症診療ガイドラインでは，人工関節の脱臼の頻度は，手術アプローチや使用機種によりばらつきがあるが，初回THAで1〜5％，再置換術で5〜15％であると述べられている[2]。

文献

1) Bohannon RW, et al : Relationship of pelvic and thigh motions during unilateral and bilateral hip flexion. Phys Ther, 65(10) : 1501-1504, 1985.

2) 日本整形外科学会診療ガイドライン委員会, ほか編集 : 変形性股関節症診療ガイドライン, 南江堂, 2008.

3) Gilles B, et al : MRI-based assessment of hip joint translations. J Biomech, 42(9) : 1201-1205, 2009.

4) Akiyama K, et al : Evaluation of translation in the normal and dysplastic hip using three-dimensional magnetic resonance imaging and voxel-based registration. Osteoarthritis Cartilage, 19(6) : 700-710, 2011.

5) 土井口祐一 : 骨盤傾斜異常と股関節症の進展メカニズムー股関節正面画像を用いた骨盤傾斜の解析からー. 関節外科, 23 : 484-492, 2004.

6) Hase T, et al : Acetabular labral tear : arthroscopic diagnosis and treatment. Arthroscopy, 15(2) : 138-141, 1999.

7) Wang WG, et al : Clinical diagnosis and arthroscopic treatment of acetabular labral tears. Orthop Surg, 3(1) : 28-34, 2011.

8) Binningsley D : Tear of the acetabular labrum in an elite athlete. Br J Sports Med, 37(1) : 84-88, 2003.

9) Heaton K et al : Surgical release of iliopsoas tendon for groin pain after total hip arthroplasty. J Arthroplasty, 17(6) : 779-781, 2002.

10) Davis KE, et al : The importance of range of motion after total hip arthroplasty. Clin Orthop Relat Res, 465 : 180-184, 2007.

11) McGrory BJ, et al : Correlation of measured range of motion following total hip arthroplasty and responses to a questionnaire. J Arthroplasty, 11(5) : 565-571, 1996.

12) Mok NW, et al : Hip strategy for balance control in quiet standing is reduced in people with low back pain. Spine(Phila Pa 1976), 29(6) : E107-112, 2004.

13) Kerrigan DC, et al : Reduced hip extension during walking : Health elderly and fallers versus young adult. Arch Phys Med Rehabil, 82(1) : 26-30, 2001.

14) Perron M, et al : Three-dimensional gait analysis in women with a total hip arthroplasty. Clin Biomech(Bristol, Avon), 15(7) : 504-515, 2000.

15) Kitajima M, et al : A simple method to determine the pelvic inclination angle based on anteroposterior radiographs. J Orthop Sci, 11(4) : 342-346, 2006.

16) Delp SL, et al : Variation of rotation moment arms with hip flexion. J Biomech, 32(5) : 493-501, 1999.

17) Enseki KR, et al : The hip joint : arthroscopic procedures and postoperative rehabilitation. J Orthop Sports Phys Ther, 36(7) : 516-525, 2006.

18) 神先秀人, ほか : 人工股関節術後患者の退院指導の実際. 理学療法ジャーナル, 34(10) : 717-723, 2000.

19) 南角 学 : 人工股関節置換術後の理学療法ー病態把握と根拠に基づいた理学療法の展開ー. 理学療法京都, (42) : 22-25, 2013.

| Ⅲ | 機能障害別マネジメント | A | 局所を中心とした評価と理学療法
－障害の主要因をどのように評価し，どのような理学療法を行うか－ |

3 股関節の不安定性

Abstract

■ 股関節不安定性は股関節の骨形成異常という構造的要因，関節唇損傷や関節包弛緩などの器質的要因，および身体アライメント異常や筋機能不全などの機能的要因に分類すると理解しやすい。

■ 股関節不安定性に対する評価は，股関節の骨形態の特徴や関節の過剰可動性の有無，身体アライメントや股関節周囲筋の筋機能を評価する。

■ 股関節不安定性に対する理学療法は，構造的および器質的要因に対して行うのではなく機能的要因に対して股関節周囲筋の機能改善，身体アライメントの是正などを図る。

はじめに

　股関節不安定性は，荷重機能の低下および股関節の異常運動を招く重大な機能障害である。股関節は肩関節に比べ骨性被覆が大きく，また関節を補強する関節包靱帯が強靱であるため関節適合性が比較的高い構造である。しかし，さまざまな要因により関節適合性が低下する。

　筆者は股関節不安定性の要因を3つに分類して解釈している。1つ目は骨性被覆の低下による荷重面積の減少であり，これは寛骨臼形成不全や大腿骨の過前捻に代表される股関節の骨形成異常という構造的要因である。2つ目は関節弛緩性（joint laxity）や関節唇損傷などの器質的要因である。器質的要因によって大腿骨頭の異常運動が生じる。3つ目は筋機能不全や身体アライメント異常などの機能的要因である。機能的要因は股関節内の力学的な不均衡状態から股関節不安定性を招く。臨床的にはこれら3つの要因が重複している症例が多い。

　これら3つの要因のうち，理学療法が介入できるのは機能的要因である。機能的要因を改善させることで構造的・器質的要因を補うことが理学療法の目的である。股関節不安定性のなかの構造的・器質的要因の占める割合が小さければ理学療法によって症状が改善される可能性は高くなる。一方，構造的・器質的要因の割合が大きければ理学療法だけでは不十分で，外科的処置による関節安定化が必要となる場合がある。

　本項では，構造的・器質的要因に対する理学療法で介入可能な評価方法と機能的要因に対する評価・治療の流れを解説する。

構造的および器質的要因に関する基本的知識

▶構造的要因

●寛骨臼と大腿骨頭の適合性

　健常者においても寛骨臼および大腿骨はそれぞれ前捻しており，互いの関節面は一致していない。寛骨臼および大腿骨の両者の前捻が強い症例では股関節の不安定性が助長される。Buller ら[1]は，寛骨臼前捻角と大腿骨前捻角は正の

相関関係があることを報告しており，寛骨臼形成不全では寛骨臼側だけでなく大腿骨側の前捻の程度も評価することが重要である。また，寛骨臼形成不全股では正常股関節に比べ，寛骨臼と大腿骨頭の曲率半径の差が健常者よりも大きいことにより，寛骨臼と大腿骨頭の回転中心の距離が大きくなることが報告されている[2]。このことは関節運動時の動的不安定性が寛骨臼形成不全股では大きくなることを示している。

➤器質的要因

●関節包靱帯の関節安定化機構

腸骨大腿靱帯は股関節のなかで最も強度が強い靱帯である。このことは，股関節運動時に大腿骨頭が寛骨臼に対して前方に変位する力が働きやすい環境下にあることを示している。腸骨大腿靱帯を切離することで股関節の前方不安定性が増大することが報告されている[3]。そのため，腸骨大腿靱帯の弛緩は大腿骨頭の前方不安定性をもたらすといえる。また，Myersら[6]は関節唇，関節包の相対的な関節安定性の寄与について研究し，関節唇よりも前方関節包が大腿骨頭の前方不安定性に関与していることを報告した。

●股関節唇の関節安定化機構

股関節唇の主な機能は，関節の動的安定性を向上させることである。動的安定性の機能として，sealing effect（密封効果）とsuction effect（吸着効果）がある。関節唇損傷により機能が損なわれると関節不安定性が生じる。Smithら[4]のsealing effectの研究では，屍体標本にて関節唇損傷モデルを作成し荷重ストレスに対する大腿骨頭の不安定性を評価したところ，関節唇を切除した場合では大腿骨頭の前方不安定性が増加することを報告した。一方，Crawfordら[5]の関節唇損傷におけるsuction effectの研究において，関節唇の比較的小さな損傷でもsuction effectが低下し牽引に対する関節不安定性が増すことが報告された。

構造的および器質的要因に対する評価

構造的および器質的要因に対しては，MRI，CT，単純X線などの画像診断装置によって評価することが一般的である。しかし，われわれ理学療法士が臨床的に理学所見から構造的・器質的要因に伴う股関節不安定性を評価できる場合もある。構造的および器質的要因に対しては，理学療法士が治療介入することは困難であるが，これらの要因が股関節不安定性に影響を及ぼす程度を把握することは理学療法を進めるうえで重要な情報となる。ここでは，理学所見から股関節不安定性を招く要因の評価方法を解説する。

➤寛骨臼の前捻

ASIS：
anterior superior iliac spine

左右の上前腸骨棘（ASIS）の距離が短く腸骨翼全体が内旋している骨盤形態では，寛骨臼前捻角が大きいことが報告されている[7]。そのため，主観的では

あるものの，両腸骨翼の距離と両大転子の距離を比較し，両腸骨翼の距離が小さい症例では寛骨臼の前捻が強いと推測できる（図1）。

▶大腿骨の前捻

Craig testにて大腿骨前捻を推測することが可能である。Craig testは被検者を腹臥位での膝関節屈曲90°とし，検者は検査側大転子を触知したまま股関節を内旋させる。内旋に伴い大転子が最も表層に張り出した際の股関節内旋角度が大腿骨前捻角と一致する（図2a）。また，股関節内・外旋角度の全回旋可動域に左右差がない症例に対しては，内旋・外旋可動域の偏りを評価することも大腿骨前捻角を推測する有用な方法である（図2b）。大腿骨前捻角が大きい場合では，股関節内旋可動域は過剰となり，外旋可動域が低下する[8]。

図1 寛骨臼前捻の評価

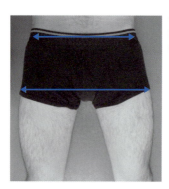

両腸骨翼の距離と両大転子の距離を比較し，両腸骨翼の距離が著明に小さい症例では寛骨臼の前捻が強いと推測できる。

図2 大腿骨前捻角の評価方法

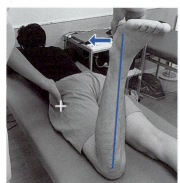 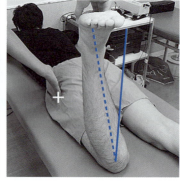

腹臥位での膝関節屈曲90°から内旋し大転子が最も表層に張り出した際の股関節内旋角度が大腿骨前捻角と一致する。

a Craig test

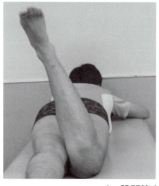 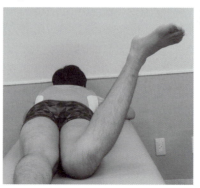

大腿骨前捻角が大きい場合では，股関節内旋可動域は外旋可動域よりも大きくなる。

b 股関節内・外旋可動域の偏り

▶股関節前方関節包の弛緩性

腸骨大腿靱帯を含めた前方関節包の弛緩性を評価する方法として，hip dial testがある。hip dial testは被検者を仰臥位にて足関節を自動背屈させ，検者は大腿遠位部を把持し下肢を外旋させる。下肢全体の外旋可動域の健患差やend feelを比較する。前方関節包の弛緩性を有する症例では外旋可動性が過大となりend feelも柔らかくなる（図3a）。また，安静仰臥位での股関節の外旋角度を観察することでも前方関節包の弛緩性を推察することができる（図3b）。その際に，膝蓋骨の向きを指標にして観察すると下腿の外旋ではなく，股関節の外旋の程度を評価することが可能となる。

▶関節唇損傷によるsuction effectの低下

関節唇損傷による関節不安定性の評価として，筆者らは股関節内圧が低くなる股関節屈曲位にて検査側下肢に対して長軸方向に牽引ストレスを加え，股関節の「抜ける」感覚や疼痛などの症状の有無を評価している（図4）。その際，健側・患側ともに評価し，症状および牽引した際のend feelを比較する。

図3　前方関節包の弛緩

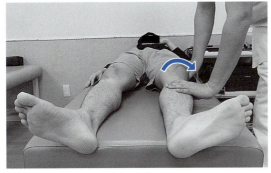 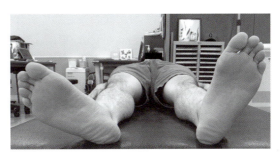

　　　a　hip dial test　　　　　　　　　　　　　b　安静仰臥位姿勢の観察

a：足関節自動背屈位のまま下肢を外旋させ，外旋可動域の健患差やend feelを比較する。
b：前方関節包の弛緩があれば，安静仰臥位にて股関節が過外旋する。膝蓋骨の向きを指標にして観察すると下腿の外旋ではなく，股関節の外旋の程度を評価することが可能となる。

図4　股関節の牽引ストレステスト

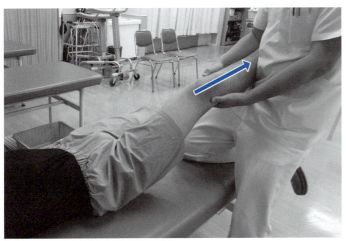

股関節屈曲位にて長軸方向に牽引ストレスを加え，股関節の「抜ける」感覚や疼痛などの症状の有無を評価する。

機能的要因を抽出するための評価

臨床場面において股関節不安定性が問題となるのは，日本整形外科学会の変形性股関節症(以下，股関節症)の病期分類における前〜初期の骨棘形成が少なく，関節包の肥厚が生じていない患者に多い印象がある．ここでの機能的要因とは股関節内の力学的不均衡を招く要因と定義し，これに焦点を当てた評価を行う．本項では荷重時における前額面，矢状面における関節不安定性を招く要因を抽出する評価について解説する．

▶前額面での股関節不安定性

●Trendelenburg徴候とDuchenne徴候の解釈

荷重位において関節安定性が高いという状態は，大腿骨頭が関節窩に対して求心位を保つことができていることを意味する．前額面における片脚立位において，股関節外転筋による関節モーメントを生み出すことが困難な場合では，荷重側骨盤が挙上するTrendelenburg徴候や下制するDuchenne徴候が生じる．股関節外転トルクの不足以外の要因として，Trendelenburg徴候は股関節外転可動域制限[9]，足圧中心の外方化[10]と関連し，Duchenne徴候は股関節内転可動域制限[11]，足圧中心の内方化[10]と関連することが報告されている．

股関節の安定性に着目すると，この2つの跛行は対称的な影響を及ぼす．Trendelenburg徴候は股関節内転位での荷重となり，寛骨臼側の荷重面積が減少し大腿骨頭の外方への剪断力が生じやすくなる(図5a)．一方，Duchenne徴候は股関節中間位もしくは外転位での荷重となるため，寛骨臼の荷重面積は比較的維持されている(図5b)．この2つの跛行の前額面における関節安定性

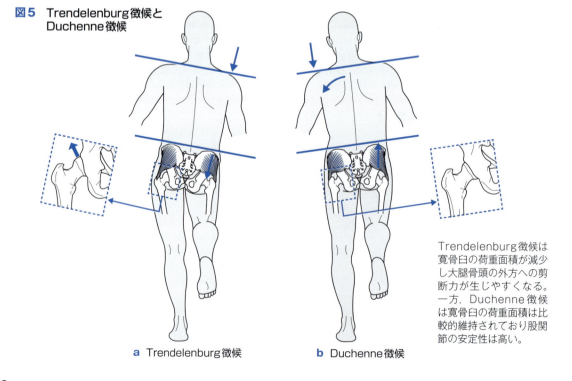

図5 Trendelenburg徴候とDuchenne徴候

a Trendelenburg徴候　　b Duchenne徴候

Trendelenburg徴候は寛骨臼の荷重面積が減少し大腿骨頭の外方への剪断力が生じやすくなる．一方，Duchenne徴候は寛骨臼の荷重面積は比較的維持されており股関節の安定性は高い．

を比較するとDuchenne徴候に比べてTrendelenburg徴候のほうが関節不安定性を招きやすい跛行といえる。

● アライメントの評価

2つの跛行のタイプを判別する評価法として，Fujitaら[12]は，片脚立位での側方骨盤傾斜を評価するTrendelenburg testを推奨している。方法としては，片脚立位を下肢挙上90°で体幹の側方傾斜を伴わずに支持側骨盤を下制できるかどうかを評価する（図6）。体幹の側方傾斜をさせずに患側骨盤を挙上するこのテストでは，股関節外転筋のより強い収縮が要求されるため，通常の片脚立位よりも難易度は高いといえる。支持側骨盤が挙上してしまう場合や体幹の支持側への傾斜を伴う場合を陽性と判断する。支持側骨盤が挙上する場合を支持側骨盤挙上タイプ，体幹の支持側への傾斜を伴う場合を支持側骨盤下制タイプに分類する。

図6 Trendelenburg test

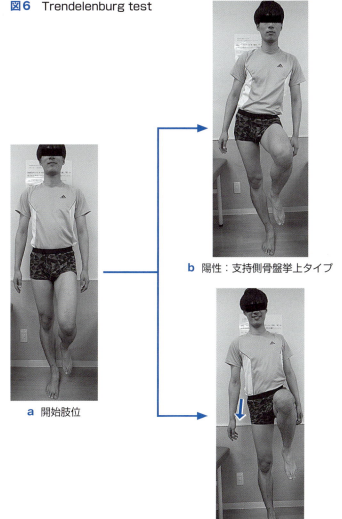
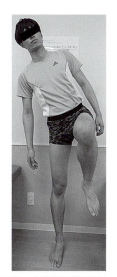

a 開始肢位
b 陽性：支持側骨盤挙上タイプ
c 陽性：支持側骨盤下制タイプ
d 陰性

上前腸骨棘をランドマークとして骨盤の側方傾斜を評価する。支持側骨盤が挙上してしまう症例，体幹の支持側への傾斜を伴う症例を陽性と判断する。前額面だけでなく水平面における回旋も観察する。

前述のように，股関節不安定性に着目すると支持側骨盤挙上タイプが問題となる。また，臨床的には骨盤の側方傾斜に伴い，骨盤の水平面上での回旋も生じるため支持側骨盤の前方もしくは後方回旋の有無を評価する。支持側骨盤の前方回旋は股関節の相対的な伸展・外旋位となり股関節の被覆度が低下し不安定となる。一方で後方回旋は股関節の相対的な屈曲・内旋位となり股関節の被覆度を高め安定性が増す。

　臨床的によく遭遇する症例を例に挙げて解説する。右片脚立位に伴い右寛骨の挙上・右回旋が生じる場合を考える。右寛骨の挙上・右回旋する動作戦略は寛骨臼の前額面での荷重面積は減少するが，水平面ではそれを補うように荷重面積が増大する。アライメントで着目すべきは筋機能である。右寛骨の挙上・右回旋で生じている相対的な右股関節屈曲・内転・内旋位は，股関節後方筋群（大殿筋上部線維，中殿筋後部線維，梨状筋など）が伸張位となるため筋出力が発揮しにくい肢位といえる。この相対的な股関節屈曲・内転・内旋位による股関節周囲筋の出力不足により，Trendelenburg徴候がより生じやすくなる。中殿筋などの萎縮により股関節外転モーメントを生み出す能力が低いにもかかわらず，アライメント異常のため関節モーメントの産生がより困難となる負の連鎖が生じることが問題である。

　このように骨盤の側方傾斜および回旋の程度を評価することで関節適合性だけでなく，股関節周囲筋の筋長変化による筋出力を推測することができる。臨床場面では筋出力の問題に対するアプローチが重要となるため，動作分析から筋出力の程度を推測することは理学療法の展開をスムーズにすることができる。

●股関節外転筋の評価

　関節不安定性を有する寛骨臼形成不全股では中殿筋の著明な筋萎縮とモーメントアームの減少が生じることが報告されている[13]。中殿筋のうち特に後部線維が関節求心力を生み出すことが報告されている[14]。股関節外転運動において，股関節外旋位では中殿筋の活動が低下し腸腰筋の活動が高まることが報告されている[15]。また，臨床場面においてTrendelenburg徴候を有する症例では患側骨盤を下制した肢位での中殿筋の筋力が低下していることを経験する。そのため，股関節外転の自動運動にて患側骨盤を下制させた肢位での外転筋力を評価することが重要である。これらのように，股関節および骨盤を適切な肢位に調整し筋力を評価する必要がある（図7a）。

　また，中殿筋だけでなく小殿筋も歩行においては重要である。股関節外転筋のうち作用ベクトルを考えると小殿筋は大腿骨頭を関節窩に押し付ける方向に作用する[14]。さらに，小殿筋は片脚立位での筋活動が中殿筋よりも高いことが報告されている[16]。しかし，小殿筋は股関節症では筋萎縮が生じやすく脂肪変性も重度となることが報告されている[17]。これらのことから，小殿筋は股関節の安定性に寄与するものの，機能低下が生じやすい筋であるといえる。そのため小殿筋の機能を評価することは重要である。小殿筋は股関節屈曲位での内旋運動にて収縮することが報告されている[18]。小殿筋の機能評価は股関節内旋の自動運動にて評価する。小殿筋は筋断面積が比較的小さい筋であるため，筋力

を評価するというよりも自動運動の拙劣さや筋収縮-弛緩のスムーズさを観察することで小殿筋の筋機能を評価する(図7b)。

● 股関節以外からの影響

　他部位から影響される股関節の力学的不均衡の影響を考える。臨床的に片側の股関節疾患患者において上半身重心が健側に変位している症例をよく経験する。これは患側下肢への荷重を避けるように，身体重心を健側に寄せる動作戦略によるものと筆者は考えている。このように上半身重心が健側に変位した症例での患側下肢での荷重において，股関節中心から重心線までの距離が長くなる(モーメントアーム長が大きくなる)ため，股関節に生じる内転方向の外部モーメントが大きくなり，それに相応する股関節外転筋による外転方向の関節モーメントがより必要となる(図8)。そのため，上半身重心が健側に変位した症例では，Trendelenburg徴候が生じやすくなる。上半身重心の変位の評価として座位での側方リーチにおける胸椎の側屈可動性を健側と患側で比較する(図

図7 股関節外転筋の機能評価

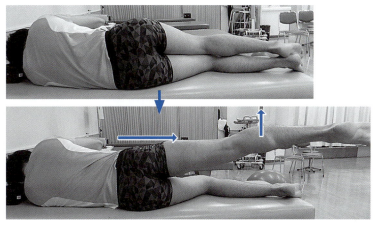

a 中殿筋後部

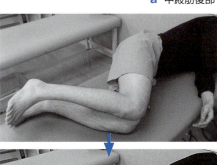

b 小殿筋

a：患側骨盤を下制したままの股関節外転筋力を評価する。
b：股関節内旋運動の拙劣さや筋収縮-弛緩のスムーズさを観察する。

図8 上半身重心の健側変位による股関節外転筋モーメントへの影響

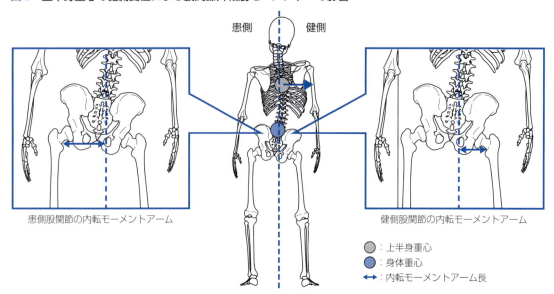

上半身重心が健側に変位した場合での荷重では，股関節中心から重心線までの距離が長くなるため，股関節に生じる内転モーメントが大きくなり，それに相応する股関節外転筋による外転モーメントがより必要となる。

図9 前額面における上半身重心の変位に対する評価

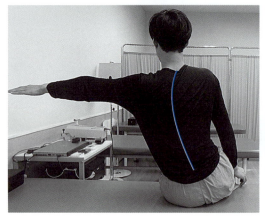

a 患側へのリーチ　　　　　　　　b 健側へのリーチ

座位での側方リーチにおける胸椎の側屈可動性を健側と患側で比較する。患側へのリーチにおいて患側凸の胸椎側屈可動域が減少している症例は多い。上半身重心が健側に変位した症例では，Trendelenburg徴候が生じやすくなる。

9)。患側へのリーチにおいて患側凸の胸椎側屈可動域が減少している症例は多い。また，Trendelenburg徴候は足圧中心の外方および後方化が関与するため[10]，足関節の背屈可動域制限および距骨下関節の回内可動域制限の有無も確認する必要がある。

▶矢状面での関節不安定性
●股関節中心と重心線の関係

矢状面における静止立位では，重心線はほぼ股関節中心を通過する[19]。その

ため，静止立位を保つことにおいては股関節周囲筋の筋活動は最小限で済むと同時に，股関節に対する矢状面における剪断力は小さくなる。しかし，なんらかの原因により重心線が股関節中心の後方に位置すると，股関節屈筋群の関節モーメントは増大し[20]，同時に股関節伸展位に強制されるため大腿骨頭の前方剪断力は増大する[21]。

また，矢状面の股関節の適合性を考えると，骨盤が前傾すると大腿骨頭に対する寛骨臼の被覆度は増大し，骨盤が後傾すると被覆度は低下する。そのため，矢状面での骨盤の傾斜に着目すると骨盤後傾位での荷重は股関節不安定性につながると考えられる。しかし，建内[22]は，骨盤と大腿骨の相対的位置関係だけでなく重心線に対する股関節中心の位置を評価することの重要性を述べている。そのため，骨盤の前後傾という矢状面上の傾斜だけでなく，重心線に対する股関節中心の位置を観察することが重要である。

具体的に，骨盤後傾を呈する2つの姿勢を例に考える。骨盤の後傾角度は両姿勢とも等しいと仮定する。1つ目は膝関節過伸展で胸椎が屈曲し後方に変位したいわゆるスウェイバックの姿勢，2つ目は脊椎の生理的弯曲が減少したフラットバックの姿勢である（図10）。両姿勢とも骨盤は後傾し大腿骨頭の骨性の被覆度は低下していると想定されるが，股関節にかかる前方剪断力は異なる。スウェイバックでは股関節中心が重心線の前方に離れて位置するため，股関節の前方剪断力が増大する。一方，フラットバックでは股関節中心と重心線の距

図10　姿勢の違いにおける股関節前方剪断力の比較

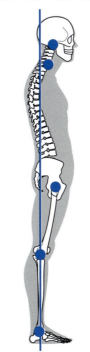 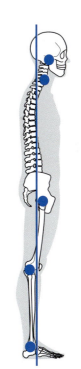

　　a　スウェイバック　　　　　　b　フラットバック

両姿勢の骨盤後傾角度は等しいと仮定する。スウェイバックでは股関節中心が重心線の前方に離れて位置するため股関節の前方剪断力が増大する。一方，フラットバックでは股関節中心と重心線の距離がスウェイバックより近いため股関節の前方剪断力はスウェイバックに比べて小さいことが推測できる。

離がスウェイバックより近いため股関節の前方剪断力はスウェイバックに比べ小さいことが推測できる。このように骨盤の矢状面での傾斜のみで股関節安定性を評価することは不十分である。重要なことは，重心線に対する股関節中心の位置を観察することであり，さらに股関節中心が前方に変位している要因を推測することが必要となる。

● アライメントの評価

股関節中心の位置をおおよそ体表の大転子の位置と捉えてアライメントを観察する。片脚立位において，耳介から床に下ろした垂線が大転子上を通過するかを評価する片脚立位テストにて矢状面のアライメントを評価する（図11）。耳介からの垂線が大転子上を通過する場合を陰性，大転子よりも後方を通過する場合を陽性と判断する。耳介から下ろした床との垂線が大転子よりも後方を通過する際には，大腿骨頭が寛骨臼に対して前方剪断力が働きやすいと推察す

図11　片脚立位テスト

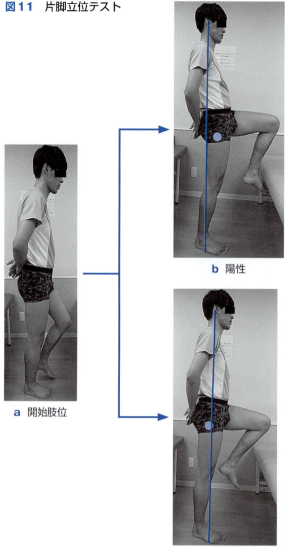

a 開始肢位
b 陽性
c 陰性

立位において耳介から下ろした床との垂線が大転子上を通過するかを観察し，垂線が大転子上を通過する場合を陰性，大転子よりも後方を通過する場合を陽性と判断する。垂線が大転子よりも後方を通過する際には，大腿骨頭が寛骨臼に対して前方剪断力が働いていると推察する。

股関節の不安定性

る。また，挙上側下肢の股関節屈曲角度を変化させることで，テストの難易度にバリエーションをつけて患者の能力に合わせて肢位を選択する（図12）。陽性の場合では，股関節中心の前方化（股関節伸展筋の関節モーメントの減少，腸腰筋の遠心性収縮の機能低下）および上半身重心の後方化（胸椎の後弯）に問題があると仮説を立てて評価する。

●股関節中心の前方化

股関節中心の前方化が生じている場合では，股関節伸展筋の筋出力が低下している場合や腸腰筋の遠心性収縮の機能が低下していると推察できる。

股関節伸展筋の筋出力の低下に対しては，大殿筋とその協同筋の筋活動の優位性を評価する。方法として，腹臥位での股関節伸展運動に伴い大殿筋よりもハムストリングおよび腰部脊柱起立筋の活動が優位となっていないかどうかを評価する（図13a）。具体的には，腹臥位での股関節伸展運動を膝屈曲位および伸展位で行い，その際の腰部脊柱起立筋およびハムストリングに対する大殿筋の収縮の順序や収縮の強さを評価する。腰部脊柱起立筋に対して大殿筋の筋出力が不良な場合では，膝屈曲位での股関節伸展運動にて腰椎過前弯および骨盤の過前傾が生じたり，腰部脊柱起立筋の収縮が大殿筋よりも早期に生じたりする。また，ハムストリングに対して大殿筋の筋出力が不良な場合では，膝伸展位での股関節伸展運動にて膝関節の屈曲運動が伴うことや，ハムストリングの収縮が大殿筋よりも早期に生じることがある（図13b）。特に，大殿筋の活動が低下した場合では，股関節伸展運動に伴い大腿骨頭の前方変位が生じることが報告されている[23]。大殿筋の筋出力が低下している場合では，ハムストリングおよび腰部脊柱起立筋の活動を抑制し大殿筋の出力を高めることが必要となる。

図12　片脚立位テストの難易度の設定

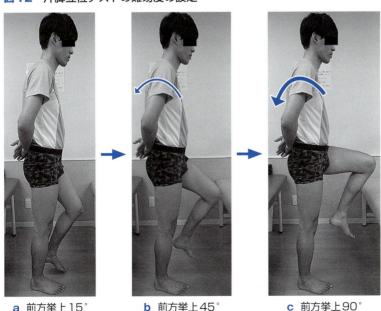

a　前方挙上15°　　b　前方挙上45°　　c　前方挙上90°

挙上側下肢を前方に挙上することで上半身重心が後方化する。それを相殺するために骨盤が前方に変位することで，耳介から下ろした垂線が大転子の後方を通過しやすくなる。患者の能力に合わせて，片脚立位の肢位を選択する必要がある。

図13 大殿筋の優位性の評価

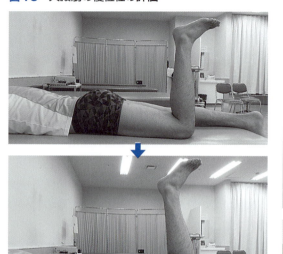
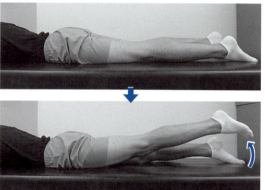

a 大殿筋の腰部脊柱起立筋に対する優位性の評価　　b 大殿筋のハムストリングに対する優位性の評価

また，腸腰筋の遠心性収縮の機能低下に対しては，フォームローラー上での座位姿勢から体幹を後方に傾斜させ，腰椎および骨盤の中間位を保持できるか評価する（図14）。この際，腸骨筋・大腰筋ともに良好な遠心性収縮が発揮できれば腰椎および骨盤の中間位を保持できる。体幹の後方傾斜に伴い腰椎および骨盤中間位を保持できない場合を陽性と判断する。フォームローラー上での座位姿勢は，股関節屈曲可動域制限が重度でなければ評価可能である。屈曲可動域制限が重度であれば，座面を高くした座位にて股関節屈曲角度を小さくすることで同様に評価することが可能となる。

● 上半身重心の後方化

上半身重心の後方化に対しては，四つ這い位での脊柱の屈曲・伸展運動を行う「cat and dog」にて評価する。上半身重心が後方化する代表的な姿勢であるスウェイバックでは胸椎の屈曲が増大することが報告されている[24]。そのため，特に胸椎の伸展可動性を評価する。スウェイバックでは胸椎の伸展可動性を代償するために腰椎の過伸展が生じることや，胸椎に先行して腰椎の伸展運動が早期から生じることが臨床上よく観察される（図15）。cat and dogで胸椎の伸展可動性低下が認められれば，上半身重心の後方化の原因となるため，胸椎伸展可動域の拡大を図る。

股関節不安定性の治療

ここでは前述の前額面および矢状面における関節不安定性を招く機能的要因に対するアプローチ方法を解説する。

図14 腸腰筋遠心性収縮の評価

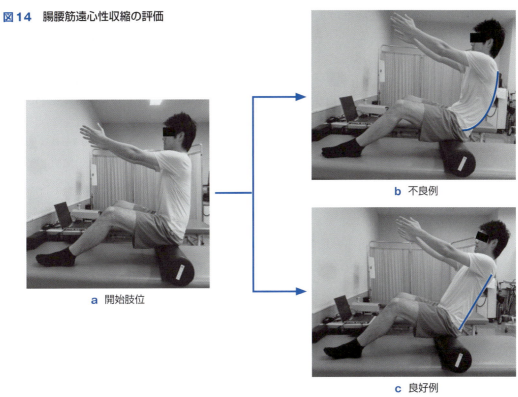

a 開始肢位
b 不良例
c 良好例

フォームローラー上での座位姿勢から体幹を後方に傾斜させ，腰椎および骨盤の中間位を保持できるかを評価する。体幹の後方傾斜に伴い体幹後傾が制御できない場合や，腰椎，骨盤の中間位を保持できない場合を陽性と判断する

図15 胸椎の伸展可動性の観察

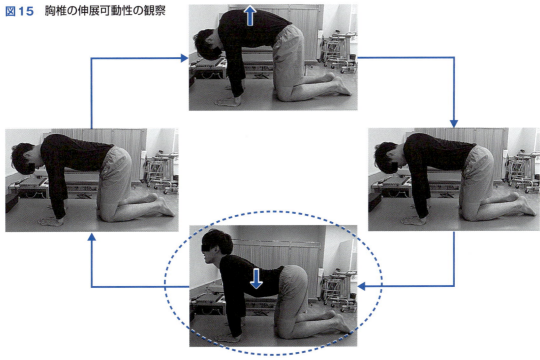

脊椎の伸展運動時に胸椎と腰椎の伸展可動性の違いを観察する。スウェイバック例では胸椎の伸展可動性が低下し，それを代償し腰椎の過伸展が生じることや，胸椎に先行して腰椎の伸展運動が早期から生じることが臨床上よく観察される。

➤前額面における股関節不安定性
●筋機能改善

　股関節外転筋のうち中殿筋後部線維，小殿筋の機能改善を行う。中殿筋の筋力強化として頻用されている側臥位でのhip abductionは，運動側骨盤を下制位とし，股関節内旋位で行う。この際，股関節内転位での中殿筋の収縮は寛骨臼外側の接触応力が上昇し外転位では減少するため[25]，股関節軽度外転位にて行う（**図16a**）。小殿筋は股関節屈曲位での内旋運動を行う（**図16b**）。また，これらの筋は荷重位での筋収縮が求められるため患側荷重位での健側下肢外転運動を行う（**図16c**）。この際，患側下肢の足圧中心を内方化させることでTrendelenburg徴候の原因となる足圧中心の外方化に対する修正も併せて行う。

●上半身重心の患側への誘導

　端座位での患側殿部への荷重に合わせて健側への側屈・回旋運動を行い，患側胸椎椎間関節の可動性を改善させる（**図17**）。この際，非側屈・回旋側の坐骨に体重を残しておくことで，対象部位の伸張感がより高まる。

➤矢状面における股関節不安定性
●股関節中心の前方化の改善

　大殿筋の促通として，側臥位での開排運動（hip clam）を行う。股関節の屈曲角度の変化で大殿筋の上部線維，下部線維に分けてトレーニングする。上部線維は股関節屈曲角度が増えるにつれて外旋作用が減弱するのに対して，下部線維は股関節屈曲角度が増えても外旋作用は比較的保たれている[26]。そのため，上部線維は股関節屈曲角度を小さくした肢位で実施し，下部線維は股関節屈曲角度を大きくした肢位で行う（**図18**）。

　腸腰筋は立位・歩行中は遠心性収縮が求められるため，遠心性収縮を促すようなトレーニングを選択すべきである。具体的な方法として，評価時の開始肢位と同様にフォームローラー上で座位姿勢をとってから，腰椎および骨盤を中間位に保持したまま体幹後方傾斜運動を行う。この際に，両上肢の運動を段階的に変化させ難易度を調整する（**図19**）。この方法が可能になれば，歩行や立位の状態を想定した股関節屈伸中間位でのトレーニングを追加する。具体的な方法として，膝立ち位にて頭部，胸椎，骨盤を中間位に保持したまま体幹後方傾斜運動を行う（**図20**）。骨盤が前方に変位する代償動作が生じないように注意する。

●上半身重心の後方化の改善

　胸椎の後弯・後方変位が強い症例では胸椎の伸展可動性改善を促す（**図21**）。胸椎屈伸と回旋運動を組み合わせ，吸気で伸展，呼気で屈曲させる。胸椎の伸展可動性が改善されたら側臥位から四つ這い位へ移行する。

　また，頭部前方変位は胸椎の後弯を招くため，胸椎の伸展可動性を促すために，頭部前方変位の改善は重要となる。頭部前方変位に対しては，後頭下筋群の柔軟性改善を図るとともに，上位頸椎の屈曲可動性を改善させる（**図22**）。

図16 股関節外転筋の機能改善

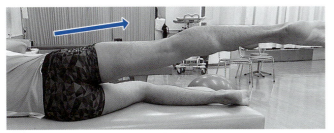

a 中殿筋

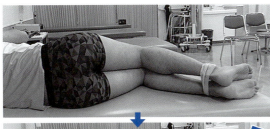

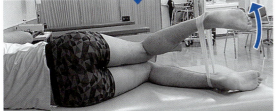

b 小殿筋

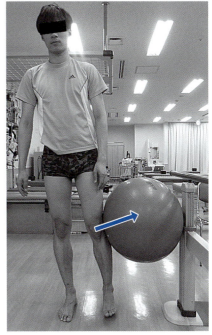

c 荷重位での股関節外転筋の促通

図17 上半身重心の患側への誘導

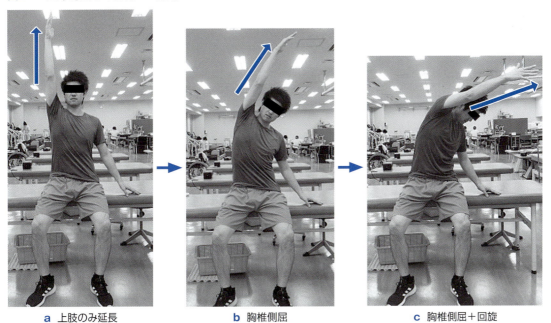

a 上肢のみ延長　　b 胸椎側屈　　c 胸椎側屈＋回旋

端座位での患側殿部への荷重に合わせて健側への側屈・回旋運動を行う．この際，非側屈・回旋側の坐骨に体重を残しておくことで，対象部位の伸張感がより高まる．

図18 大殿筋の機能改善

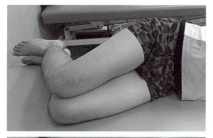
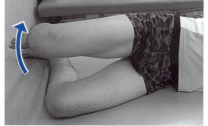

a 大殿筋上部線維

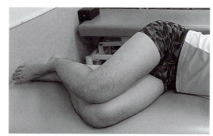
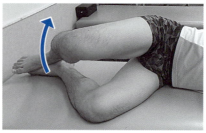

b 大殿筋下部線維

上部線維は股関節屈曲角度を小さくした肢位で，下部線維は股関節屈曲角度を大きくした肢位での「hip clam」を行う。

図19 腸腰筋の遠心性収縮トレーニング

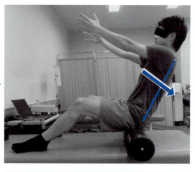
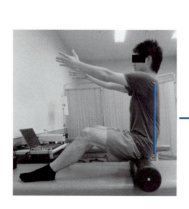
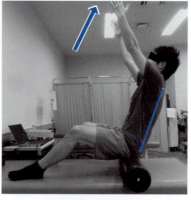
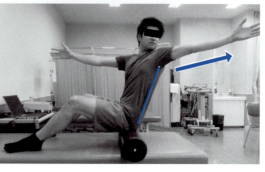

小

難易度

大

フォームローラー上での座位姿勢から体幹後方傾斜運動を行う。この際に，両上肢の運動を段階的に変化させ難易度を調整する。

股関節の不安定性

図20 股関節屈伸中間位での腸腰筋の遠心性収縮トレーニング

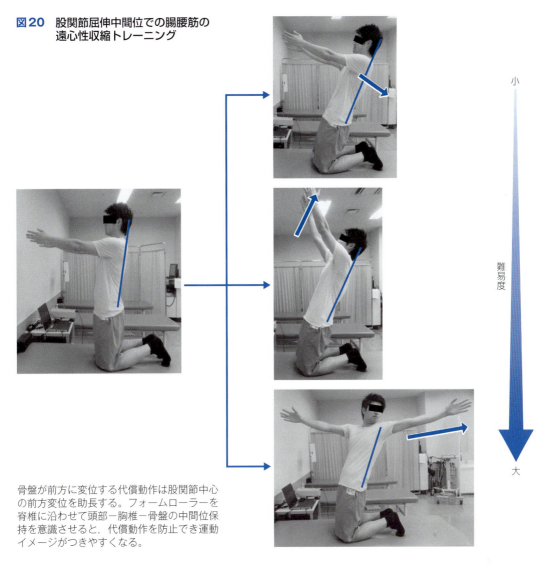

骨盤が前方に変位する代償動作は股関節中心の前方変位を助長する。フォームローラーを脊椎に沿わせて頭部－胸椎－骨盤の中間位保持を意識させると，代償動作を防止でき運動イメージがつきやすくなる。

図21 胸椎の伸展可動性の改善

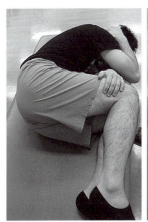 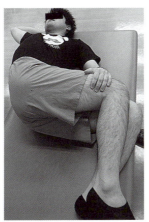 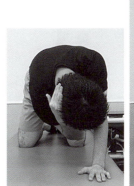 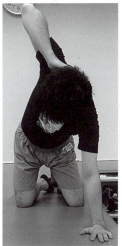

a 側臥位　　　　　　　　　　　　b 四つ這い位

胸椎伸展に伴い回旋も組み合わせる。呼吸に合わせて胸椎を屈伸し，吸気で伸展，呼気で屈曲させる。段階的に側臥位から四つ這い位へ移行する。

図22 頭部前方変位に対するアプローチ

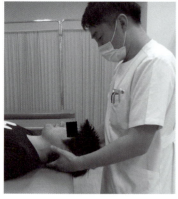
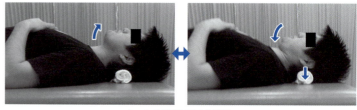

a 後頭下筋群の柔軟性改善　　b 上位頸椎の屈曲運動

文献

1) Buller LT, et al：Relationship between proximal femoral and acetabular alignment in normal hip joints using 3-dimentional computed tomography. Am J Sports Med, 40(2)：367-375, 2012.
2) 星野裕信, ほか：寛骨臼形成不全における曲率と回転中心の検討. 中部整災誌, 58(5)：1017-1018, 2015.
3) Bedi A, et al：Capsular management during hip arthroscopy：from femoroacetabular impingement to instability. Arthroscopy, 27(12)：1720-1731, 2011.
4) Smith MV, et al：Effect of acetabular labrum tears on hip stability and labral strain in a joint compression model. Am J sports Med, 39：103S-110S, 2011.
5) Crawford MJ, et al：The 2007 Frank Stinchfield Award. The biomechanics of the hip labrum and the stability of the hip. Clin Orthop Relat Res, 465：16-22, 2007.
6) Myers CA, et al：Role of the acetabular labrum and the iliofemoral ligament in hip stability：an in vitro biplane fluoroscopy study. Am J Sports Med, 39：85S-91S, 2011.
7) 久米田秀光, ほか：成人臼蓋形成不全股の骨盤形態の特徴-Inward wing CT像について. 臨整外, 21(1)：67-75, 1986.
8) Cibuka MT：Determination and significance of femoral neck anteversion. Phys Ther, 84(6)：550-558, 2004.
9) 木村祐介, ほか：変形性股関節症における骨盤側方傾斜となる要因の検討. Hip Joint, 40：276S-278S, 2014.
10) Crosbie J, et al：Scapulohumeral rhythm and associated spinal motion. Clin Biomech (Bristol, Avon), 23(2)：184-192, 2007.
11) 熊谷匡晃, ほか：股関節内転制限および外転筋力がデュシャンヌ跛行に及ぼす影響について. 理学療法ジャーナル, 49(1)：87-91, 2015.
12) Fujita K, et al：Quantitative analysis of the Trendelenburg test and invention of a modified method. J Orthop Sci, 22(1)：81-88, 2017.
13) Liu R, et al：Changes of gluteus medius muscle in the adult patients with unilateral developmental dysplasia of the hip. BMC Musculoskelet Disord, 13：101, 2012.
14) Gottschalk F, et al：The functional anatomy of tensor fasciae latae and gluteus medius and minimus. J Anat, 166：179-189, 1989.
15) Philippon MJ, et al：Rehabilitation exercise progression for the gluteus medius muscle with consideration for iliopsoas tendinitis：an in vivo electromyography study. Am J Sports Med, 39(8)：1777-1785, 2011.
16) Kumagai M, et al：Functional evaluation of hip abductor muscle with use magnetic resonance imaging. J Orthop Res, 15(6)：883-893, 1997.
17) Zacharias A, et al：Hip abductor muscle volume in hip osteoarthritis and matched controls. Osteoarthritis cartilage, 24(10)：1727-1735, 2016.
18) Beck M, et al：The anatomy and function of the gluteus minimus muscle. J Bone Joint Surg Br, 82(3)：358-363, 2000.
19) Steffen JS, et al：3D postural balance with regard to gravity line：an evaluation in the transversal plane on 93 patients and 23 asymptomatic volunteers. Eur Spine J, 19(5)：760-767, 2010.
20) Lewis CL, et al：Effect of Posture on Hip Angles and Moments during Gait. Man Ther, 20(1)：176-182, 2015.
21) Lewis CL, et al：Effect of hip angle on anterior hip joint force during gait. Gait Posture, 32(4)：603-607, 2010.
22) 建内宏重：運動学(2)股関節の機能解剖と臨床応用. PTジャーナル, 46 (5)：451-460, 2012.
23) Lewis CL, et al：Anterior hip joint force increases with hip extension, decreased gluteal force, or decreased iliopsoas force. J Biomech, 40(16)：3725-3731, 2007.
24) Harrison DE, et al：Lumbar coupling during lateral translations of the thoracic cage relative to a fixed pelvis. Clin Biomech (Bristol, Avon), 14(10)：704-709, 1999.
25) 金井 章：筋骨格コンピュータモデルを用いた運動時の股関節ストレスの検討. 理学療法学, 33(4)：223-225, 2006.
26) Delp SL, et al：Variation of rotation moment arms with hip flexion. J Biomech, 32(5)：493-501, 1999.

| Ⅲ | 機能障害別マネジメント | A | 局所を中心とした評価と理学療法
－障害の主要因をどのように評価し，どのような理学療法を行うか－ |

4 股関節の筋機能不全

Abstract
■ 正常な股関節は，深い臼蓋と骨頭周囲の靱帯，股関節周囲筋により安定している。しかし，筋力低下は関節の不安定化をもたらし，その結果，さまざまな動作障害を引き起こす。

■ 股関節の筋機能不全を解決するためには，適切な評価が求められる。

■ 実際の治療では，全身的視点から筋緊張の連鎖や収縮様式，表層筋と深層筋の関係など協調的な運動を組み入れたプログラムの立案が重要である。

はじめに

　股関節は下肢と下肢帯をつなぐ関節であり，荷重関節として重要な役割を果たしている。形態学的特徴としては，股関節を屈曲するため，臼蓋が前方に開き大腿骨頭部は前捻している。そのため，大腿骨頭の被覆率は前額面より矢状面では小さくなっている。よって，関節の安定性を補完するため腸骨大腿靱帯，恥骨大腿靱帯，坐骨大腿靱帯，さらに大腿直筋の反回頭によって股関節前面は補強され動きが制限されている。また，股関節周囲には短外旋筋（梨状筋，上・下双子筋，内閉鎖筋，外閉鎖筋，大腿方形筋）や中殿筋，小殿筋がある。これらの筋は大腿骨頭を求心位に保持し，骨盤の安定性の獲得に寄与している。そこで，本項では，まず従来の筋力の評価やそのトレーニング方法についての問題点を整理する。そして，次に股関節筋機能不全改善に向けた具体的な理学療法について解説する。

筋力評価について見直す

▶筋力とは

MMT：
manual muscle testing

HHD：
hand held dynamometer

　一般的に臨床場面で使われている筋力評価としては，MMTやハンドヘルドダイナモメーター（HHD）を用いた方法がある。これらの評価は関節中心を軸に回転する力（関節モーメント）を定量化したものである。筋は筋線維が集まり，筋周膜によって束ねられ筋束となり，さらに，多数の筋束が集まることで一つの筋となっている。筋は末梢になるにつれて細くなり，腱とつながり骨に付着している。よって，関節モーメントが発生するまでには，筋線維レベルでの筋線維張力，筋束レベルでの筋張力，筋レベルでの腱張力，関節を動かすための関節モーメントといった一連のつながりにより発生していることになる。そのため，MMTで得られた結果を理解するうえで，筋張力や腱張力など関連要素についての理解が重要である（図1）。

　特に収縮要素と直列弾性要素の関係はおさえておく必要がある。収縮要素とは筋のことであり，収縮することで張力を発生する。また，直列弾性要素とは腱のことであり，伸張されたエネルギーを蓄積することができる。例えば反動

図1　運動・動作が出現するまでの過程

レベル	筋形状の因子
関節	モーメントアーム 共同筋・拮抗筋の配置
筋	筋横断面積 筋長 筋内の筋束配置
筋束	筋束長 筋束内の筋線維配置
筋線維	筋線維数 筋線維長 筋線維横断面積 筋線維内のサルコメア配列

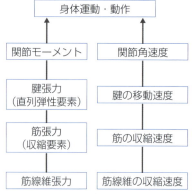

(文献1より一部改変引用)

> **Memo** 関節モーメント(図2)
>
> 　関節モーメントとは，関節中心に作用する回転力のことを意味し，筋張力や腱張力などの力と床反力から生み出されている．床反力とは，床面に足底が接地することで生じた反力のことである．例えば，立位時の各関節に作用する回転力は，床反力(F)と関節中心から床反力ベクトルまで垂線を下ろしたときのレバーアーム長(l)との積により規定される．このように，身体外部から受ける関節モーメントを外部関節モーメントという．しかし，姿勢を保持するためには，この外部関節モーメントと大きさが同じで逆向きの関節モーメントを供給する必要がある．そこで，身体内部の筋張力によりモーメントを作り出し釣り合っている．この筋張力による関節モーメントを内部関節モーメントという．
>
> **図2　関節モーメント**
>
>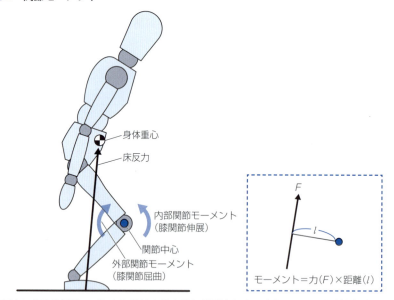
>
> 床反力による外部モーメントに釣り合うように筋張力による内部モーメントが発揮される．
>
> (文献2より一部改変引用)

をつけないジャンプ動作と反動をつけたジャンプ動作では，後者のほうがより高く跳躍することができる。これは，膝関節を急速に屈曲させることで，膝伸展筋を伸張させ，腱の直列弾性要素のエネルギーを増大させ強い力を発揮している。このことは，力の発生源は筋張力だけではなく，腱張力も関与していることを示している。

▶従来の筋力トレーニング方法の問題点

　従来の一般的な筋力トレーニングは，重錘負荷やエラスティックバンドを用いた単関節運動を中心に行われてきた。これらの方法を用いて筋力トレーニングを行うことで，筋力は改善することを誰もが経験する。しかし，一定の筋力まで改善したにもかかわらず，片脚立位保持の困難や，歩行時のTrendelenburg徴候やDuchenne現象といった跛行が改善しないなど，動作時における下肢帯や体幹の不安定性が残存する症例を経験することも少なくない。このことは，単関節運動を用いた筋力トレーニングだけでは不十分であることを示している。つまり，下肢周径やMMTの評価で筋肥大や筋力グレードの改善が得られたとしても，実際の動作中に筋力が十分発揮できるとは限らないということである。

EMG：
electromyogram

　これに関連した表面筋電図（EMG）を用いた研究を紹介する。変形性股関節症（以下，股関節症）患者を対象に股関節外転筋の筋力強化を単関節運動と多関節運動で行い，その後，片脚立位時の筋活動（大殿筋，中殿筋，大腿筋膜張筋）を比較すると，単関節運動群では筋活動量に変化を認めないが，多関節運動群では筋活動量が増大したこと[3]が報告されている。また，別の剛体バネモデルを用いた研究では，健常者を対象に，片脚立位姿勢における外転筋の筋張力を推定したところ，中殿筋，大殿筋，小殿筋の筋張力発揮の比率は，それぞれ46％，32％，22％であったと[4]報告されている。これは，片脚立位保持は，中殿筋単独の働きではなく外転筋群の筋出力のバランスが重要であることを示している。これらの研究報告から，従来のエラスティックバンドなどを用いた単関節運動中心の筋力強化だけでは，動作パフォーマンスを再獲得するには不十分であるといえる。

　また，近年においては，クリニカルパスの導入で入院期間の短縮が加速し，理学療法においても早期の機能回復が求められている。手術治療後の股関節外転筋力は術後10日〜4週程度で術前の筋力まで回復するとされている[5-7]。しかし，実際には歩行を獲得しても跛行が残存したまま退院する症例が少なくない。そこで，われわれ理学療法士には，従来行われてきた量的側面の筋力トレーニングに加え，運動様式や収縮様式，また，活動している筋線維タイプや筋出力のバランスなど質的側面の筋力トレーニングを実践し，短期間に動作パフォーマンスの向上を獲得させる治療戦略が求められている。

▶従来の筋力評価方法の問題点

　臨床場面における筋力評価の方法は，前述したようにMMTやHHDを用いたものが多く，これらは等尺性収縮での筋力評価である．さらに，動かしている関節は一つであることから単関節運動においての関節モーメントを評価していることになる．しかし，実際の動作場面を考えると，動作が成立するまでには，まず筋収縮が生じ，それに伴い関節運動が起き，さらに，複数の関節が同時に作用することで身体動作が発現する．つまり，動作場面における筋の収縮様式は等張性収縮で，動かす関節は2つ以上の多関節運動である場合が多い．

　例えば，立ち上がり動作においては，まず足関節，膝関節，股関節で各筋の筋収縮が生じ，その結果，足関節背屈，膝関節伸展，股関節伸展運動が起きる．このように実際の動作においては，多関節で運動が同時に起き，動作が得られるわけであり，従来の単関節運動における筋力評価だけでは不十分である．また，着座動作においては，膝関節伸展筋の遠心性収縮による筋力発揮が必要となる．しかし，MMTは等尺性収縮での筋力評価であり，実際の動作場面に必要とされる収縮様式と異なることがわかる（図3）．

　さらに，健常者に比べ股関節症例においては，中殿筋のtypeⅡ線維の割合が低下していることが報告[8]されており，筋線維タイプの組成比率に差があることも示されている．このように疾患や加齢変化などにより各筋の筋線維タイプの変化も出現するため，筋の持久能や瞬発能にも変化が生じると考えられる（表1）．

　以上のことから，従来の量的な筋力評価だけではなく，単関節運動と多関節運動といった運動様式の違いや，収縮様式の違い，さらには疾患特異的な筋の組織学的変化も考慮した評価が必要である．

図3　日常生活動作の階層性

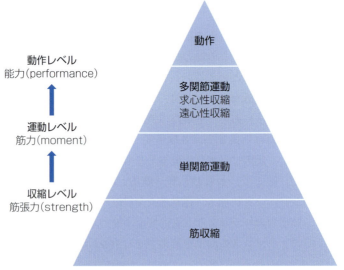

筋収縮により筋張力が発生し，筋張力により関節運動が生じる．その後，多関節下での運動が制御されることで動作となる．

（文献9より一部改変引用）

> **Memo** 筋線維タイプの特徴（**表1**）
> 筋線維タイプは収縮速度の遅いtypeⅠ筋線維と収縮速度の速いtypeⅡ筋線維に大別される。

表1　筋線維タイプの特徴

筋線維	typeⅠ	typeⅡA	typeⅡB
運動単位	S型	FR型	FF型
収縮速度	遅い	速い	速い
発揮張力	低い	高い	高い
持久力	高い	中間	低い
運動ニューロンサイズ	小さい	中等度	大きい
発火頻度	低い	高い	高い
伝導速度	遅い	速い	速い

▶従来の筋緊張評価方法の問題点

　筋緊張とは安静時における筋の緊張状態のことであり，その評価方法は他動的に動かしたときの抵抗感の強さやその質，さらには実際に触ったときの感触で表されている。一般的には，筋緊張の亢進は錐体路障害や錐体外路障害など上位運動ニューロン由来であり，筋緊張の低下は下位運動ニューロンや小脳障害によるものととらえられる。一方，運動器疾患における筋緊張亢進は，主に痛みや恐怖心，アライメント異常などによって引き起こされる姿勢保持や動作時の全身的な過剰筋活動である場合が少なくない。そのため，従来行われてきた筋緊張検査は局所的な単関節レベルでの評価であり，実際の全身的な多関節レベルでの筋緊張にどの程度反映されているのか不明である。したがって，従来の単関節レベルで動かしたときの評価に加え，実際の動作・姿勢レベルでの評価を実践していく必要性がある。

　運動器疾患において筋緊張が高くなっているという状態は，二関節筋の過剰な活動や拮抗筋の防御性収縮，不良姿勢による筋の過活動などである。例えば，股関節症例の臥位姿勢は，患側膝蓋骨が健側に比べ床面より高くなっていることがある。これは，股関節屈筋の短縮か，屈筋の筋活動が高くなっている可能性を示唆する。このような異常な筋活動や，疼痛による筋緊張の亢進などが動作，姿勢へ悪影響を及ぼしている。したがって，筋緊張の評価とは多関節下での筋活動の推定を意味しており，異常な筋活動により動作・姿勢の制御ができていない状況を評価する必要がある。

　座位・立位姿勢制御の視点から筋緊張をとらえるためには，支持基底面と身体重心の関係性，それに伴う筋活動の変化をみる必要があり，クラインフォーゲルバッハの概念は有用である。例えば，股関節症例の片脚立位姿勢は，体幹を支持脚方向へ傾け，身体重心を股関節中心近くに変位させ外転モーメントを減少させようとする。これは，外転筋力が低下しているため，支持基底面内の中心に身体重心線を近づけ片脚立位を得ようとしている。このように，支持基底面と身体重心の位置関係，それに伴う筋活動をみる必要がある。

以上より，筋緊張の評価としては，単関節レベルで他動的に動かしたときの抵抗感を評価するだけでなく，実際の姿勢保持や動作時における筋収縮の状況を隣接関節まで含めて全身的に把握していく必要がある。

> **Memo** クラインフォーゲルバッハの概念[10]（図4）
>
> 　身体運動を行うには，可動性が要求される部分と固定性が要求される部分がある。運動の広がりは末梢から始まって中枢に広がるが，この運動の広がりを制御するための平衡反応は3つある。
> 　①counter activity：目的動作に伴って生じる運動の広がりを，その運動の拮抗する筋の筋緊張を高めて制御
> 　②counter weight：目的動作に伴って生じる運動に対して，身体の一部を逆方向へ移動させることで制御
> 　③counter movement：目的動作に伴って生じる運動の広がりと逆の運動の広がりを起こす別の運動を同時に行うことで制御
>
> **図4　バランスを取るための3つの制御**
>
>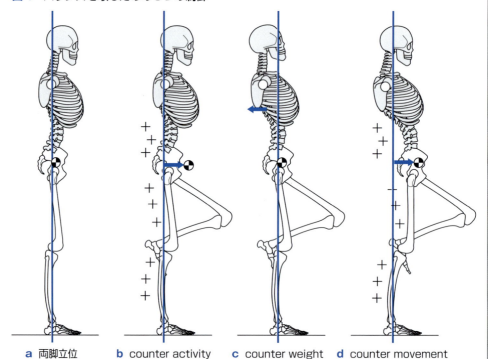
>
> 　　a 両脚立位　　b counter activity　　c counter weight　　d counter movement
>
> ＋は，筋緊張が高くなっていることを示している。また，青矢印は，身体重心の移動により引き起こされている反応を示している。
> aは身体重心線が，耳垂，肩峰，大転子，膝関節前面，外果の前方を通っており，理想的筋緊張の状態である。bは左下肢を挙上することで身体重心が前方に移動する。この運動の広がりを体幹伸展筋や右下肢背面の筋緊張を高めて制御する。cは左下肢の挙上により，下半身重心が前方へ移動しようとするのを，体幹を伸展させることで上半身重心を後方へ変位させ力学的に釣り合うように制御している。dは左下肢を挙上することで骨盤が後傾する。この運動の広がりを対側股関節の伸展運動で制御しようとするため，筋緊張が高くなる。
>
> （文献2より一部改変引用）

筋の質的機能とその評価

▶筋機能の３要素[11]

　筋機能の３要素には，①強さの要素，②時間の要素，③空間の要素がある。

　①強さの要素としては，筋力と筋パワーがある。筋力とは，関節モーメントのことであり，MMT，HHDなどの評価がこれに該当する。単位はkgmやNmで表される。一方で，筋パワーとは素早い動きのなかで強い力を発揮する能力のことであり，瞬発力と同義である。筋パワーは，関節モーメントと関節角速度（deg/s）の積で求めることができる。筋力や筋パワーに影響を及ぼす要因としては，筋の組織形態・構造的要因（筋線維径の太さ，筋線維数，筋線維タイプ）や神経系の要因（運動単位）などがある。

　②時間の要素としては，反応時間がある。反応時間とは光などの反応刺激に対して主動筋の筋収縮が生じ，関節運動の開始，関節モーメントの発生までに生じる時間の遅延のことである。この時間の要素には，前運動時間，運動時間がある。前運動時間とは刺激から筋活動が開始するまでの時間であり，運動時間は，筋活動が発現し関節運動が開始するまでのことをいう。前運動時間は，運動肢位，パターン，運動プログラミング，中枢の覚醒レベルなど中枢課程での処理が反映すると考えられており，運動時間は，収縮過程における収縮要素，直列弾性要素など主に末梢レベルでの要因を反映していると考えられている。

　③空間の要素としては，筋出力バランスがある。姫野は剛体バネモデルによる股関節骨頭合力推定に関する研究にて，片脚立位姿勢における外転筋群の筋張力は，骨盤の前傾角度が変化すると外転筋群の筋張力比率が異なることを示している[4]。このことは，アライメントが変化することでそれぞれの筋出力のバランスに変化をもたらしていることを示しており，従来の筋力評価では力の大きさについては評価可能であるが，筋出力のバランスまでを評価することは困難である。

　このように，筋機能は３つの要素からなり，これらの要素が円滑に機能することによって身体パフォーマンスが向上すると考えられている。

▶股関節表層筋と深層筋

　これまで股関節疾患における股関節外転筋力の研究としては，表層筋である中殿筋に着目したものが多かった。そのため，股関節外転筋の機能不全による代表例として，Trendelenburg徴候やDuchenne徴候による跛行は中殿筋の筋力低下がその主たる原因としてとらえられてきた。しかし，骨頭を求心位に保持し股関節を安定させるためには，股関節深層筋も重要な役割を担っている。そこでわれわれは，深層筋のなかでも小殿筋の重要性について着目し研究を行ってきた。先行研究[12]において外転筋力の筋出力比率は中殿筋：小殿筋：大腿筋膜張筋で，それぞれ4：1：1との報告がある。この数値をみる限りでは小殿筋の外転筋力に対する寄与率は低いようにみえる。しかし，小殿筋は，中殿筋の深層に位置し，外転筋群の総断面積の約20％を占めている。さらに，解剖学的に外転筋群をみてみると，小殿筋は大腿骨頸部と平行に走行しており，

筋作用をベクトルで表すと求心位方向に向いている（図5）[13]。そのため小殿筋は，関節の支持や関節運動を誘導する重要な働きがあると考えられる。また，Kumagaiら[14]は，MRIを使用して健常者を対象に片脚立位5分後の小殿筋，中殿筋の輝度変化を調べた結果，中殿筋よりも小殿筋の輝度が高くなったと報告している。さらに，われわれはワイヤ電極を用いて健常者を対象に片脚立位時の股関節外転筋の筋活動を計測した結果，小殿筋が中殿筋や大腿筋膜張筋の筋活動に比べ有意に高くなる結果を示した[15]（図6）。これらのことより，股関節外転筋機能不全に対しては，小殿筋の働きも重要であり，表層筋と深層筋の両者の評価が必要である。

▶筋の質的評価

本項ではEMGを用いた評価方法について解説する。EMG解析には，主として積分筋電図解析と周波数パワースペクトル解析がある。積分筋電図解析は，筋活動の総仕事量を定量化したものであり量的評価とよばれている。一方，周波数パワースペクトル解析は，活動している筋線維タイプを評価することが可能であり質的評価とよばれている。なお，本項では複数筋の筋活動量バランスも質的評価して取り扱う。

加藤[16]によると股関節症例は健常者の歩行に比べ，中殿筋の働くタイミングや動員されている筋線維タイプが異なるとし，筋線維タイプを考慮した筋力トレーニングの必要性を示唆している。筋線維組成比率を推定する方法として周波数パワースペクトル解析がある。その代表的な方法として，高速フーリエ変換（FFT）が広く知られている。EMGは約10〜500Hz程度までの干渉波形として記録されたものであり，FFTではこの干渉波形をさまざまな周波数の波に

FFT：
fast Fourier transform

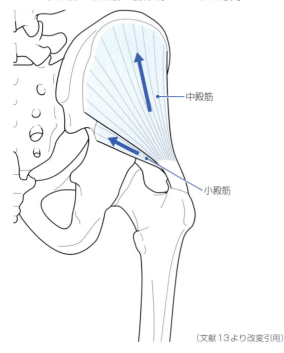

図5 小殿筋・中殿筋の筋作用のベクトル方向

（文献13より改変引用）

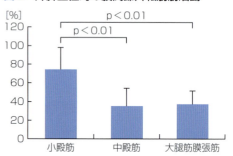

図6 片脚立位時の股関節外転筋筋活動

健常者の片脚立位姿勢の保持において，最も活動量が高値を示したのは小殿筋で，次に大腿筋膜張筋と中殿筋の順であった。このように股関節深層筋の活動は骨盤の水平位保持に重要な働きをしていることがわかる。

（文献15より引用）

股関節の筋機能不全

MPF:
mean power
frequency

分解し，その周波数パワー分布を調べるものである。FFTで得られた平均周波数（MPF）は，typeⅠ線維を支配する運動単位の活動が多いと低下するとされており[17]，低周波帯成分はtypeⅠ線維を，高周波帯成分はtypeⅡ線維の活動を主に反映しているとされている。しかし，FFTでは筋活動波形の定常性が解析の前提条件であり，筋活動波形が非定常な動作時の解析を行うことには向いていない。そこで，加藤[13]は非定常な筋活動波形の解析に威力を発揮するwavelet変換を用いて，動作時の筋の質的評価が可能であることを報告している。

> **Memo** **wavelet周波数解析[16]**
>
> 周波数解析の1つで，その特徴は①非定常波形の解析に威力を発揮すること，②フーリエ変換では失ってしまう時間領域の情報を残しながら周波数解析ができることである。歩行時など動作時における筋電図波形から平均周波数や中間周波数などを算出し，活動している筋線維タイプや筋疲労などに関しての評価が可能である。

多関節運動連鎖における筋機能特性

OKC:
open kinetic chain

CKC:
closed kinetic
chain

▶開放運動連鎖（OKC）と閉鎖運動連鎖（CKC）[11]

運動連鎖（kinetic chain）とは，一つの関節で運動が起きると，隣接関節へその運動の影響が波及するという概念である。例えば，骨盤が前傾すると腰椎は前弯し，股関節は屈曲，内旋，膝関節は伸展，外反，外旋，足部は回内する。逆に，骨盤が後傾すると，腰椎は後弯し，股関節は伸展，外旋，膝関節は屈曲，内反，内旋，足部は回外する。このように骨盤アライメントの変化により，上下方向へ運動の連鎖が波及する。Steindler[18]によると，四肢の遠位端の関節の動きが自由に動く場合を開放運動連鎖（OKC），遠位端が固定されていた場合を閉鎖運動連鎖（CKC）と定義している。例を挙げると，座位での膝関節伸展運動やSLRなどはOKC，スクワット動作などはCKCに相当する。

SLR:
straight leg raising

OKCとCKCの違いは，単関節運動か多関節運動の違いであるととらえられやすい。しかし，ヒールアップや足部を壁に押しつけてのマッスルセッティングは遠位が固定されているにもかかわらず単関節運動である。また，歩行時の遊脚相の下肢や投球動作などは遠位固定がないが多関節運動である。このように，CKC，OKCそれぞれにおいて単関節運動，多関節運動があるために，必要な動作が何であるか整理しておくことが重要である。

▶OKC-CKCでの筋活動の特徴

OKCとCKCにおける筋活動は，単関節筋と多関節筋で異なった活動を示す。市橋[19]によると，OKC（椅子座位での膝伸展）における内側広筋と大腿直筋の筋活動は膝関節角度が増大するに伴い，筋活動量が減少し，それぞれの活動量に差はない。しかし，CKC（レッグプレス）においては膝関節角度が増大するに伴い，OKC以上に減少し，内側広筋は大腿直筋よりも常に大きい筋活動量を認めたことを報告している。また，河村[20]は，CKC（レッグプレス）におい

111

て20%MVC以下の力を出すときには，大腿直筋の筋活動を認めないことを報告している。このように，主動筋が単関節筋か多関節筋かで異なる活動を示している。また，動筋と拮抗筋の関係においては，OKCにおいては動筋が働き，CKCでは動筋だけでなく拮抗筋の活動も認める。スクワット動作などのCKCにおいては，膝関節が伸展するに伴い拮抗筋であるハムストリングは活動量が増すことがわかっている。このように，多関節運動では動筋と拮抗筋が共同して運動制御を行っていることがわかる。

　また，OKCとCKCでは筋の起始と停止が逆転する。解剖学的には筋収縮が起きたときに固定されているほうを起始部，筋の付着部で移動するほうを停止部と定義されている。しかし，OKCでは近位の体節が固定され遠位の体節が動くのに対し，CKCでは遠位の体節が固定され，近位の体節が動くという特徴がある。そのためOKCとCKCでは同じ関節運動でも動作レベルでの意義は異なる。例として，歩行動作時の初期接地から荷重応答期における前脛骨筋の活動について説明する。前脛骨筋は脛骨と足部を近づける運動を引き起こす。この運動において，OKCの場合，脛骨に対して足部が近づく運動となる。しかし，CKCの場合，遠位である足部は荷重位のため床面に固定されることで，脛骨は床面に対して垂直位になる動きとなる。これは完全伸展位で接地した膝関節を，脛骨を前方へ傾斜させることで膝関節の屈曲運動を誘導する重要な働きである。

実際の臨床応用に向けてのポイント

▶股関節深層筋の活動を考慮した筋力トレーニング

　股関節深層筋のトレーニングについてはいくつかの報告がある。本項では小殿筋の活動に着目した筋力トレーニングについて述べる。

　股関節外転筋の筋線維走行は，中殿筋前部線維，中部線維は水平面に対しほぼ垂直に走行しており，小殿筋と中殿筋後部線維は大腿骨頸部と平行に走行している。そのため，従来一般的に行われてきた中殿筋に着目したトレーニングでは，寛骨臼の荷重部に対し骨頭を押し付けるため，力学的ストレスが荷重部に集中するおそれがある。しかし，小殿筋の筋線維走行は股関節求心位方向へ向いているため，寛骨臼全面で力を受けることができる。そのため荷重部へのストレスを軽減させた筋力強化ができる可能性があり，選択的な小殿筋のトレーニングが重要であると考える。

　小殿筋の等尺性収縮における筋力トレーニングに関して，股関節伸展10°と外転20°での低負荷運動で小殿筋の収縮率が高くなり，股関節伸展位，外転位のどちらかでトレーニングを行うことがよいとされている[21]。また，われわれのワイヤ電極を用いた研究では，股関節外転0°に比べ外転20°で小殿筋の筋活動が高くなる[7]ことを明らかにしている（**図7**）。これらの報告からすれば，股関節外転位にすることで小殿筋の活動を優位にしたトレーニングが可能になると考える。ただし，日常生活では等尺性収縮より等張性収縮での筋力発揮が求められることが多い。そこで，OKCでの等張性外転運動時の筋活動について

も検討を行った。その結果，中殿筋よりも小殿筋の筋活動量が高かった（図8）。また，負荷量においては，中殿筋の筋活動を最も抑えた最大随意筋力の20％でのトレーニングがよいと考える[22]（表2）。

次に臥位で行うCKCのトレーニング方法としては，下肢の押し出し運動[23]などがある。この方法は，理学療法士が患肢の踵骨を把持して中枢方向へ抵抗を加え，患者は下肢を長軸方向に押し出すように力を加える。このときには患側の骨盤を下制させることで股関節が相対的外転位になるトレーニング方法である。

また，われわれが臨床で行っているCKCトレーニングとしては，患側下肢

図7 等尺性収縮における小殿筋の筋活動特性

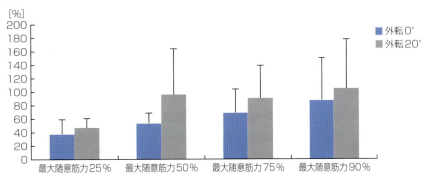

股関節外転0°，20°の肢位において，異なる収縮強度で等尺性収縮をした際の小殿筋の筋活動特性を示す。

図8 等張性外転運動時の実際の波形

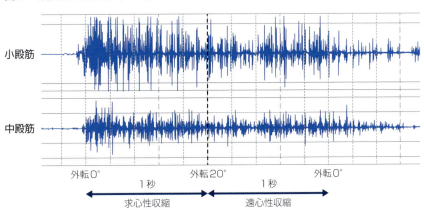

等張性外転運動時の筋電図波形を示す。求心性収縮，遠心性収縮ともに中殿筋より小殿筋の筋活動のほうが高い。

IEMG：
integrated electromyogram

表2 各負荷量における％IEMG

負荷量	小殿筋	中殿筋
最大随意筋力20％	40.9±15.2	33.4±16.7*
最大随意筋力40％	49.0±19.8	41.4±13.9
最大随意筋力60％	54.2±27.8*	42.9±15.7†‡

＊：$p<0.05$ vs 小殿筋最大随意筋力20％
†：$p<0.05$ vs 中殿筋最大随意筋力20％
‡：$p<0.05$ vs 小殿筋最大随意筋力60％

支持で片脚立位姿勢を保持し，対側下肢を外転位にするという方法である．ワイヤ電極を用いて実際に筋活動を記録すると，片脚立位をするだけでも小殿筋の活動は得られることが確認されている．さらに，対側下肢を外転位にすることでより高い筋放電が認められた（図9）．この理由として対側下肢を外転すると支持側股関節は外転位になるため，小殿筋の筋活動が高まったと考えられる．以上のことから，片脚立位後に，対側下肢をゆっくりと外転させる方法が小殿筋トレーニングとして有効であると考える．

▶筋の収縮様式を考慮した筋力トレーニング

筋の収縮様式は等尺性収縮と等張性収縮に大別される．さらに等張性収縮は求心性収縮と遠心性収縮に分類される．特に歩行など日常生活活動では等張性収縮での筋活動が主であり，等張性収縮でも求心性収縮と遠心性収縮の両収縮における筋力発揮が求められる．

例えば歩行においては，初期接地から荷重応答期にかけて，前額面上では骨盤が遊脚側へ約5°傾斜する．このときの股関節外転筋は，遠心性収縮における筋力発揮が求められる．また，矢状面上では膝関節において，荷重応答期から立脚中期にかけて20°程度屈曲するため，このときも膝伸展筋は遠心性収縮における筋力発揮が求められる．このように遠心性収縮で筋力発揮することで

図9 左片脚立位時の小殿筋筋活動

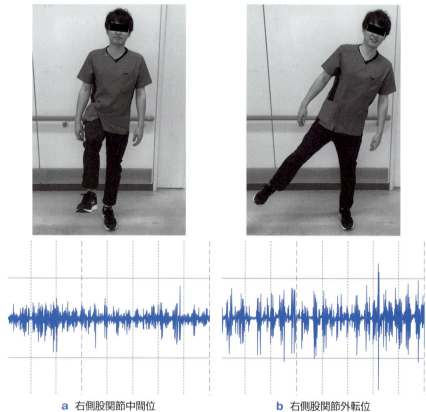

a 右側股関節中間位　　　　　　　　b 右側股関節外転位

片脚立位姿勢を保持しているときの小殿筋筋活動を示す．左片脚立位で，右側股関節を外転位にするとより小殿筋の筋活動が高くなる．

衝撃吸収ができ，より安定した動作へと結びつく。そこで，筆者らは遠心性収縮を意識した筋力トレーニングを臨床では取り入れている。

具体的方法としては，まず，OKCでの遠心性収縮の方法を紹介する。枕などを両膝に入れた側臥位となる。そして，上側下肢を外転位で保持し，その後外転位から中間位へとゆっくりと下肢を降ろしていく。人工股関節全置換術（THA）後は自重だけでも負荷量が多くなってしまうため，自動介助での運動を推奨する。逆に自重での負荷だけでは不十分な場合は，重錘などを用いて負荷量を上げるようにする。次に，関節温存手術後におけるCKCでの遠心性収縮の方法を紹介する。高さ20cm程度の台の上で立位となる。そして，健側下肢をゆっくりと台から降ろしていく。このとき，患側下肢は徐々に内転位となるため外転筋は遠心性収縮となる。さらに，膝関節においても徐々に屈曲位となるため膝伸展筋の遠心収縮での筋力発揮のトレーニングとしても有効である。注意点としては，手術後6〜8週での筋力トレーニングを行う際は，軟部組織の連続性は修復されているが組織強度としてはまだ不十分であるため，疼痛への配慮が挙げられる（図10，11）。

THA：
total hip arthroplasty

図10 遠心性収縮を意識したOKCでの外転運動

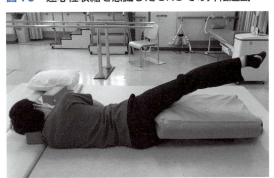 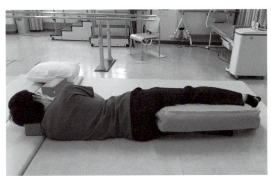

図11 遠心性収縮を意識したCKCでの外転運動

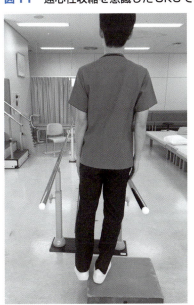 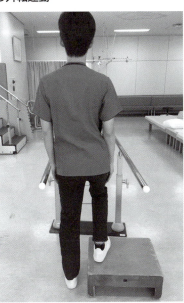

20cm程度の段差に患側だけで立ち，健側をゆっくりと降ろしていく。疼痛などがあり不安定となる場合は，手摺など把持して実施するとよい。
THAの場合，術側股関節が内転位となるため禁忌である。

▶筋緊張の連鎖を考慮した動作練習

足立[24]によると歩行動作などCKCの状態で足部周囲の筋緊張が高まると大腿直筋，大腿筋膜張筋，内側ハムストリングの筋緊張が高まることを報告しており，その影響が顕著化するのは主に二関節筋であると述べている。このように四肢遠位の筋緊張が高まることで，近位の関節まで筋緊張が波及することが示唆されている。

股関節症例においては，外転筋力を発揮する動作では，大きなモーメントを発揮しやすい二関節筋へ過剰に依存しており，この過剰な筋活動は歩行時にも認められ，筋の収縮リズムを破綻させるといわれている。実際，臨床場面では大腿筋膜張筋に圧痛を認める場合を経験することは多く，過剰な筋活動が疼痛を引き起こしているのではないかと考えられる。よって，立脚中期以降の足関節での床の蹴り出し（プッシュオフ）が強くなりすぎないように意識することで足関節周囲の過度な筋活動を抑制し，大腿筋膜張筋の過度な筋緊張を緩和することが可能になると考える。

具体的な方法としては，まず徒手的に足関節を背屈させ，下腿三頭筋のストレッチングを行い，足関節の柔軟性を向上させる。その後，踵をやや高くし，なるべく下腿三頭筋に力を入れないように意識し，プッシュオフ練習を行うようにする（図12）。

図12　実際の動作練習

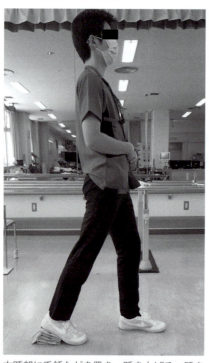

右踵部に重錘などを置き，踵を上げる。踵を上げることで，床反力ベクトルと足関節中心の距離が短くなる。それに伴い足関節外部モーメントが減少するため，下腿三頭筋の筋活動を低減させることができる。

文献

1) 川上泰雄：骨格筋の形状と機能. 骨格筋－運動による機能と形態の変化－（山田茂, ほか 編著）, p2, NAP, 1997.

2) 斎藤秀之, ほか編：筋緊張に挑む-筋緊張を深く理解し, 治療技術をアップする！. p32-47, 文光堂, 2015.

3) 今田 健, ほか：変形性股関節症における単関節, 多関節運動を重視したエクササイズが関節可動域, 筋力, 片脚立位及び歩行に与える影響. 理学療法科学, 23(4)：521-527, 2008.

4) 姫野信吉：剛体バネモデルによる股関節骨頭合力の推定について. 関節の外科, 18：1-6, 1991.

5) 島添裕史, ほか：人工股関節全置換術後早期の股関節外転筋筋力の推移. 理学療法学, 32(7)：423-428, 2005.

6) 塚越 累, ほか：人工股関節全置換術後における股関節・膝関節周囲筋の筋力推移の比較－膝関節伸展筋力の回復は遅延する－. 理学療法学, 36(2)：41-48, 2009.

7) 室伏祐介, ほか：変形性股関節症に対する理学療法. 高知県理学療法, 19：15-23, 2012.

8) Sîrca A, et al：Selective type㈪ fibre muscular atrophy in patients with osteoarthritis of the hip. J Neurol Sci, 44(2-3)：149-159, 1980.

9) 井原秀俊, ほか：多関節運動連鎖からみた変形性関節症の保存療法－刷新的理学療法－. p26-47, 全日本病院出版会, 2008.

10) Klein-Vogelbach S, ほか：クライン・フォーゲルバッハのリハビリテーション-機能的運動療法-基礎編, 丸善出版, 2009.

11) 加藤 浩：多関節運動連鎖からみた身体運動制御と筋機能評価－変形性股関節症に対する刷新的な評価と治療戦略－. J Clin Phys Ther, 13：17-26, 2010.

12) Inman VT：Functional aspects of the abductor muscles of the hip. J. Bone Joint Surg Am, 29(3)：607-619, 1947.

13) Gottschalk F, et al：The functional anatomy of tensor fasciae latae and gluteus medius and minimus. J Anat, 166：179-189, 1989.

14) Kumagai M, at al：Functional evaluation of hip abductor muscles with use of magnetic resonance imaging. J Orthop Res, 15(6)：888-893, 1997.

15) 室伏祐介, ほか：ワイヤ電極による股関節外転筋の比較 外転20°, 片脚立位, 歩行において. Hip Joint, 39(Supple)：235-237, 2013.

16) 加藤 浩, ほか：歩行解析における股関節中殿筋の質的評価の試み －wavelet変換による動的周波数解析－. 理学療法学, 26(5)：179-186, 1999.

17) Wretling ML, at al：EMG：a non-invasive method for determination of fibre type proportion. Acta Physiol Scand, 131(4)：627-628, 1987.

18) Steindler A：Kinesiology of the human body under normal and pathological conditions, ed5, Charles C Thomas, Springfield(Illinois), 1955.

19) 市橋則明, ほか：脚伸展動作と膝伸展動作の運動学的分析－Closed Kinetic ChainとOpen Kinetic Chainの違い－. 理学療法学, 24(6)：341-346, 1997.

20) 河村顕治：大腿直筋におけるCKCサイレント現象. 日臨バイオメカニクス学会誌, 28：375-379, 2007.

21) 平尾利行, ほか：股関節深層筋トレーニングに関する検討－超音波画像診断装置を用いて－. Hip joint, 35：62-65. 2009.

22) 室伏祐介, ほか：等張性収縮における小臀筋筋活動と中臀筋筋活動の比較－ワイヤ電極を用いて－. 理学療法科学, 31(4)：597-600, 2016.

23) 川口泰彦, ほか：下肢押し出し訓練を応用したTHA後早期のリハビリテーション. 臨床整形外科, 52(3)：239-244, 2017.

24) 足立直之, ほか：足部の筋緊張が多関節運動連鎖により下肢近位筋・体幹筋群に及ぼす影響. 理学療法学, 34(suppl 2)：493, 2007.

| Ⅲ | 機能障害別マネジメント | A | 局所を中心とした評価と理学療法
−障害の主要因をどのように評価し，どのような理学療法を行うか− |

5 高齢者における股関節疾患の評価

Abstract

■ 高齢者における股関節機能障害の評価は，股関節機能のみの評価では不十分であり，胸郭や骨盤機能の評価と下肢機能評価から，他の関節の機能障害が股関節にどのような力学的問題を生じさせているかを考慮する必要がある。

■ 股関節機能には，日常生活でのさまざまな力学的要因が影響を及ぼしている。姿勢や日常生活動作など高齢者の身体特性や活動性，精神心理的要因や地域社会との関係性などさまざまな要因を評価することが股関節機能の維持，改善に重要である。

はじめに

　　高齢者における関節の痛みや転倒などのロコモティブシンドロームの予防は，高齢社会の到来ともに非常に重要な課題としてとらえられている。平成28年度国民生活基礎調査[1]によると，要支援者となった要因の第1位に関節疾患が挙げられており，関節疾患により要介護者に至ることも考慮すると，高齢者の関節疾患に対する理学療法は，今後ますます重要になるといえる。高齢者の関節疾患は変性疾患ととらえられるが，そこには関節にかかる力学的要因がおおいに関係しており，機能障害の力学的要因を探ることは，高齢者のみならず若年者の関節疾患やスポーツ傷害の予防につながる部分もあり非常に重要である。さらに，高齢社会に伴い核家族化や人口の都市集中などによる地域の過疎化，人口減の影響などにより，地方では限界集落が増え，介護する人手が不足するなど，高齢者の生活環境はますます厳しくなってきている。高齢者は身体機能が低下すると，生活をするうえで必要な基本的動作が困難となる。そして日常生活で必要な動作によるメカニカルストレスが，身体機能を上回るとさらに高齢者の身体機能に悪影響を及ぼす。これらを考慮し，股関節機能のみならず，心理社会的要因まで含めた包括的な介入が必要である。

基本的知識

▶股関節の形状と発達

　　股関節は寛骨と大腿骨で形成される球関節(ball and socket joint)であり，形態的には安定している関節である。大腿骨頭を臼蓋が覆い，suction機能とsealing機能により安定しており[2]，骨盤や胸郭，上肢，頸部や頭部の質量を支持することに適した機能を有している。また，立ち上がり動作や歩行動作など移動に必要な力を発揮するための十分な筋力と可動性があり，安定性と可動性という相反する機能を有した関節である。さまざまな動作において必要十分な関節トルクを発揮できる機能を有しており，立ち上がりや歩行などの移動動作だけでなく姿勢制御やバランス機能にも大きな役割を果たしている。こうした形状は，新生児〜乳幼児期にかけて寝返り，四つ這い，膝立ち，立ち上がり，

歩行と徐々に発育するにしたがい，荷重されることが重要な情報源となって骨形態が形成され，それに伴って靱帯や筋などの構造が発達していく過程から得られたものである。股関節の関節包靱帯や骨梁は，荷重することによって形状を変え，「安定性」と「可動性」という相反する機能を有するのに適した形態へと変化し，頸体角や前捻角，臼蓋の形状も適宜形成されていくことになる（図1）。このように骨形態は，静力学的応力あるいは機能によって決定される。荷重することによって股関節にかかる垂直方向の力を横方向へ分散できるように骨梁が発達し（ゴシック様構造），メカニカルストレスに対応できる構造となる。機能のみが，骨組織あるいは他のいかなる組織も含め，その形態を決定する要素である[4]。

▶股関節の関節包靱帯について

股関節には腸骨大腿靱帯，坐骨大腿靱帯，恥骨大腿靱帯があり，臼蓋における大腿骨頭の安定性に大きく貢献している（図2）。股関節は，その形状から安定した関節といわれるが，臼蓋や骨頭にはさまざまな力学的負荷が生じており，特に臼蓋は前上方の軟骨が厚い形状になっていることから，荷重はこの部分に集中している。このため，骨盤が後傾していると臼蓋大腿関節での大腿骨頭の被覆率が低下し，大腿骨頭での支持が不安定となり，関節軟骨や関節包靱帯にかかる負荷は大きくなる。持続的な負荷が長期に及ぶと，腸骨大腿靱帯をはじめとする股関節前方関節包が徐々に弛緩し，股関節前方の一次的支持機構に影響を及ぼす。この静的安定性の低下により，大腿骨頭の運動学的安定性が損な

図1　発育に伴う前捻角と寛骨臼の発達

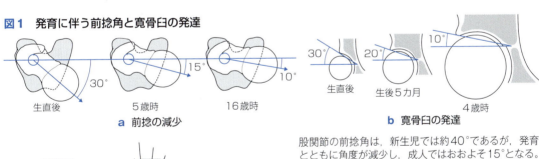

a 前捻の減少　　　　　　　　b 寛骨臼の発達

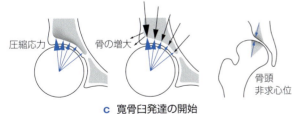

c 寛骨臼発達の開始

股関節の前捻角は，新生児では約40°であるが，発育とともに角度が減少し，成人ではおおよそ15°となる。寛骨臼も荷重が進むにつれて発達し，大腿骨頭を覆うようになり，徐々に安定する。寛骨臼の発達が不十分な場合，臼蓋形成不全となり，股関節はより不安定となり，変形性股関節症を発症するリスクが高くなる（前捻角については，「Ⅰ章-2 股関節の機能解剖とバイオメカニクス」のp14～15も参照）。

（文献3より改変引用）

Memo　関節の一次的安定化と二次的安定化

関節に応力がかかる場合，一次的に関節を支持する組織は靱帯系である。例えば，過度な外部股関節外転モーメントが生じた場合，関節構成体が組織を保護するために内部股関節内転モーメントを発揮しようとする。内部股関節内転モーメントを生じさせる主な組織は筋であるが，股関節に外力が加わってから筋収縮が生じ，最大収縮が生じるまでには一定の時間（タイムラグ）がかかる。その間に，非収縮系組織である靱帯系組織が張力を発揮し，関節の一次的安定化に作用する。このように靱帯は関節の一次的安定化に貢献し，筋は二次的安定化に貢献する。

われ，生理的関節運動が徐々に破綻していく．

▶生理学的関節運動の与える影響について

荷重関節における生理学的関節運動は，変形性股関節症（以下，股関節症）などの変性疾患においては破綻している．股関節においても，股関節を屈曲する際に回旋中心運動軸は円運動の中心となるような動きではなく，大転子が前内方へ移動しながら屈曲動作が生じていることがある．例えば，梨状筋などの股関節深層回旋筋の短縮があると，大腿骨頭を前方へ押し出すような力が作用し，股関節周囲への剪断ストレスとなり関節唇損傷や初期股関節症などへと進行していく可能性がある．こうした生理学的運動から逸脱した関節運動は，それが生理学的許容範囲を超えると関節構成体に過度な力学的負荷がかかり，関節周囲の軟部組織の損傷だけでなく，骨棘を形成し変形を惹起することになる．

川口[5]は，軟骨内において過度なメカニカルストレスの蓄積に抗しきれなくなって軟骨内骨化が起こると推察し，関節辺縁部では過度なメカニカルストレスにより，滑膜や靱帯に接している部位に血管侵入が可能となり，軟骨内骨化が起こり，骨棘が生じるということ，MMPやADAMTSなどのタンパク質分解酵素については，軟骨細胞の肥大化によりこの軟骨細胞から分泌されるタンパク質分解酵素によって軟骨基質を変性させる，と述べている（図3）．また，Murataら[6,7]はラットを用いた研究において，生理学的関節運動の有無が骨棘形成や軟骨の摩耗，ACLの再生に及ぼす影響について検討し，生理的関節運動の獲得は長期間における関節の変形や変性の進行を予防する可能性があることを指摘している．

このように生理学的運動の欠如は，関節運動時のメカニカルストレスが局所に集積，蓄積し，骨棘形成や軟骨摩耗を引き起こす可能性がある．関節のあそびの評価および自動運動の評価を行い，生理学的運動が遂行できるような治療を実践していくことが重要である．

MMP：
matrix metalloproteinase

ADAMTS：
a disintegrin and metalloprotease with thrombospondin motif

図2　股関節の関節包靱帯

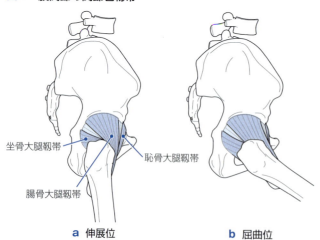

a　伸展位　　b　屈曲位

伸展位（**a**）で腸骨大腿靱帯と恥骨大腿靱帯はらせん状に大腿骨頭を前方から圧迫し，大腿骨頭を安定させる．屈曲位（**b**）で腸骨大腿靱帯と恥骨大腿靱帯は弛緩し，運動性を確保する．

図3　変形性関節症発症・進展の分子メカニズム

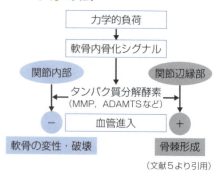

（文献5より引用）

▶生体力学的要因が股関節に与える影響

　生体は重力環境下では常に物理的ストレスを受ける。生体は物理的ストレスに組織適応することで構造的に対応し組織的破綻を防ぎながら活動する手段を機能させてきた。メカニカルストレスは，その増減によって発生や構造維持に大きな変化が起きる[8]。生物組織は予測可能な様式で物理的ストレスに対して明瞭に反応する。順応できる場合は正の反応を示し，できない場合は負の反応を示す。こうした物理的ストレスに対する生体の反応は物理的ストレス理論とよばれる[9]。特異的な生物組織に対する傷害の機序は，①組織に加えられている物理的ストレスの強度，②ストレスが加えられている期間，③組織の特異的特徴の3つに依存する[9]。

　高齢者の場合は，強度はもちろんのこと，物理的ストレスが加えられている期間や加齢に伴う組織の退行変性を考慮しなければならない。成長の過程では，物理的ストレスに対して正の反応により組織適応するが，年齢とともに姿勢習慣や生活習慣，環境的要因や心理的要因などにより物理的ストレスが過剰となり，外力に対してうまく適応することが難しくなる。体組成も変化し，体脂肪率が高くなると，過剰な脂肪は錘となり，それに対応する筋量が確保できなければ身体を支えることができず，身体には大きな負荷となる。骨性支持に頼らなければ身体を支持することができず，その結果，脊椎や関節などに骨の変形が生じ，支持面を確保しようとする(図4)。

　股関節におけるメカニカルストレスをコントロールすることは，進行を予防するうえで非常に重要である。建内[10,11]は，前期～進行期の股関節症において，関節変性の程度と股関節累積負荷と関連することを指摘し，治療場面においては歩行の評価・治療だけでなく日常生活の活動量にまで視野を広げて対応することが重要であると述べている。前額面における累積負荷の増大は，12カ月後には股関節症を進行させるとして，股関節の累積負荷を増大させないことが重要であると述べている。高齢者の身体機能を適切に評価し，日常生活での指導も含めたメカニカルストレスへの対応が必要である(図5)。

図4　メカニカルストレスと関節障害

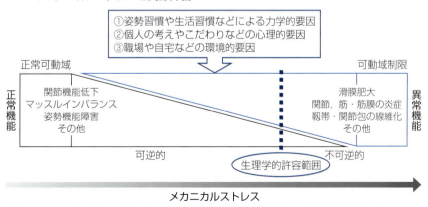

身体にかかる外部応力に対応する身体機能の低下が，さまざまな関節障害を惹起する。メカニカルストレスの増大とともに，生理的関節運動が徐々に制限され，関節は可動性よりも安定性を優先することになる。関節の保護と支持性を向上させるため，骨棘による関節適合性を図ることになる。

図5 末期股関節症の症例

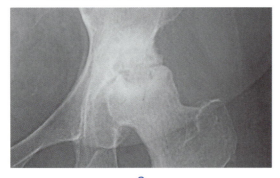
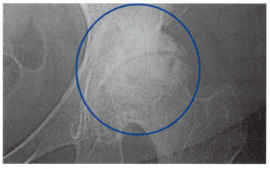

a b

aは初診時の画像である。関節裂隙はほぼ消失し関節軟骨が摩耗し関節下骨が露出していることが伺える。また，臼蓋と大腿骨頭には大きな骨嚢胞が存在し，関節破壊がいつ生じても不思議ではない状態である。bは，同じ患者の約3年後の画像である。本人の強い希望により保存療法を選択した。関節裂隙が拡大し骨嚢胞は消失し，臼蓋の骨棘形成により大腿骨頭の被覆率が改善し，荷重分散が良好な状態になっている。骨棘は荷重応答による力学的負荷に対する股関節の適応応答反応と考えることができる。

(文献12より転載)

▶骨盤後傾と大腰筋の機能

　日本人に多い姿勢の特徴としてスウェイバック姿勢がある。高齢者の場合は骨盤が後傾している姿勢が多くみられることから，股関節前面の静的支持機構に対するメカニカルストレスが大きくなっている可能性がある。股関節に形態的異常を認めない症例において，骨盤後傾と股関節症や急性破壊型股関節症との関係がある可能性[13]は以前から指摘されており，理学療法士はこうした点にも留意した評価が必要である。骨盤が後傾することで大腿骨頭は相対的に外旋し前方へ押し出されるため，腸骨大腿靱帯へのストレスが大きくなると同時に腸腰筋に対する二次的安定化機構としての負担も大きくなる。仮に腸骨大腿靱帯が過度に伸張されると，股関節前面での支持機能が低下し，股関節は前方不安定性を呈することになる。逆に股関節は伸展位となり，大殿筋の機能低下や股関節回旋筋の機能低下を引き起こし，立位姿勢保持や歩行時の股関節安定性に影響を及ぼすことになる。

　骨盤が後傾し腰椎前弯が消失すると，大腰筋や腸腰筋は筋の長さが長くなり，機能が低下する。腸腰筋は股関節を屈曲するだけでなく，股関節前面の安定性には大きく貢献している筋である。腸腰筋が機能することにより骨盤が前傾位を保持でき，大腿四頭筋が十分に機能して下肢の支持性が向上する。さらに腰方形筋が機能することにより骨盤が固定され，大腿四頭筋とハムストリングが膝関節伸展筋として機能し，下肢の支持機能がさらに向上することになる。ハムストリングは膝の内外旋もコントロールすることを考えると，腸腰筋や腰方形筋が機能することは，股関節機能のみならず膝関節の安定性にも寄与し，下肢の支持機能向上には欠かせないものである。

　これらの機能向上には，骨盤や腰椎の可動性の向上が必要であり骨盤前傾と腰椎前弯の可動性向上は重要である。腰椎が適切な前弯を維持するためには，胸椎の可動性の確保が重要であり，特に胸腰椎移行部の機能が重要である。野口ら[14]は，下後鋸筋の解剖による研究結果から脊椎の起始部に近いほど腱性部

分が多いとし，胸腰椎移行部を固定する役割があると報告している。第11〜12肋骨は浮遊肋とよばれ，固定性に欠ける構造であるが，この部位には腰方形筋が付着している。下後鋸筋は腰方形筋とも連結があり，この部位の安定性に寄与している。こうした点から，胸腰椎移行部の柔軟性および固定性の向上は，骨盤および股関節の機能におおいに影響を及ぼしている可能性がある。

▶高齢者を取り巻く環境

核家族が増加していくなかで，高齢者のみの世帯や高齢者の独居世帯が増え，高齢者自身への負担が非常に大きくなってきた。心理的負担も大きくなり，高齢者の股関節機能は，バイオメカニクスや機能解剖だけでなく，心理的要因や環境的要因にも目を向けなければならない。改善可能な要素と改善不可能な要素に分け，改善が不可能な要素に関しては，トータルなケアが必要となる。高齢者を取り囲む人や物理的環境などさまざまなことに考慮しなければ，機能は改善しない。例えば，畳からの立ち上がり動作などは股関節の機能が十分でなければ行うことができない（図6）。

高齢者にはうつ傾向があり，うつに対する運動療法の効果の可能性も指摘されており，身体機能のみでなく心理的な要因についても併せて評価していくことが肝要である[16]。

筋量の低下や体脂肪率など体組成の問題も重要な要素である。サルコペニアに代表されるように，高齢者の筋量は不足している場合が多い。筋量が低下すると，筋出力も低下するため体重を支持することが困難となり，関節の変形を惹起し転倒の要因となりうる。慢性疼痛患者は，健常者と比較して筋量に見合った筋出力が低下している傾向も示されており，筋量の低下を防ぐための食事療法や筋出力を改善するための運動療法が必要である（図7）。

図6 運動器疾患をとらえる概念

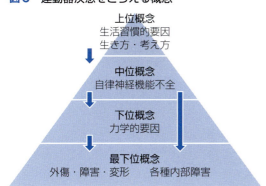

高齢者は運動器疾患だけでなく，内科的疾患や心理的要因などさまざまな問題を併せもっている。高齢者の活動性低下は，これらの要因が複雑に絡み合っていることを考慮する必要がある。股関節に限らず，関節疾患をみるうえでは運動器の評価だけでなく，こうしたさまざまな要因を考慮する。生きてきた時代背景などによる高齢者のこだわりや考え方などの個々の価値観，生活習慣や趣味，社会との交流なども含めた生き方を考慮したうえで，自分で選択，管理してもらうように患者教育を行っていく必要がある。

（文献16より引用）

図7 慢性疼痛群と健常群の筋出力の比較

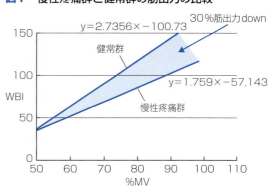

慢性疼痛患者は，健常者と比較して体重を支持するための筋力を十分に有していない。健常者と比較し約30％筋出力が低下する傾向があり，筋量に見合う筋出力を有していない。筋量や体脂肪率などの体組成の評価と筋力や可動域，柔軟性などの身体機能評価を併せて行っていく必要がある。

（文献17より引用）

高齢者の股関節に対する評価

▶評価結果に対する考え方

　評価は可能な限り正確に実施する必要があるが，1つの評価からあらゆる情報が収集できるわけではない。患者の求める結果に対して理学療法士が評価した結果，得られた情報がどの程度影響しているのか，それぞれの問題点を並列して妥当性を評価し，治療における優先順位をつけていく必要がある。問題を解決する可能性の高いものから治療をしていく。特に高齢者の場合，運動器だけでなく社会心理的要因や内科的要因，神経学的要因や社会的要因などさまざまな要因が複雑に絡んで症状が出現していることが多い。

　評価の簡単な手順を図8に示す。患者の症状や目的に対して何が一番大きな要因なのかを考え，優先順位を決めて治療し，その結果により自分の仮説立案のどこに問題があるのかを確認していく手続きを踏むことが重要である。1つの評価結果から原因を決めつけてしまうと，リーズニングエラーが生じ，本来

図8　理学療法評価の流れ

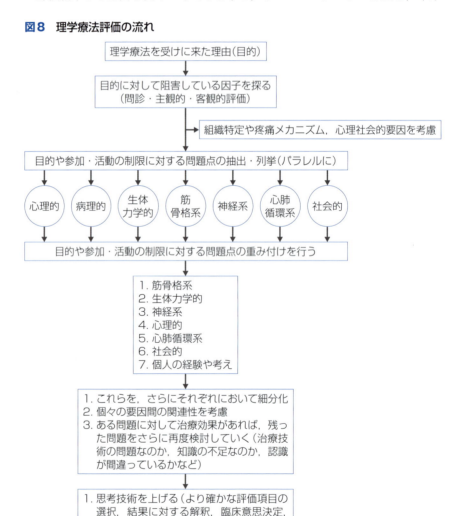

成功に向かうべき思考のベクトルが間違った方向に向いて結果に結びつかないことになる。理学療法士の過去の成功体験やうまくいかなかった経験の積み重ねによるプロトタイプな知識，技術の表出にのみに頼らず，批判的思考を駆使しながら患者を観察することが重要である[18]。患者自身もさまざまな情報をもっており，過去の経験に基づいて積み上げられた患者の考えを理学療法士自身がしっかり受け入れることも重要である。患者の，人としての尊厳を考えたうえで，押し付けではなく，どうしたらこちらの考えを患者に受け入れてもらえるか，患者の考えや気持ちに寄り添い，ともに行動していくという姿勢が重要である。

クリニカルリーズニングが重要

運動器理学療法は疾患に対してではなく，患者に生じている身体機能障害や，その結果生じている活動的問題などに対して介入するものである。運動器のみの評価ではなく，生じているあらゆる問題に対して，患者の目的を達成するために必要な評価をすべて実施する。表出された結果を解釈する際に自分の立てた仮説に偏った考え方をするのではなく，理学療法士の思考過程において生じるバイアスを可能な限り排除し，常に客観的に評価していく必要がある。これらの過程すべての判断において，エビデンスが必要である。吟味された研究や学術が，臨床で目の前の患者に対してどのような意味をもつのかを判断するのは，かかわっている理学療法士自身である。常に批判的思考を意識することで，自分の考えに対するリスク管理が可能となり，より効果的な介入へと導いていくことができる。

▶評価の実際

●体幹機能の評価とアプローチ

高齢者の立位アライメントの特徴は，胸椎後弯位，骨盤後傾位で下肢は大腿外旋位，下腿内旋位，後足部外反位である（図9）。骨盤が後傾位で大腿が外旋すると大腿骨を臼蓋前上方で支持する可能性が高く，臼蓋支持面の負荷が増大するとともに腸腰筋や大腿四頭筋の緊張力が増し，股関節前面の安定性を保とうとする。

図9 高齢者のアライメントの特徴

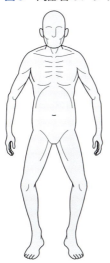

高齢者のアライメントの特徴	胸椎後弯位
	骨盤後傾位
	大腿外旋位
	下腿内旋位
	後足部外反位
高齢者の筋活動の特徴	骨盤周囲筋筋活動低下
	大腿四頭筋緊張亢進
	大腿筋膜張筋緊張亢進
	股関節内転筋活動低下
	股関節周囲筋筋活動低下

座位においては，高齢者は骨盤を後傾し，胸椎が後弯する姿勢をとることが多い（**図10a**）。そこで骨盤を前傾し腰椎前弯位をとるように促しても，正常な腰椎前弯位をとれない症例が多く存在する（**図10b**）。腰椎下部〜胸腰椎移行部にかけて柔軟性が低下しており，前弯位をとれないだけでなく，そのまま腰椎前弯を保持するように指示しても困難な症例が多い。こうした症例では，座位での股関節屈曲の際，脊柱を伸展位に保持できず，体幹を屈曲して骨性支持を向上させることで体幹を固定し，股関節を屈曲することで目的とする動作を達成しようとする。体幹筋による体幹から骨盤の支持ができず，代償として体幹屈曲動作が生じる。股関節機能を向上させるためには，体幹の固定性が重要であり，こうした体幹機能の問題を評価し改善する必要がある（**図11**）。

図10　座位姿勢の評価

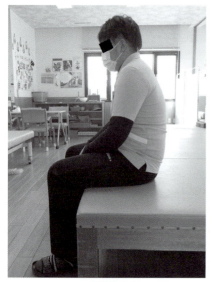
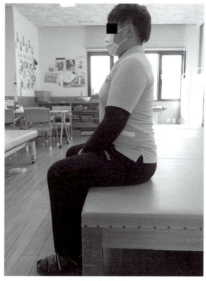

a　腰椎後弯位　　　　　　　　　　b　腰椎中間位

座位で腰椎が後弯している高齢患者（**a**）のなかには，腰椎前弯を指示しても，腰椎前弯位（**b**）をとることができない症例も多い。また，前弯位をとれても，そのまま維持することが困難な症例も数多く存在する。骨盤から胸郭の筋機能が低下していると判断できる。この場合，体幹が下肢動作における固定源として機能できず骨盤のコントロールが不良となり，下肢の筋機能が低下する。

図11　体幹機能の評価

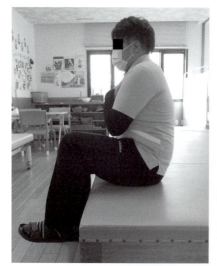
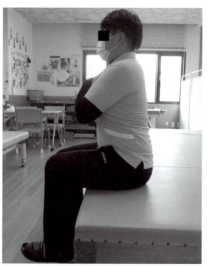

a　腰椎後弯位での股関節屈曲　　　b　腰椎中間位での股関節屈曲

本来は，**b**のように体幹伸展位で股関節屈曲動作が可能である。**a**のような座位で体幹伸展位を保持できずに，股関節屈曲と同時に体幹を屈曲させて股関節屈曲を代償する症例は，体幹筋機能が低下しており，股関節屈曲の際，体幹を固定する機能を有していない。こうした症例は，股関節に対するアプローチよりも体幹に対するアプローチが重要である。

座位で，骨盤を前傾する際には股関節は同時に屈曲する．その際，仙骨が前傾して腰椎前弯の動作が改善されれば，大腰筋が機能するようになる．それと同時に，胸腰椎移行部の伸展柔軟性が改善されれば，腰椎～胸椎への弯曲が徐々にスムーズとなり，下後鋸筋や横隔膜が機能し，胸腰椎移行部の固定性が改善し，腰方形筋が機能しやすくなる．腰方形筋や大腰筋は，骨盤を動的に安定させるためには非常に重要な筋であり（図12），これらの評価とアプローチは，非常に重要である．具体的には，体幹上部をスリングや徒手的に保持し，可能な限り外部体幹屈曲モーメントを減弱させた位置で，股関節を屈曲させながら骨盤前傾，腰椎前弯の動きを促す（図13b）．スリングや徒手で上半身質量を免荷し体幹屈曲を生じないようにアプローチする．スリングボードの位置が低すぎると，上半身質量を支持できず，体幹屈曲位となるので注意を要する（図13a）．

● 臼蓋大腿関節の可動性評価

　股関節屈曲伸展の自動運動の評価を行う．大転子を挟み込み，屈曲する際に運動軸に変位がないかどうかを確認する．股関節屈曲動作においては正常の場合，股関節運動軸は軸回旋するので，大転子は一定の位置で回旋するが，機能障害がある場合，大転子は前内方に変位する[19]．この際，併せて臼蓋大腿関節の遊びの評価を行う．前後方向と頭尾方向の評価を行い，関節の緩みが生じていないかを評価する（図14）．梨状筋や内外閉鎖筋，上下双子筋などの過緊張や短縮が生じている場合は，屈曲の際の運動軸が不安定となり，股関節の屈曲制限や屈筋筋力低下が生じる．これらの筋を機能させることで屈筋筋力の改善や運動軸を安定させることが期待される．

図12　大腰筋の走行

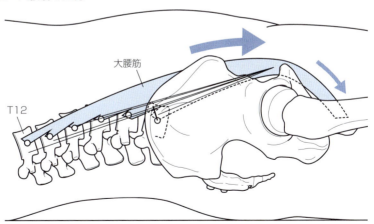

大腰筋は，矢状面から見ると腰椎両側でほぼ垂直に走行し，腰椎に筋性安定性をもたらす．腰仙椎移行部を含めた下部体幹全体から股関節前面において，安定性をもたらすことに大きく貢献していると考えられる．大腰筋は股関節前面を通過しているため，骨盤後傾位では被覆率が低下する臼蓋と大腿骨頭の関係において疑似臼蓋の役割も果たし，大腿骨頭の前方移動を抑える機能を有している．

図13 体幹機能障害へのアプローチ

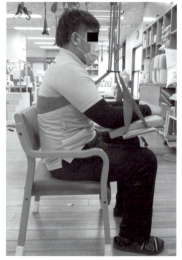
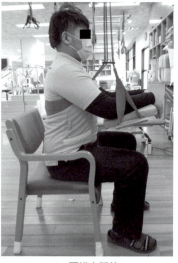
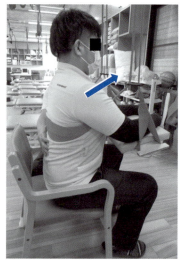

a 腰椎後弯位　　b 腰椎中間位　　c

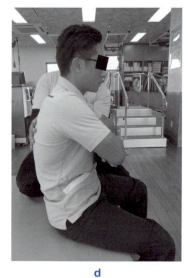
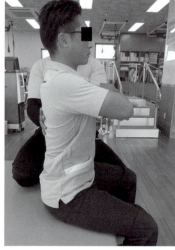

d　　e

スリングで上肢および上部体幹の質量を免荷する(**a**)。体幹伸展が生じるようにスリングポイントの真下に患者が位置することが重要である。座位姿勢が体幹屈曲位とならないよう注意する(**b**)。理学療法士は，仙骨前傾が生じているか，下部腰椎から前傾の動作が生じているかを棘突起間に指を当て，1椎間ごとに詳細に動きを評価する(**c**)。スリングを使用しなくても，理学療法士の上肢で患者の上肢を支持して実施することも可能である(**d**, **e**)。

図14 臼蓋大腿関節の遊びの評価

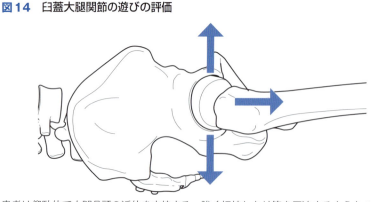

患者は仰臥位で大腿骨頭の近位を支持する。強く把持したり筋を圧迫するようなハンドリングは，患者によけいな緊張を強いることになり，正確な遊びの評価ができないので注意を要する。ゆっくり動かし，エンドフィールを確認する。ゴムが伸びたような緩いエンドフィールが生じている場合は，注意を要する。

●骨盤の位置の評価

ASIS：
anterior superior
iliac spine

　仰臥位で上前腸骨棘（ASIS）と恥骨結合の高さを水平面で評価する（図15）。ASISと恥骨結合の高さが同じであれば前後傾中間位，ASISよりも恥骨結合が高ければ骨盤後傾位，低ければ前傾位と評価する。その後，大腿遠位を把持して膝蓋骨が上方を向く位置を中間位とし，そこから大腿骨を内外旋させる。この際，内旋方向に動きやすいか外旋方向に動きやすいかといった抵抗感を確認する。骨盤が後傾している場合，大腿は外旋するので内旋方向には動きにくい（図16）。臥位でのアライメントは，立位時のアライメントを反映している可能性があり，立位で骨盤が後傾している症例では大腿部が外旋し，仰臥位でも同じような動きになる。骨盤の前後傾と大腿骨内外旋の動きやすさを評価することは，臨床上骨盤と股関節の安定性を評価するうえで意義がある。

図15 骨盤の傾斜

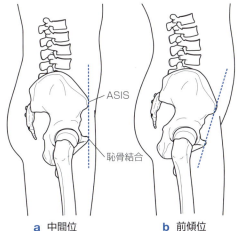
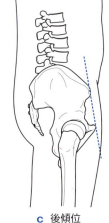

a 中間位　　b 前傾位　　c 後傾位

a：骨盤の中間位は，両側ASISが同一平面上にあり，かつこれらの2点と恥骨結合が同じ平面状にある肢位。
b：骨盤の前傾位は，両側ASISを通る垂直面が恥骨結合を通る垂直面よりも前方にある肢位。
c：骨盤の後傾位は，両側ASISが恥骨結合を通る垂直面よりも後方にある肢位。

図16 股関節内外旋の可動性評価

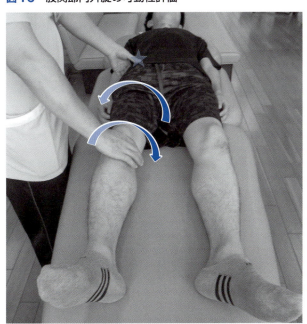

膝蓋骨を真上に向けた位置に置き，これを開始肢位として大腿骨を内外旋し，どちらの方向に動きやすいかを評価する。ASISが動かないように注意しながら大腿遠位を動かす。骨盤が後傾している症例では，大腿骨が外旋するので，内旋方向には動きにくい。骨盤が前傾し内旋方向に動きやすい症例では臼蓋大腿関節が骨性に安定しやすいが，骨盤が後傾し大腿が外旋している症例では，骨性支持が得られにくいため，筋性支持となり，股関節前面の緊張が高くなり，筋出力が低下する可能性がある。

● 立位時から片脚立位の骨盤安定性の評価

両脚立位から片脚立位にかけての骨盤の安定性を評価することは，荷重における骨盤の安定性を評価するうえで非常に重要である．両脚立位から片脚立位へゆっくりと徐々に荷重していく．左側を評価する場合，理学療法士は患者の左側に位置し，患者の左ASISに理学療法士の左示指の橈側を当て，骨盤の前後傾を確認し，右示指は橈側を当て，上後腸骨棘（PSIS）が右示指を圧迫しないかどうかを確認する（図17）．当てた指の位置は，決して動かしてはならない．仮に理学療法士の左示指からASISが離れ，右PSISが下降して右示指を圧迫すれば，骨盤が後傾していることになる．これらの評価で骨盤の動きを確認したら，次に大転子の動きを確認する．仮にASISが上方に移動しながら大転子が後方に移動すると，骨盤後傾が生じながら大腿骨が外旋している可能性がある．この場合，股関節は不安定な状態となり，股関節のコントロールが不良な状態となる．

PSIS：
posterior superior iliac spine

図17　左下肢荷重時の骨盤の位置の変化（矢状面）

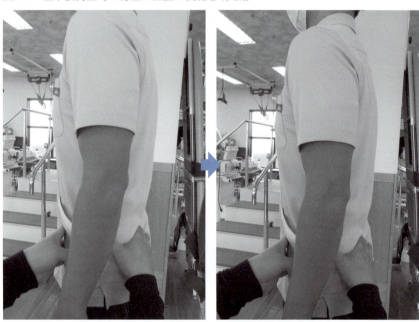

a 両脚立位　　　　　　　　　　b 片脚立位

理学療法士の左示指をASISに，右示指をPSISに当てる．示指は必ず床面に対して平行に置く．示指を当てる角度が左右違っていると，それだけで高さを間違って認識する可能性があるので注意する．いったん当てた指は，当てた部位に対して絶対動かさないようにする．そのまま患者に左下肢にゆっくり荷重していくように指示する．理学療法士の指で圧迫を加えないよう，また左下肢に荷重している際に，当てている指の高さや角度が変化しないように注意する．問題がなければ当てた指の高さは変わらないが，骨盤が後傾する場合，荷重側のASISは上方へ移動しPSISは下方へ移動する．前傾する場合は，逆の動きを示す．皮膚の動きを伴いやすいので注意して観察する．

高齢者における股関節疾患の評価

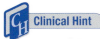

評価のポイント

　触察や徒手的評価を実施する際，1つの結果から出てきた解釈が正しいと決めつけないようにする。例えば図17の評価の場合，骨盤が前傾しているか後傾しているかは，あくまで触察から考えられる可能性であり，図18や図19による評価，アライメントや歩行分析による評価など，他の評価結果と合わせて，徒手的評価の合理性を考えることが重要である。

図18　左下肢荷重時の骨盤の位置の変化（前額面）

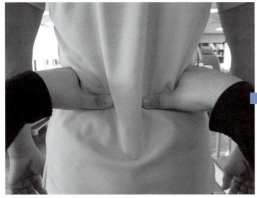
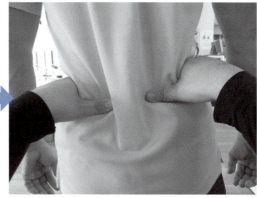

a　両脚立位　　　　　　　　　　　　　b　片脚立位

理学療法士の示指を腸骨稜に，必ず床面に対して平行に置く。指を当てる角度が左右違っていると，それだけで腸骨稜の高さを間違って認識する可能性があるので注意する。いったん当てた指は絶対動かさないようにする。そのまま患者に左下肢にゆっくり荷重していくように指示する。理学療法士の指で圧迫を加えないよう，また左下肢に荷重している際に，当てている指の高さや角度が変化しないように注意する。問題がなければ骨盤の左右の高さは変わらないが，遊脚側の高さが変化した場合，骨盤のコントロールが不良と判断する。

図19　片脚荷重における骨盤と大腿骨の安定性評価

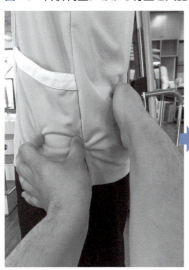
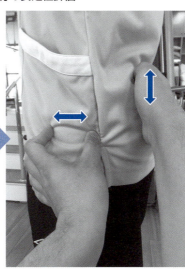

理学療法士の右示指をPSIS下縁に当て，左母指と示指で大転子を挟み込むように触れる。強く触れると患者によけいな緊張が入るので注意する。徐々に左下肢に荷重して行き，PSISの動きを確認する。右示指を動かさないように注意し，PSISが下がる場合は示指が圧迫されるので，骨盤が後傾していると判断する。逆にPSISが示指から離れる場合は骨盤が前傾している可能性があると判断する。大転子については，後方に移動した場合は外旋している可能性があり，前方に動いている場合は内旋している可能性があると判断する。

a　両脚立位　　　　　　b　片脚立位

● 股関節安定性評価とトレーニング

　患者を仰臥位で殿部を挙上する。膝関節と肩関節を結んだ線上に股関節が位置するようにする。この位置を保持したまま，支持側と反対側の下肢を屈曲位のまま持ち上げる。この際，支持側の股関節が必ず中間位になるように，また反対側の骨盤が傾かないように指示する。骨盤が安定した状態でエクササイズを行うように注意する（図20）。また，股関節の安定化トレーニングとして，患者は側臥位で屈曲位をとる。そのまま膝を，あたかも貝の口が開くように，足部と骨盤を動かさないようにしながら股関節を外転，外旋させる。ゆっくり動かすように指示する。股関節深層回旋筋のトレーニングとして有効である（図21）。

図20　骨盤・股関節安定化トレーニング

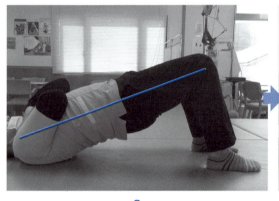

a　肩峰と大腿骨外顆を結んだ線上に大転子が位置するようにする。この際，腰椎中間位を維持する。膝関節は90°屈曲位とする。

b　膝関節屈曲位のまま一側下肢を挙上する。この際，股関節の位置を保持する必要があるため，骨盤を回旋させないように指示する。

図21　股関節安定化トレーニング

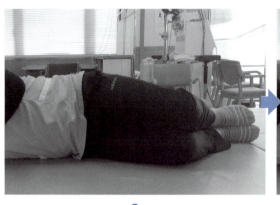 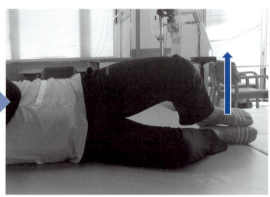

a　体幹が前方や後方に傾かないように中間位の姿勢とし，膝関節を屈曲させて体幹を安定させる。

b　そのまま骨盤や体幹の回旋が生じないように注意しながら膝関節を挙上し，股関節を外転・外旋させる。

まとめ

　　股関節に限らず下肢関節障害は，局所関節の対応のみでは改善しない。特に高齢者の股関節に対するアプローチは，骨盤や胸郭の評価および足関節，膝関節など隣接する関節の評価と，それに基づく適切な対応が必要となる。今回は体幹からのアプローチを中心に述べたが，股関節の遊びや機能評価の結果から股関節の機能障害を明らかにし，隣接関節から受ける影響を明らかにしていくことが重要である。さらに，レッドフラッグを含めた運動機能と他科的疾患との関連性を明確にし，食事や社会とのつながりを含めた身体活動性の向上に結び付けていくことが重要である。最終的にはどのように余生を生きていきたいのか，その人の考え方に寄り添う姿勢が重要であり，これらすべてを含めてクリニカルリーズニングを進めていく必要がある。

文献

1) 厚生労働省：平成28年国民生活基礎調査の概況：Ⅳ 介護の状況. http://www.mhlw.go.jp/toukei/saikin/hw/k-tyosa/k-tyosa16/index.html

2) 橋本祐介：基礎医学－股関節唇の組織及び力学的特徴－. 臨床スポーツ医学, 29(4)：361-365, 2012.

3) Castaing J, et al：図解 関節・運動器の機能解剖 下肢編(井原秀俊, ほか訳), p30, 32協同医書出版社, 2002.

4) 廣橋賢次：Wolffの法則について－その概略－. バイオメカニクスよりみた整形外科, 改訂第2版(島田　晃, ほか編集), p110-113, 金原出版, 1988.

5) 川口　浩：変形性関節症の治療標的分子へのアプローチ. 日薬理誌, 138：22-25, 2011.

6) Murata K, et al：Acute chondrocyte response to controlling joint instability in an osteoarthritis rat model. Sport Sci Health, 13(1)：113-119, 2017.

7) Murata K, et al：Controlling Abnormal Joint Movement Inhibits Response of Osteophyte Formation. cartilage, doi：10.1177/1947603517700955, 2016.

8) 宮坂恒太, ほか：メカニカルストレスと転写制御. 生化学, 81(6)：494-501, 2009.

9) Sherley Sahrmann and Associates：続 運動機能障害症候群のマネジメント 頸椎・胸椎・肘・手・膝・足(竹井　仁, ほか監訳), p41-57, 医歯薬出版, 2013.

10) 建内宏重, ほか：股関節累積負荷の増大は変形性股関節症の進行に影響を与える-前向きコホート研究による分析-. 理学療法学 Supplement , 44(2), doi：10.14900/cjpt.2016.0087, 2017.

11) 建内宏重：変形性股関節症の進行過程と動作分析-臨床と研究の相互作用-. エキスパート理学療法1 バイオメカニクスと動作分析(福井　勉, ほか責任編集)：p82-92, 2016.

12) 常盤直孝：理学療法評価と治療ガイド-肩甲帯・上部体幹からのアプローチ-, Ⅳ末期股関節症の理学療法. 極める変形性股関節症の理学療法 病期別評価とそのアプローチ(斉藤秀之, ほか編集), p167-180, 文光堂, 2013.

13) 土井口雄一, ほか：X線学的骨盤腔形態と骨盤傾斜角. 整形外科と災害外科, 41(2)：641 - 645, 1992.

14) 野口　敦, ほか：下後鋸筋の機能解剖学的考察. コ・メディカル形態機能学会第9回学術集会プログラム抄録集, 14, 2010.

15) 新井武志, ほか：地域在住虚弱高齢者への運動介入による身体機能改善と精神心理面の関係. 理学療法学, 33(3)：118-125, 2006.

16) 尾崎　純：Spine Dynamics療法 特別講習会マイスターコース, 2016.

17) 脇元幸一, ほか：身体姿勢制御ルールの解明と展望. 理学療法学, 41(4)：243-246, 2017.

18) Mark A Jones, ほか：マニュアルセラピーに対するクリニカルリーズニングのすべて(藤縄　理, ほか監訳), p3-26, 協同医書出版, 2010.

19) Shirley A Sahrmann：運動機能障害症候群のマネジメント－理学療法評価・MSIアプローチ・ADL指導－(竹井　仁, ほか監訳), p121-191, 医歯薬出版, 2005.

| Ⅲ 機能障害別マネジメント | B | 他部位からの影響の評価と理学療法 |
| | | ―影響発生源をどのように特定するか― |

1 足部・足関節機能からの影響の評価と理学療法

Abstract

■ 変形性股関節症患者の疼痛改善には歩容の改善が必要である。そのためには股関節の「疼痛の出現する位置」「メカニカルストレス」「疼痛の出現する歩行時期」と足部や足関節の動きやタイミングを一致させることが重要である。

■ ヒトの足部と身体の変位はお互いに影響し合っている。足底部の状態や足部形状は歩行に影響を与え，股関節の状態や上半身の変位は足部に歩行の状態が表れるので観察が必要である。

■ 足底板による足部からのアプローチは，保存療法では改善できない機能障害にも，パッドなどを使用することにより物理的に荷重方向や足部機能を改善し股関節機能を補えるアプローチである。

はじめに

　変形性股関節症(以下，股関節症)は，疼痛と跛行を呈する疾患の1つである。特に股関節は身体重心の近くに位置し，また股関節の自由度が大きいために可動域制限により骨盤や上半身の変位が出現し，強い跛行を呈することも少なくない。股関節症の疼痛は，股関節自体の関節痛と機能障害により生じる疼痛に分類される。筆者は，前者より後者の機能障害が理学療法の対象となりやすいと考えている。後者の原因には，①股関節可動域制限，②股関節機能不全，③脚長差によるものがある。これらは股関節周囲の疼痛や跛行の原因になるばかりか，姿勢や近隣関節にも悪影響を及ぼす。

　股関節症に対する理学療法は，疼痛軽減と跛行の改善が重要である。股関節症において疼痛と跛行の関係は，切っても切り離せない関係にある。そのため疼痛を軽減するためには，跛行の改善が必要となり，またその逆も必要となる。理学療法士は，跛行の改善または効率的な歩行を獲得するためにそれぞれの得意なアプローチで理学療法を行っている。筆者は足部からのアプローチを主として行っている。

　本項では，足からのアプローチをどのように考え，評価し，股関節にアプローチしているのかを紹介する。股関節症の疼痛と跛行の原因，足部・足関節から股関節への影響と関連，また評価方法と理学療法を説明する。

足部・足関節と股関節との関連

▶概要

　筆者も多くの理学療法士と同様に，股関節疾患に対する理学療法を行う際，股関節への直接的なアプローチも行っているが，足部からの間接的なアプローチが中心である。足部からのアプローチで中心となるのは足底板療法である。足底板療法の利点としては，無意識下に歩行をコントロールすることが可能であり，また変形に伴う股関節機能の改善が難しい場合もアーチパッドなどの物

理的に荷重方法や足部機能を変化させることで，股関節にかかるメカニカルストレスを減じて，低下した股関節機能を補い疼痛や跛行を変化させることが可能である。

介入する足部から影響を与えたい股関節が遠いからといって，その効果が低くなることはない。介入効果を引き出すためには，歩行時の股関節にかかるメカニカルストレスを的確に減じること，またどのような機能が低下し，それを補う必要があるのかを理解することが必要となる。これらは歩行に表出してくるため歩行評価が重要である。特に歩行痛では，原因を力学的に解釈できること，また歩行時痛が出現するタイミングを理解することである。そのため股関節の「疼痛の位置」「メカニカルストレス」「疼痛の出現する歩行時期」と足部・足関節の動きとタイミングを一致させることが重要である。

▶足部と歩行

股関節は，体幹，頸部，頭部など上半身の影響を受けるが，足部や足関節からの影響も強く受けている。また足部や足関節は，上半身や骨盤変位の影響も受けている。跛行を呈する股関節症の足部では，なかでも足底部に歩行形態を表すヒントが多く隠れている。特にわかりやすいのが胼胝と足底部の荷重部位と非荷重部位の観察である。

足部は扁平足や外反母趾といった変形や変位が多い部位でもある。これは上半身や骨盤からの影響もあるが，足部形状は親子で似ていることも多く，遺伝的な要素が考えられる。明らかな足部変形がみられない健常者の足部でも，ヒトの顔が個々で違うように足部にも個人差がみられる。結果として，わずかな足部形状や足部機能の違いが歩行に影響している。足部・足関節から歩行が影響される一つの例として，足関節背屈制限の歩行が挙げられる。背屈制限がみられるといくつかの歩行パターンがみられる。また個々の足位の違いや左右差でも歩行に影響していることは多くの理学療法士が理解している。このように足部・足関節は常に歩行に影響している。

▶股関節症と姿勢制御

姿勢制御では，身体重心の変位に対して瞬時に足関節や股関節が制御役を担う。身体重心の変位が小さい場合は，関節モーメントを利用して足関節制御が先行する。それでも身体を制御できない場合は，股関節制御や上半身を使った制御を行う。股関節症では，股関節制御が障害されているため骨盤変位がみられ，上半身を使った制御にも影響を及ぼす。高齢者は加齢に伴い姿勢変化が出現する。また，高齢者は足関節制御より股関節制御を優位に使う傾向がある[1]。股関節症では，股関節の変形と加齢に伴う姿勢変化によって，十分に股関節制御が機能するとは考えにくい。そのため足関節制御を向上させることが，姿勢制御の観点でも重要と考えられる。

▶股関節機能不全

　股関節変形により関節機能が正常に機能しないばかりか，骨頭の短縮による脚長差を呈し，股関節周囲筋の筋長を変化させ筋力発揮にも影響する．このように股関節変形により股関節周囲の機能が低下している状態をここでは「股関節機能不全」と表現する．これらが股関節症の跛行の原因となり，股関節周囲の疼痛，姿勢や近隣関節にも悪影響を及ぼす．以下に矢状面と前額面での股関節機能不全によるメカニカルストレスを説明する．

●矢状面

　矢状面では，歩行時の立脚前半相と後半相に分けて考える必要がある．踵接地から立脚中期の前半相では股関節後面，立脚中期から足尖離地の後半相では股関節前面の疼痛が出現することが多い．踵接地から立脚中期では殿部が後方に残ると，床反力ベクトルが股関節の前方を通るため，股関節伸展モーメントが通常より増大する（**図1a**）．この状態で歩行することにより，股関節後面筋の過剰な収縮を繰り返し股関節後面に疼痛を生じる．踵接地直後に骨盤は後方に残り，殿部が下方に落ちるような動きが観察できる．立脚中期から足尖離地の後半相では，骨盤の前方移動が過度に出現すると，床反力ベクトルが股関節の後方を通るため，股関節の屈曲モーメントが通常より増大する（**図1b**）．この状態で歩行をすることにより，股関節前面筋の過剰な収縮を繰り返し股関節前面に疼痛を生じる．つまり歩行時の身体重心が前にあるタイプで，股関節は伸展方向の動きが大きい場合に出現する．

図1　矢状面でのメカニカルストレス

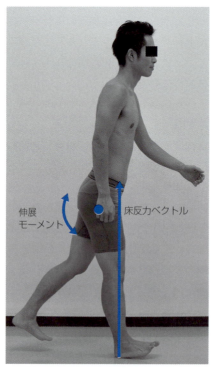
a 踵接地から立脚中期（前半相）

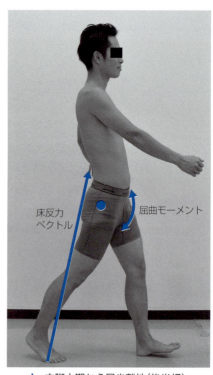
b 立脚中期から足尖離地（後半相）

● 前額面

　股関節の内側もしくは外側の疼痛は，前額面におけるメカニカルストレスとして理解しやすい。歩行の片脚支持期における床反力ベクトルが股関節の外方を通るために，股関節の内転モーメントが通常より増大する（**図2a**）。このような歩行で股関節内転筋の過剰収縮を繰り返すことで股関節内側に疼痛を生じる。これに対し床反力ベクトルが股関節の内方を通ると，股関節の外転モーメントが通常より増大する（**図2b**）。このような歩行により股関節外転筋に過剰な収縮を繰り返し股関節外側痛を生じる。

▶股関節可動域制限

　股関節症は，大腿骨頭や臼蓋の変形により股関節は可動域制限が出現することが多い。股関節症は，股関節の自由度が大きいために可動域制限が生じると跛行を呈することが多い。可動域制限では，①歩行時に股関節が制限方向への動きが強制されるための疼痛と，②股関節可動域制限により，制限と反対側の動きが大きくなることで関節モーメントが増大して出現する疼痛に分けられる。これらを以下の3つの面で解説する。

● 矢状面

　この面では，歩行時の踵接地から立脚中期と立脚中期から足尖離地に分けて考える必要がある。歩行に必要な股関節可動域は屈曲30°，伸展は10°である[2]。この歩行に必要な股関節可動域以上の制限は，屈曲ではまれであるが伸展制限

図2 前額面でのメカニカルストレス

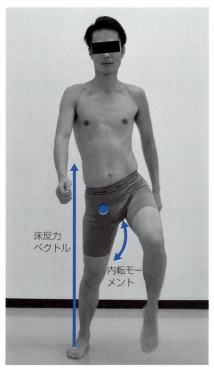
a 骨盤内方移動

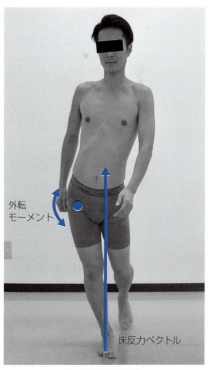
b 骨盤外方移動

はしばしばみられる。以下に股関節伸展制限が歩行に及ぼす影響を中心に説明する。

　矢状面での股関節の動きには，踵接地から立脚中期，立脚中期から足尖離地にかけて股関節伸展可動域が必要となる。まず踵接地から立脚中期では，股関節伸展制限により骨盤の前方移動が阻害され，殿部が後方に残り股関節伸展筋の関節モーメントが増大し，その歩行を繰り返すことにより疼痛が出現する。立脚中期から足尖離地では，身体を前方に運ぶために股関節伸展が必要となるが，股関節伸展制限により骨盤前傾，腰椎前弯，膝関節屈曲，足関節背屈で補償される。歩行で股関節伸展制限をこの補償で補えない場合や過度に骨盤が前方移動する場合に疼痛が出現する。踵接地から中期では，疼痛が股関節後面に出現し，立脚中期から足尖離地では，疼痛が股関節前面に出現するのが特徴である。

Memo　**骨盤移動と足圧中心との関係**

　骨盤の前方移動には，足圧中心を前方移動させる必要がある。足圧中心が前方移動するためには足部の剛性が必要であり，柔軟性が高い足部は骨盤の前方移動を支持できない。つまり前足部がしっかりと支持できなければ，骨盤を前方移動できない。股関節やその周辺の機能ばかりではなく，足部機能も確認したい。

●前額面

　股関節内転制限が出現すると股関節外転位での歩行様式が，股関節外転制限が出現すると股関節内転位での歩行様式が観察できる。股関節内外転可動域制限により，骨盤の内方または外方への変位と前額面からの傾きが観察できる。疼痛が出現する歩行時期としては，両脚支持期が終了し，片脚支持での荷重量が高まる立脚中期前後に出現することが多い。また脚長差も出現していることも多いために，この骨盤変位が可動域制限によるものか，脚長差によるものか，また同時に出現しているのかの鑑別が必要となる。

●水平面

　歩行時の水平面の動きは，大腿骨に対する骨盤回旋を観察することが重要となる。股関節症では非対称の骨盤回旋がみられ，回旋が不足している歩行と回旋が過剰な歩行を容易に観察できる。これは疼痛による回旋制限が出現したり，また股関節伸展可動域不足による歩行の推進力を骨盤後方回旋での蹴り出しで補償される。

▶脚長差

　股関節変形により脚長差がみられ，跛行を呈する症例が非常に多いのが股関節症の特徴である。歩行において脚長差は流動性のある歩行を阻害するため，左右の脚長を合わせることが重要となる。臨床では数mmの脚長差を補正するだけで，脚長差による機能障害が改善される。

　脚長差は実際に下肢長に差がみられる構造的脚長差と下肢のなんらかの影響

により一方の下肢が短くなる機能的脚長差という概念がある。歩行をとらえるうえでは，脚長差がどのくらいあるかが重要ではなく，立位や歩行において骨盤の高さに左右差がみられないことが重要である。脚長差に補高することは，荷重率の均等化にも有用である[3]。脚長差のみられる股関節症には，脚長差の補正を行うことで疼痛や歩容の改善がみられる。脚長差は一般的に中敷き，ヒールパッド，アウトソールで補高される。これらの物理的な補正だけでなく，身体を変化させることで脚長差を補正することもできる。また，身体を変化させることで脚長差を補正できるのであれば，物理的に補正する高さを最小限度にでき，靴の重さや美的な観点からも優れている。

評価と理学療法

杖などの歩行補助具を使用することによって，疼痛，バランス，歩行能力が改善する[4]。足底板療法では，足部操作により荷重位置や股関節にかかる床反力ベクトルの通る位置を変更することができる。また股関節周囲筋の機能不全に対して，足関節ストラテジーを向上することで股関節機能を補うことができる。それにより杖などの歩行補助具と同様に疼痛，バランス，歩行能力の改善が可能である。

股関節症の疼痛や跛行の評価には，歩行分析が中心となるが，歩行分析が苦手な理学療法士は静的立位で骨盤の可動性を確認できる骨盤可動テスト（**図3**）を行うと理解しやすい。筆者の骨盤可動テストは，被検者が静止立位より骨盤を自動的に前方・後方，内方・外方，前方回旋・後方回旋を行い，このときの

図3 骨盤可動テスト

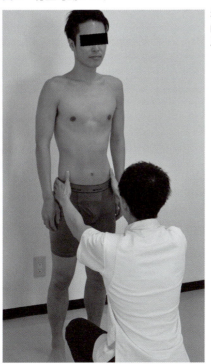

被検者が静止立位にて骨盤を自動的に動かし，検者はその動きや反応を確認する。

THA：
total hip arthroplasty

疼痛の出現する動き，可動範囲，不安定性を確認する．検者は被検者の骨盤に触れ，動き方や抵抗感を感じることが重要である．また股関節症は，長年の股関節変形により股関節周囲の筋機能が低下した状態で，人工股関節全置換術（THA）を行っても股関節機能が早期に改善することは難しく，手術後でも術前と同様な跛行を呈することが多い．術前と疼痛部位に変化がみられなければ，術前と術後の跛行は基本的に変化しないと考えてよい．

> **Clinical Hint**
>
> **蹴り出し脚と踏み出し脚**
>
> 　一側の股関節が障害されると，歩行において蹴り出し脚と踏み出し脚（図4）の差が大きくなることが多い．これは歩行時の疼痛と跛行を理解するうえで重要であり，歩行分析においても理解しやすいために臨床でも積極的に使用したい．下表に示す股関節の動きをもとに，前額面，矢状面，水平面のすべての面において股関節にかかるメカニカルストレスを考慮するとよい．
>
> **図4　股関節にかかる蹴り出し脚と踏み出し脚のメカニカルストレス**
>
>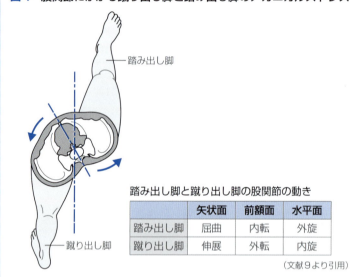
>
> 踏み出し脚と蹴り出し脚の股関節の動き
>
> | | 矢状面 | 前額面 | 水平面 |
> |---|---|---|---|
> | 踏み出し脚 | 屈曲 | 内転 | 外旋 |
> | 蹴り出し脚 | 伸展 | 外転 | 内旋 |
>
> （文献9より引用）

▶足部と歩行評価

　上半身の位置や骨盤変位は歩行に影響する．その影響は足部に伝わり，足部で歩行を制御しようとする．結果として，特に地面に接している足底部にさまざまな症状が現れる．また，股関節症では，柔軟性の高い足部や外反母趾などの変形も多くみられ，足部と股関節が互いに影響し合っている．ここでは身体が足部に与える影響と，足部の状態が歩行に与える影響を紹介する．

●身体が足部に与える影響
・胼胝

　長期的に摩擦や荷重による機械的刺激が顕著な部位に出現するもので，跛行，靴のフィッティング，足部の解剖学的異常が原因である．特に股関節症では，足底部胼胝の位置や大きさを観察することで歩容を推測できる．前足部胼胝の

位置からは，どのように体重が乗って，どのように蹴り出しているのかがわかりやすい．例えば，第5中足骨頭部の胼胝がある症例は，足底接地以降に外側荷重での歩行を繰り返していると推測される．また，第5中足骨頭部に胼胝がみられると第2中足骨頭部に胼胝が存在することが多い（**図5**）．さらに第2中足骨頭部に胼胝が存在すると母趾内側への胼胝が存在することが多い．これは歩行時の身体の変位による足圧中心の移動を表している．身体の変位で足関節制御を強く出現させることによって胼胝が形成される．スムーズでなく角張った歩行を行い，その動きが足部に現れる．その足圧中心の方向を変換する位置に胼胝が出現する．

- **足底部の荷重部分の確認**

跛行がみられない患者の足底部を観察すると，荷重部分と非荷重部分の境界線が現れていることが多い（**図6**）．通常は**図6**のように荷重部分では脂肪体と皮膚の厚みを，非荷重部分は土踏まずのような白い皮膚色と薄い皮膚厚を確認できる．一方で，跛行を呈すると母趾球に体重がかからず，母趾球部分が非荷重部分の状態になる（**図7**）．このような足部形態は，歩行時の重心が後方にあり第2～5中足骨頭には荷重しているが，母趾球荷重にはならず蹴り出しが弱いのが特徴である．凹足傾向がみられる場合は，中足部外側部分が非荷重部分として観察できる（**図8**）．凹足傾向は，踵接地から足底接地までの時間が早いのが特徴である．完全に凹足の場合（**図9**）は，接地と同時に前足部の接地が観察できる．外側荷重が強い場合は，第5中足骨底付近の出っ張りと中足部外側部分の荷重部分幅の拡大がみられる（**図10**）．このように足底部の荷重部分と非荷重部位を確認することで過剰に足部を使っている部分と使っていない部分が確認でき，歩行を予測することができる．

図5 胼胝例

図6 荷重部分と非荷重部位

図7 母趾球の非荷重部位

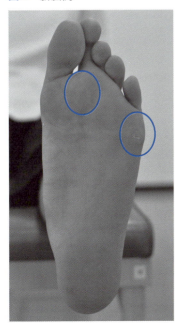
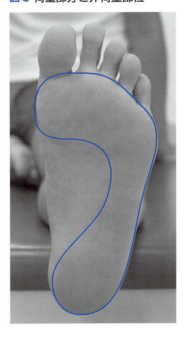
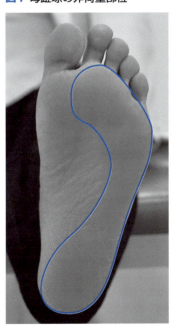

図8 凹足傾向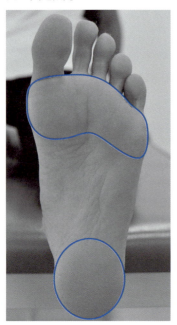

図9 凹足の足底部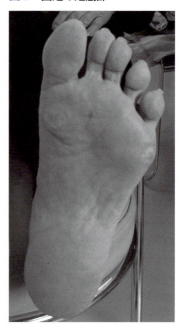

図10 外側荷重の足部の特徴

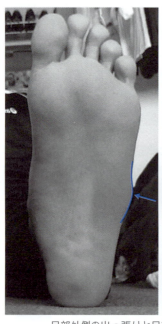 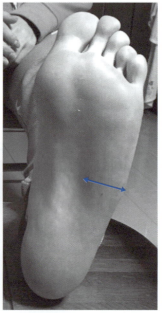

足部外側の出っ張りと足部外側荷重部分の幅拡大

● 足部が歩行に与える影響

　歩行は，さまざまな足部形状や足部機能に影響されている。ここでは股関節症の歩行に影響が強い足部形態を説明する。

・歩行角と歩行

　歩行角は進行方向に対する足部の向く角度である[5]。この角度は下腿の脛骨

捻転に起因しているものが多い。歩行角は，外旋が強いと身体重心は前方に移動しやすく，内旋が強いと身体重心の前方移動が制限される（図11）。歩行角と同様に股関節外旋位は歩行角も外旋傾向にあり，身体重心は前方移動しやすい。逆に股関節内旋位の場合は歩行角も内旋傾向にあり，身体重心は前方移動が制限される。

・足部柔軟性と歩行

筆者らはこれまでに立位における骨盤前方移動と足圧中心前方移動距離には強い相関がみられると報告した[6]。また，足部柔軟性と足圧中心前方移動距離にも関連性があると報告した[8]。すなわち，骨盤が前方移動するためには，足圧中心の前方移動が必要であると考えている。前足部の柔軟性は，横足根関節の可動性で評価できる[7,8]。距骨下関節を中間位に保持した状態で，横足根関節より遠位を把持した前足部を徒手にて最大回内する（図12）。後足部底側面に対して前足部底側面が外反位になるものは，前足部柔軟性が高い（図13）。

図11 歩行角と骨盤前方移動

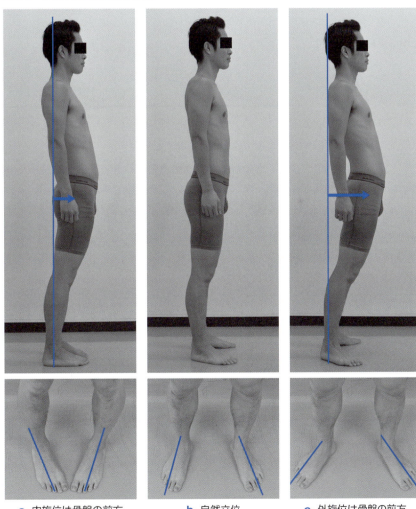

a 内旋位は骨盤の前方移動が制限される　　b 自然立位　　c 外旋位は骨盤の前方移動が大きくなる

図12 横足根関節の柔軟性評価

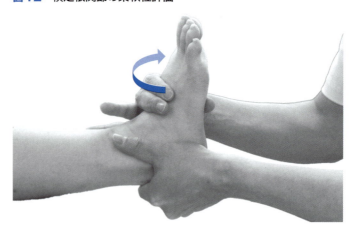

図13 前足部内反と前足部外反

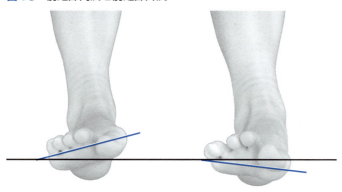

このような前足部は，足圧中心の前方移動を支持することが困難であり，歩行時の蹴り出しもできないのが特徴である．身体を前方移動するには，前足部での支持性を必要とするため，前足部での支持性が向上するエクササイズや足底板などを必要とする．

• 中足骨底屈角と歩行

　第1中足骨長軸と床面のなす角を第1中足骨底屈角という（**図14**）．歩行において，この角度が小さいと母趾頭荷重が強くなり安定性が向上する．そのため立脚中期から足尖離地の前方移動が遅延する．逆に，この角度が大きいと母趾球荷重が強くなり，過度に前方移動が速くなり安定性には欠ける．特に問題となるのは第1中足骨底屈角が大きい場合であり，中足趾節（MTP）関節部への荷重が立脚中期から早期にみられる．中足骨底屈角が大きいために足趾が伸展し，足趾での蹴り出しがみられないのが特徴である．この足部形状により立脚中期から足尖離地にかけて骨盤の過度な前方移動が自動的に誘導される．またこの歩行はMTP関節部への荷重が大きいために前足部底側の障害を引き起こすことが多い（**図15**）．この底屈角は第1趾だけにみられるものではなく，ほかの足趾でもみられる．また，特定の中足骨だけの底屈角が大きい場合もみられ，底屈角が大きい中足骨に対応する足趾は機能しないのも特徴である．

MTP：
metatarsophalan-
geal

▶股関節機能不全と可動域制限の評価と理学療法

　歩行評価だけでなく，静的な自然立位から骨盤を前後，内外側，回旋を行わせる骨盤可動テストは，股関節痛の出現する動き，可動範囲，不安定性を確認できる。基本的にこの評価は被検者自身で自動的に骨盤を動かすが，理学療法士が両手で骨盤を把持し，疼痛の有無だけでなく，可動範囲や抵抗感を評価することが大切である。足部からのアプローチに必要な基本的な考え方を下記に説明する。詳細な評価方法と介入方法は入谷式足底板療法[9, 10]を参照していただきたい。

●矢状面

　矢状面では，歩行時の踵接地から立脚中期と立脚中期から足尖離地に分けて考える必要がある。問診などから疼痛部位を確認した後に歩行評価を行う。疼

図14 第1中足骨底屈角

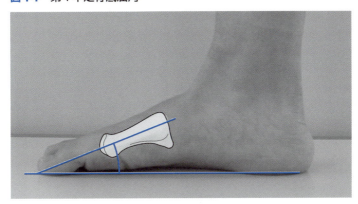

図15 前足部底側痛

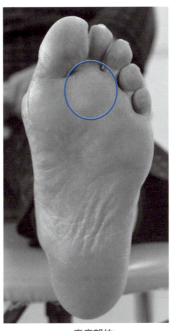
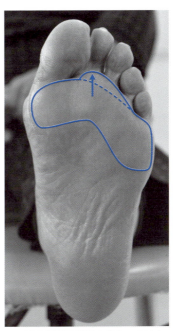

　　a 疼痛部位　　　　　　b 前足部荷重部分の前方への拡大

痛部位と歩行評価の後に骨盤可動テストで骨盤前後の可動性を確認する（**図16**）。そのときの疼痛や可動範囲，抵抗感を評価する。

基本的に股関節後面に疼痛が出現する場合は，踵接地から立脚中期にかけて骨盤の前方移動を誘導する。股関節前面に疼痛が出現する場合は，立脚中期から後期にかけて骨盤前方移動を制御しなければならない。骨盤を踵接地から立脚中期にかけて前方移動を誘導したい場合は，距骨下関節回外誘導を行う。骨盤を後方に残る歩行を誘導したい場合は距骨下関節回内誘導を行う。これは踵

図16 矢状面における骨盤可動テスト

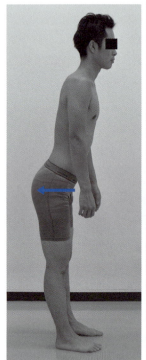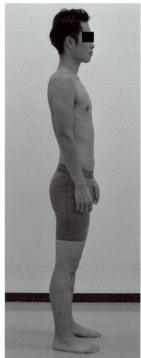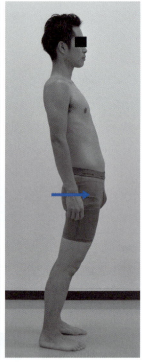

図17 距骨下関節誘導時の足圧中心の軌跡

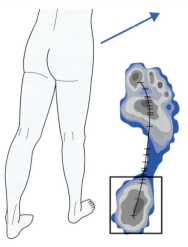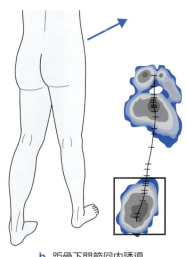

a 距骨下関節回外誘導　　　　　　　　　　**b** 距骨下関節回内誘導

（文献9より引用）

接地直後の単位時間当たりの足圧中心の軌跡からも確認できる（図17）。立脚中期から足尖離地にかけては，第1列を底屈誘導することで母趾球荷重になり，足趾は伸展し下腿は前傾が早期に出現する（図18a）。第1列を背屈誘導することで，母趾頭荷重になり，足趾はMTP関節で屈曲し下腿は前方移動の遅延がみられる（図18b）。

また横アーチの前後の4分類は，歩行の時期によって身体の前方誘導や前方移動の制御をコントロールできる。足底接地から足尖離地までの時間的因子にかかわりをもち，各部分を持ち上げたり，下げたりすることで歩行時の矢状面の動きをコントロールしている（図19）。この横アーチの誘導は，後述する内側縦アーチや外側縦アーチを適正な高さに処方しなければ効果の持続は難しい。まずは内外側アーチを合わせることが重要となる。

図18 矢状面における第1列の運動連鎖

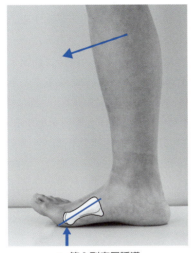
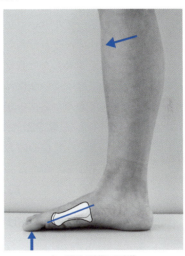

a 第1列底屈誘導　　b 第1列背屈誘導

図19 横アーチレベルと歩行への作用

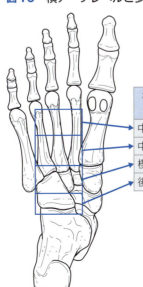

横アーチ レベル	作用する歩行 周期	横アーチ高い	横アーチ低い
中足骨前方	足尖離地	遅延	早い
中足骨後方	踵離地	遅延	早い
楔状骨	立脚中期前半	前方移動早い	前方移動遅延
後足部	立脚初期前半	前方移動早い	前方移動遅延

Clinical Hint

踵接地時の踵骨外反の動き
　踵接地時の安定性は立脚期を通して歩行に影響しているため，コントロールすべき重要な要素の1つと筆者は考えている．踵接地時のわずかな踵骨の動きを十分にコントロールできていないと，その後の歩行時期にも影響を及ぼし，受けた影響はなかなか他の部位で制御することができない．接地した瞬間の前額面の安定性は注意して観察したい．

● 前額面

　問診や歩行観察の後に，骨盤可動テストにて骨盤の内外側での評価を行う（図20）．内側への骨盤可動で疼痛が出現すると内側への動きを制御し，外側への骨盤可動で疼痛が出現すると外側への動きを制御する．基本的に内側への動きは内側縦アーチで制御し，外側への制御は外側縦アーチで制御する．つまり内外側への骨盤可動を制御するには，内側縦アーチと外側縦アーチの高さが重要である．内側縦アーチが高いと足部は回外し，下腿は外方移動する．また内側縦アーチが低いと足部は回内し，下腿は内方移動する．内側縦アーチと外側縦アーチのそれぞれの適正な高さには個人差があるため，個々に合った高さで足部を誘導しなければならない（図21）．実際に足底板を作製しても，足底板が靴に合っていなければ効果は一時的なものとなることを筆者はこれまでに経験してきた．各アーチの高さが適正でなければ，足部に当たりや違和感を与え，水疱形成（図22）やその部分から逃避する歩容を呈する．

　また，骨盤の内方変位に伴って，体幹や頭部が外側変位する跛行を臨床で経験することがある．体幹や頭部の変位する時期は，立脚中期から足尖離地にかけて観察できる（図23）．この体幹や頭部の変位は，立位であればその部分だ

図20　前額面における骨盤可動テスト

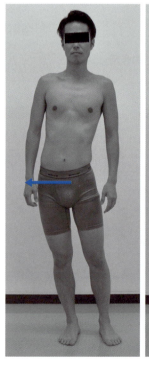
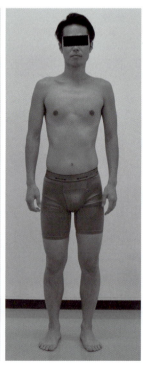
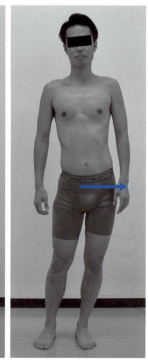

けが変位することはない．具体的には立脚中期から足底接地にかけて母趾球荷重になると，骨盤は内方へ移動し，体幹や頭部は外方へ変位する．必ず骨盤や下肢と影響し合っていることを理解することが重要である．

● 水平面

股関節症では，歩行時に骨盤回旋量の違いを観察できる（図24）．骨盤可動テストで疼痛や可動性を確認する．筆者らは荷重下における大腿骨に対する骨盤回旋量を距骨下関節にて誘導できることを報告した[9]．

図21 アーチの高さと足部と下腿の動き

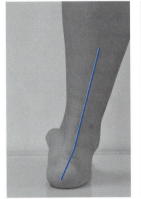
a 内側縦アーチが高い，または外側縦アーチが低い場合

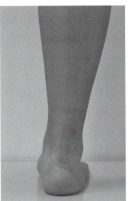
b 中間位

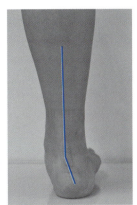
a 内側縦アーチが低い，または外側縦アーチが高い場合

図22 足底板による水疱形成

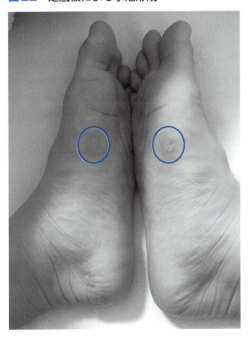

図23 歩行時の頭部と体幹の変位

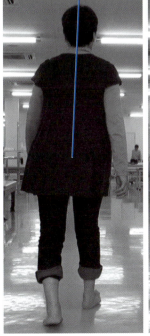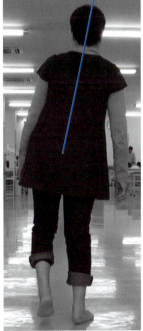

踵接地直後には頭部の変位はみられないが，足底接地と同時に頭部と体幹の変位がみられる．

距骨下関節回外誘導は骨盤を後方回旋方向に誘導し，距骨下関節回内誘導は骨盤を前方回旋方向に誘導する．臨床上の使い方として，骨盤後方回旋で疼痛および後方回旋不足がある場合（図25）は距骨下関節を回外誘導し，骨盤前方

図24 水平面における骨盤可動テスト

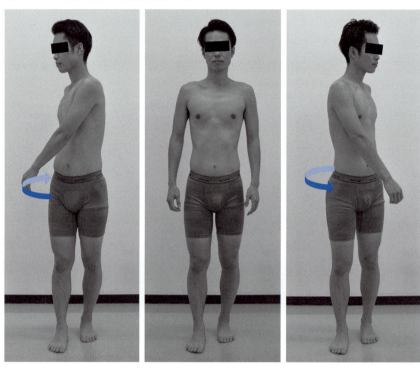

図25 臨床における骨盤後方回旋時の使い方

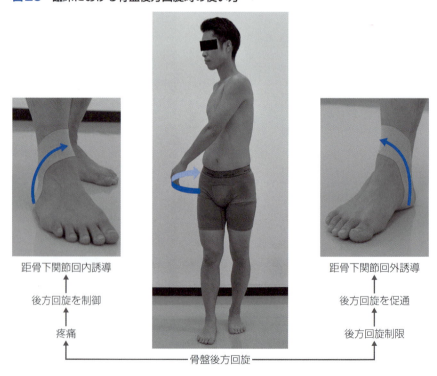

回旋で疼痛および前方回旋不足がある場合（**図26**）は，距骨下関節を回内誘導することが有効である．つまり，疼痛のある回旋方向へは動きを制限させ，回旋不足の方向へは回旋を距骨下関節により誘導できる．距骨下関節を誘導することにより足部，下腿骨，大腿骨の運動連鎖を通じて骨盤を無意識に遠隔操作することが可能である．

▶脚長差

　脚長差のある歩行は，跛行を呈するばかりではなく，左右の非対称な骨盤の高さで立位保持や歩行を繰り返していると，腰痛や股関節周囲に二次的な疼痛や機能障害を引き起こす場合がある．脚長差がみられる歩行の特徴として，短縮側の接地の遅れ，同側の骨盤下制，脚長差が大きいほど同側への側屈が観察できる．歩行観察後に立位での脚長差を確認する（**図27**）．脚長差が大きくなると短縮脚の足関節底屈で補正したり，短縮脚の反対側の膝を屈曲して脚長を合わせようとする．実際，個々で脚長差を補正しようとしているため脚長差を補正する場合は，構造的脚長差の実測値を補高すると短縮側の骨盤が反対側に対して挙上するので，立位や歩行時の骨盤の高さを確認して補高の高さを決定しなければならない．機能的脚長を距骨下関節の誘導で変化させることができることを報告した[10]．歩行時の踵接地から立脚中期には，距骨下関節の誘導による脚長差を補正できるが，足尖離地では個々によって対応が異なることも報告した[11]．歩行時の脚長差が問題になる場面は，特に踵接地から立脚中期にみられることが多い．そのため距骨下関節誘導にて補正できる範囲であれば，これらの時期の機能的脚長を補正することで歩容が改善できる．

図26 臨床における骨盤前方回旋時の使い方

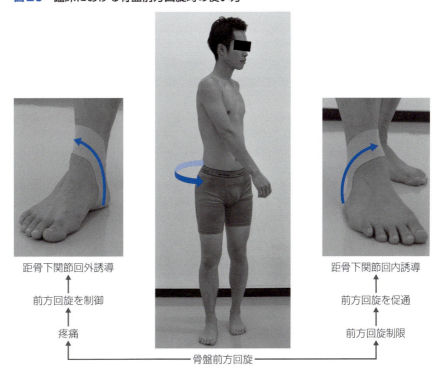

図27 立位での脚長差の評価方法

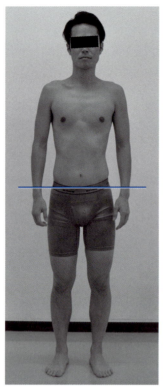
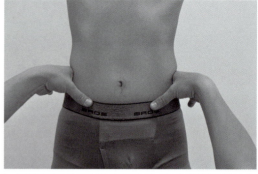
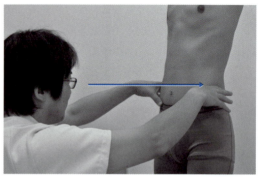

a 脚長差の確認方法
静止立位にて均等に荷重をかける。

b 検者は患者の腸骨稜を両手の示指を伸展位で高さを確認する

b わずかな左右差を見落とさないように検者の目線は示指の高さに合わせる

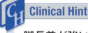

脚長差が強い場合の介入順序

　脚長差が強い症例に足部からアプローチする場合は，脚長差による跛行が強いと先に脚長差を整えてから足部誘導を行いたくなる。しかし，脚長差には距骨下関節の誘導や蹴り出し時における足関節の底屈が関与するため，それらの足部誘導後に細かく脚長差の補正を行ったほうがよい。

Memo　THA後の脚長差

　股関節症の術後において構造的脚長差がTHAにて改善されているにもかかわらず，歩行時に脚長差を訴えることがある。これは，構造的脚長差が改善されても術前の脚長差による股関節周辺への影響が残存し，立位や歩行で脚長差が生じることによる。この脚長差は徐々に改善するが，非対称性の骨盤の高さのままで歩行すると股関節周囲への負担は術後に変化しない。脚長差の歩行がみられるのであれば，可能な限り早期に見かけ上の脚長差を改善し，股関節周囲への負担を軽減することより早期に脚長差の訴えが減少することがある。

足底板による歩行コントロールの実際

　入谷式足底板の基本的な考え方を使った部分的なパッドでのアプローチでも，股関節機能不全や可動域制限，また脚長差には十分な効果があり歩行や疼痛を改善できる。変形によって出現したこれらの問題は，運動療法だけは股関節機能の改善は難しい場合もあり，物理的にパッドなどで支持し荷重方向を変更す

ることで股関節機能を補える。まずは多くの理学療法士が自分の理学療法の手助けになるための一手段として積極的に足からのアプローチを行ってほしい。筆者は運動療法や足底板療法が互いに補完し合うことで，より効果的な理学療法が展開できると考えている。

骨盤可動テストは疼痛の出現する動きを容易に評価できるため，臨床でも多くの場面で使っていただきたい。しかし，股関節症は股関節機能の低下により，制御や誘導が強いと反対側への疼痛を出現し，跛行を呈することが多い。実際の歩行において疼痛の有無や歩行の円滑性を確認しなければならない。したがって疼痛の出現する動きを矯正しすぎない誘導を心がけたい。骨盤可動テストなどで疼痛が明らかでない症例や初動時痛の症例では，歩行時の小さなブレや偏り，患側股関節での立脚期が時間的に長いものは，パッドだけではコントロールが難しいことがある。そのような場合には入谷式足底板で細やかな歩行コントロールを行うことで改善できる。

股関節症に対する足からのアプローチは，無意識下に歩行をコントロールし，変化しにくい股関節機能を補うことによって跛行や疼痛を軽減できる。このように少しでも効率的な歩行を獲得することで，歩行距離を拡大し活動範囲の拡大にもつながると考えている。股関節症に足底板療法を行うと継続的に利用する患者が多い。これは跛行や疼痛の改善に有効な結果だといえるだろう。ここでの解説が，足からのアプローチを行っていない理学療法士の介入のきっかけになれば幸いである。いつの日か多くの理学療法士がスタンダードな方法として足部からのアプローチを行うようになり，股関節症患者の生活の質（QOL）の向上に貢献できることを願う。

QOL：
quality of life

文献

1) 髙井逸史, ほか：加齢による姿勢変化と姿勢制御. 日本生理人類学会誌, 6(2)：11-16, 2001.
2) Perry J, ほか：ペリー歩行分析：正常歩行と異常歩行(武田 功 ほか監訳), p65-76, 医歯薬出版, 2007.
3) 川端悠士, ほか：人工股関節前置換術例の自覚的脚長差に対する補高は下肢荷重率の均等化に有効か？. PTジャーナル, 50(8)：797-802, 2016
4) 日本整形外科学会診療ガイドライン委員会, ほか：変形性股関節症診療ガイドライン2016. p109, 南江堂, 2016.
5) Seibel MO：Foot Function(入谷 誠 訳), p91-102, ダイナゲイト, 1996.
6) 岩永竜也, ほか：ヒールパッドが矢状面での立位骨盤前方移動に及ぼす影響. 理学療法学, 44(Suppl 2), 2017. doi：10.14900/cjpt.2016.0329,
7) 岩永竜也, ほか：足部柔軟性の違いが前方リーチ距離と足圧中心位置に与える影響. 理学療法学, 42(Suppl 2), 2015. doi：10.14900/cjpt.2014.1849
8) 入谷 誠：足底挿板療法(dynasole PC). 整形外科理学療法の理論と技術(山嵜 勉 編集), p62-83, メジカルビュー社, 1997.
9) 入谷 誠：下肢の障害に対する理学療法の結果の出し方1 入谷式足底板. 結果の出せる整形外科理学療法, p230-260, メジカルビュー社, 2009.
10) 入谷 誠：入谷式足底板 基礎編, 運動と医学の出版社, 2011.
11) 岩永竜也, ほか：距骨下関節の肢位が骨盤回旋に与える影響 －入谷式足底板に用いる骨盤回旋テストの検証－. 理学療法学, 37(Suppl 2), 2009. doi：10.14900/cjpt.2009.0.C302153.0
12) 岩永竜也, ほか：距骨下関節の回内外誘導による機能的脚長差の補正について. 理学療法学, 39(Suppl 2), 2011. doi：10.14900/cjpt.2011.0.Ca0216.0
13) 岩永竜也, ほか：距骨下関節誘導が歩行時の機能的脚長に与える影響. 理学療法学, 40(Suppl 2), 2012. doi：10.14900/cjpt.2012.0.48100839.0

| Ⅲ 機能障害別マネジメント | B 他部位からの影響の評価と理学療法
―影響発生源をどのように特定するか― |

2 膝関節機能からの影響の評価と理学療法

Abstract
- 各関節の機能障害と骨形態異常から隣接関節へ加わる力学的ストレスを見極める。
- 整形外科的手術後の介入は，修正された骨形態変化を把握し，他関節との関係を考えて介入の優先順位を付ける。

はじめに

　機能障害のない関節運動を想像する。非自重下の環境で膝関節運動を正確に行うためには，膝関節より近位にある股関節や体幹の機能，特に固定性が必要となる（図1）。同じく自重下では，足・股関節，体幹の機能が重要となる（図2）。この考え方を基本にすると膝関節の影響が股関節へ及ぼす問題よりも足・股関節，体幹の影響が膝関節へ及ぼす問題のほうが大きいように思える。しか

図1 非自重下での膝関節運動

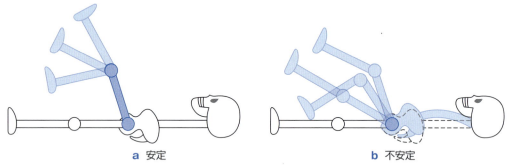

a：股関節や体幹が安定した状態では膝関節屈伸運動がスムーズに行える。
b：股関節や体幹が不安定な状態では膝関節屈伸運動を行おうとしても安定しない。

図2 自重下での膝関節運動

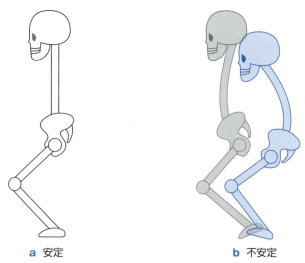

a：足・股関節，体幹が安定した状態では膝関節屈伸運動をスムーズに行える。
b：足・股関節，体幹が不安定な状態では膝関節屈伸運動を行おうとしても安定しない。

し，機能障害がある場合はその障害を代償するため，通常とは異なる関節運動が起こる。さらに手術により術前の骨形態異常を修正することで他関節へ影響が出ることもある。これらの現象は，膝・股関節の相互で起こりうる。そこで本項では特に機能障害と術前後の骨形態変化に注目し，膝関節の影響が股関節へ及ぼす問題と股関節の影響が膝関節へ及ぼす問題という2つの視点から述べたい。ここで述べる機能障害とは，固定性・可動性の障害と疼痛出現とし，骨形態異常のなかには骨配置異常(アライメント異常)も含むものとする。

基本的知識

関節の固定性・可動性には静的安定性や動的安定性，関節拘縮の有無が関与し，疼痛出現には主に伸張や圧縮ストレスが関与する。

▶膝関節

膝関節は大腿脛骨関節と膝蓋脛骨関節の2つの関節から構成され，大腿脛骨関節は完全伸展位で側方安定性が高まり，膝蓋大腿関節は屈曲位で安定性が高まる。

膝関節の静的安定性には，内側側副靱帯(MCL)や外側側副靱帯(LCL)，前十字靱帯(ACL)，後十字靱帯(PCL)，膝蓋大腿靱帯，半月板(内側と外側に位置する線維軟骨組織)などが関与し，動的安定性には，膝関節周囲の筋肉，特に膝窩筋や内側広筋が関与する。膝関節痛は，脛骨粗面や膝蓋大腿関節，半月板，膝蓋下脂肪体，滑液包，腸脛靱帯，膝蓋靱帯・膝蓋支帯，側副靱帯，鵞足(縫工筋腱，薄筋腱，半腱様筋腱)，半膜様筋，腓腹筋内側頭，後外側支持機構(外側側副靱帯，膝窩筋腱，膝窩腓骨靱帯など)，大腿二頭筋などに由来するものがある。

MCL：
medial collateral ligament

LCL：
lateral collateral ligament

ACL：
anterior cruciate ligament

PCL：
posterior cruciate ligament

Clinical Hint

脛骨粗面の痛み

脛骨粗面の痛みは成長に伴って出現することが多く，脛骨粗面が軟骨結合のみの時期(11〜14歳)[1]や急激な身長増加が起きた時期に発生しやすい。発生原因として大腿四頭筋の過剰収縮が挙げられるため，介入は過剰収縮が起きている原因に対して行う。さまざまな原因が考えられるが，脊椎や仙腸・股・足関節といった膝関節以外の部位にヒントが隠されていることも多い。

▶股関節

股関節は寛骨と大腿骨からなる臼状関節であり，球関節の肩関節と似ている。寛骨臼の被覆率が高いため肩関節よりも可動範囲は狭いが，安定性に優れ，荷重を受け止める役割がある。

股関節の静的安定性には，骨形態や関節唇，関節包，靱帯(腸骨大腿靱帯，恥骨大腿靱帯，坐骨大腿靱帯)が関与する(「Ⅰ章-2 股関節の機能解剖とバイオメカニクス」の**図4**(p16)参照)。動的安定性には，股関節周囲の筋肉，特に深層外旋六筋(梨状筋，大腿方形筋，内・外閉鎖筋，上・下双子筋)や中・小殿筋，

腸腰筋が関与する(**図3, 4**)。股関節痛は，関節唇や関節包，滑液包，大腿直筋，内転筋群，腸腰筋，中・小殿筋，大腿筋膜張筋などに由来するものがある。

整形外科的手術前後の骨形態変化

　手術前は先天的な変形，外傷による靱帯損傷，骨折などによる骨形態異常が起きていると考えられる。関節拘縮により，骨形態異常はなくとも関節運動としては異常である場合も多い。整形外科的手術は，これら術前の骨形態異常を解剖学的な形態に近い状態へ修正する。

図3 股関節周囲の筋肉（表層）

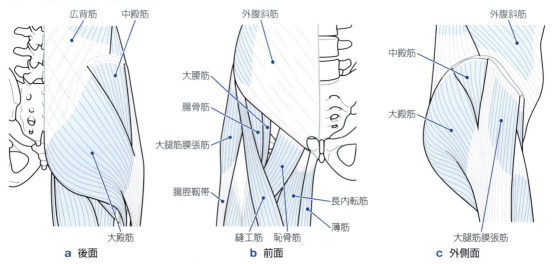

a 後面　　b 前面　　c 外側面

図4 股関節周囲の筋肉と滑液包（深層）

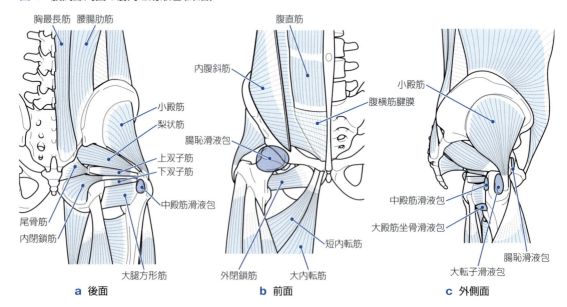

a 後面　　b 前面　　c 外側面

TKA：
total knee arthroplasty

HTO：
high tibial osteotomy

DDH：
developmental dysplasia of the hip

FAI：
femoroacetabular impingement

THA：
total hip arthroplasty

BHA：
bipolar hip arthroplasty

▶膝関節

　膝関節の骨形態異常が疑われる診断名は，変形性膝関節症（以下，膝関節症）や膝蓋骨脱臼，骨折である．この診断名に対する手術として，人工膝関節全置換術（TKA）や脛骨高位骨切り術（HTO），内側膝蓋大腿靱帯再建術，骨接合術などが行われる（図5）．

▶股関節

　股関節の骨形態異常が疑われる診断名は，変形性股関節症（以下，股関節症）や発育性股関節形成不全症（DDH），脱臼性股関節症，大腿骨寛骨臼インピンジメント（FAI），大腿骨近位部骨折である．手術は，人工股関節全置換術（THA）や人工骨頭置換術（BHA），骨切り術，骨接合術などが行われる（図6）．

図5　膝関節の術前後アライメント変化

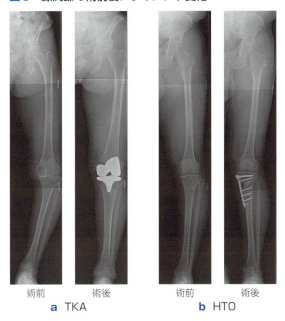

　　a　TKA　　　　　　　　　　b　HTO

図6　股関節の術前後アライメント変化

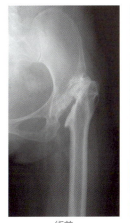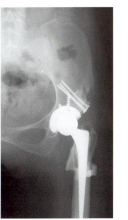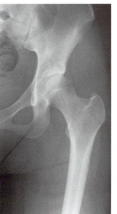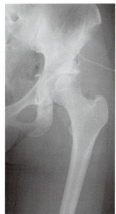

　　a　THA（大腿骨転子下骨切り併用）　　　　b　寛骨臼回転骨切り術

骨形態変化の評価

単純X線画像やCT画像と理学所見を用いて，可能であれば非自重下と自重下のどちらの条件でも評価を行う。理学所見のみで評価する場合は，下記評価の変化から骨形態を予測する。

▶膝関節

FTA：
femorotibial angle

TMD：
trochanter malleolar distance

単純X線画像やCT画像では大腿脛骨角（FTA）や下肢機能軸（Mikulicz線），膝蓋骨傾斜角などを評価する（図7）。理学所見では視診や触診，関節可動域，Q-angle，内側顆間距離，内果間距離，転子果長（TMD）の左右差や術前後差を評価する（図8）。

図7　膝関節の単純X線・CT画像評価

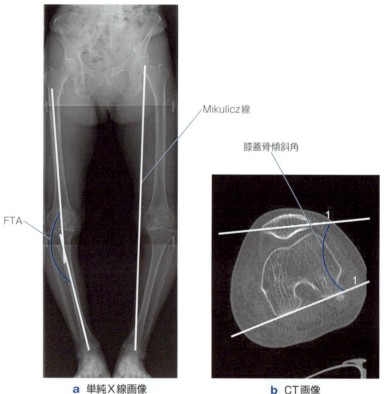

a 単純X線画像　　b CT画像

FTA：大腿骨軸と脛骨骨軸のなす角度，健常値は176～178°である。
Mikulicz線　：大腿骨頭中心と足関節中心を結んだ線。健常者はこの線が膝の中心のやや内側を通過する。脛骨プラトーの上で，脛骨内側端からMikulicz線が通過する点までの距離を脛骨プラトーの内外幅で除した値を％MA（mechanical axis）として表記することが多い。
膝蓋骨傾斜角：大腿骨内外顆後方の接線と膝蓋骨長軸を結ぶ線のなす角度。

図8 膝関節の骨形態変化をとらえる理学評価

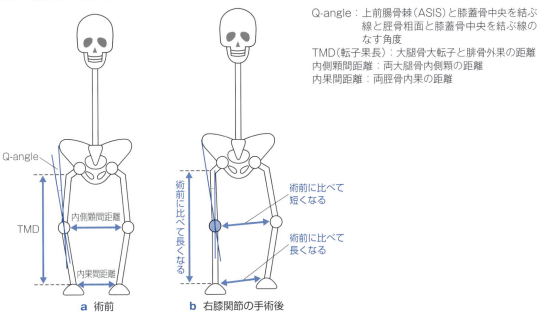

Q-angle：上前腸骨棘（ASIS）と膝蓋骨中央を結ぶ線と脛骨粗面と膝蓋骨中央を結ぶ線のなす角度
TMD（転子果長）：大腿骨大転子と腓骨外果の距離
内側顆間距離：両大腿骨内側顆の距離
内果間距離：両脛骨内果の距離

a 術前
b 右膝関節の手術後

術前に内反していた膝関節が術後外反位に修正された場合は，Q-angleは大きくなり，内側顆間距離は短く，内果間距離は長くなる。TMDは，術後の矯正角度と骨切り量により変化する。

> **Memo** FTAとQ-angleの違い
>
> FTAは大腿骨と脛骨の位置関係を示す指標であり，Q-angleは上前腸骨棘（ASIS）と膝蓋骨，膝蓋腱の走行から骨盤と大腿骨，脛骨の位置関係を示す指標である。そのため，股関節（骨盤と大腿骨）と膝関節（大腿骨と脛骨）の変化を知りたい場合は，Q-angleの変化がより参考となる[2,3]。Q-angleは体表測定が一般的だが，単純X線画像を用いた評価も行われている[4]（図9）。
>
> ### 図9 FTAとQ-angleの違い
>
>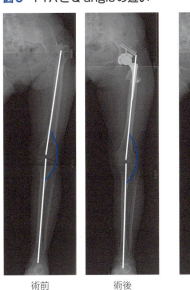
>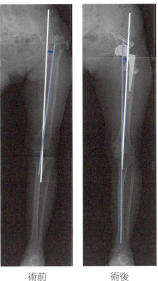
>
> 術前　術後　　　術前　術後
> a FTA　　　　b Q-angle
>
> THA前後にFTAの変化はないが（a），Q-angleは変化する（b）。
> 図9bのQ-angleは，術前マイナスの値が術後はプラスの値になっている。

ASIS：anterior superior iliac spine

CE：
center edge

SMD：
spina malleolar
distance

▶股関節

　単純X線画像やCT画像では骨盤傾斜角[5]や脚長差，頸体角，CE角，骨頭中心位置（femoral off-set，cup off-set，cup height），大腿骨前捻角，臼蓋前方開角，Crowe分類[6]などを評価する（図10〜12）。理学所見では視診や触診，関節可動域，Craig test，棘下長（SMD）の左右差と術前後差を評価する（図13）。

図10　骨盤傾斜角，脚長差，CE角，頸体角の計測

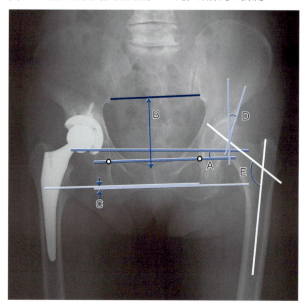

A：骨盤側方傾斜。水平線と左右涙痕を結ぶ線のなす角度
B：骨盤前後傾。仙腸関節下縁を結ぶ線から恥骨結合上縁の距離。55 mm以下を後傾タイプ，55〜100 mmは通常タイプ，100 mm以上は前傾タイプである[5]
C：脚長差。左右涙痕を結ぶ線から小転子最頂部までの距離の左右差
D：CE角。両骨頭中心を通る線の垂線と骨頭中心と臼蓋外側縁を結ぶ線のなす角度
E：頸体角。大腿骨頸部長軸と大腿骨骨幹部長軸のなす角度

図11　骨頭中心位置の変化

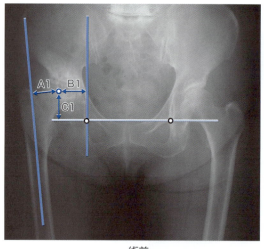

a　術前

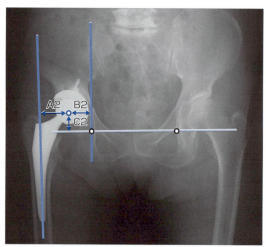

b　右THA後

A1, A2：大腿骨軸から骨頭中心までの距離
B1, B2：左右涙痕下端を結ぶ線から涙痕を通る垂線と骨頭中心までの距離
C1, C2：左右涙痕下端を結ぶ線と骨頭中心までの距離

THA後にA（femoral off-set）はやや大きくなっている。B（cup off-set）とC（cup height）は小さくなり，骨頭中心が内下方へ移動していることがわかる。

図12 前捻角の変化

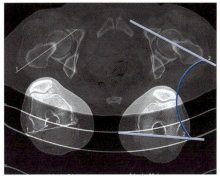
大腿骨前捻角 23°

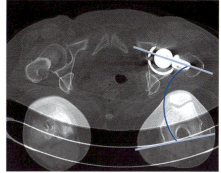
ステム前捻角 29°

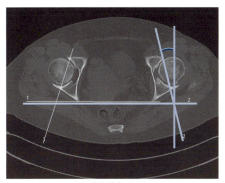
臼蓋前捻角 14°

a 術前

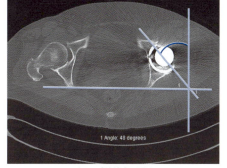
カップ前捻角 42°

b 左THA後

大腿骨（ステム）前捻角：大腿骨両顆部後縁を結ぶ線と大腿骨頸部軸（骨頭中心とステムのショルダー中心を結ぶ線）のなす角度
臼蓋（カップ）前捻角　：両坐骨後縁を結ぶ線の垂線と臼蓋（カップ）の前後縁を結ぶ線のなす角度

図13 股関節の骨形態変化をとらえる理学評価

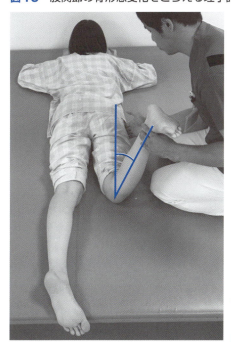
a Craig test

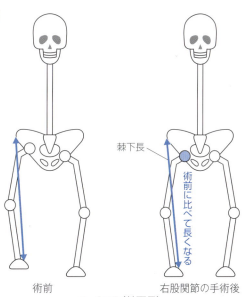

棘下長

術前に比べて長くなる

術前　　　右股関節の手術後
b SMD（棘下長）

a：腹臥位で膝関節を屈曲させ，大転子を触診しながら股関節の内外旋の全可動域を動かし，大転子が外側に最も突出した位置の床への垂線と下腿軸の角度を測定する．正常値は15°程度である．
b：ASIS（上前腸骨棘）と脛骨内果の距離．術前に上外方へ脱臼していた股関節が術後原臼位に修正された場合は，SMDは長くなる．

CT画像からわかること

　THA前後の大腿骨（ステム）前捻角の値だけをみると術前後で変化していないが，画像を確認すると骨盤に対して大腿骨が術前よりも屈曲・内旋していることがわかる（図14）。術後は数値を調べるだけではなく，骨の位置関係にも注目すると理学評価を行うヒントが得られる。

図14　THA前後のCT画像からわかること

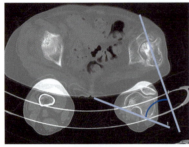
大腿骨前捻角 40°

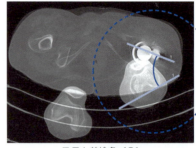
ステム前捻角 40°

手術前より股関節が屈曲・内旋している。

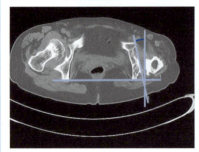
臼蓋前捻角 12°
a　術前

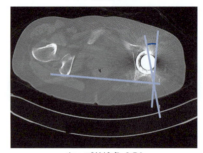
カップ前捻角 16°
b　左THA後

影響発生源の評価

　現在起きている機能障害と現在に至るまでの経過を聴取し，経過の長い部位や疼痛が強く出現している部位が影響発生源である可能性が高いと予測する。予測後は，その発生源の影響を軽減したうえで他部位の障害がどう変化するかを確認する。THA後は評価中の脱臼肢位（股関節屈曲・内転・内旋，伸展・外旋の複合運動）に十分注意する。

▶膝関節

　静的安定性の評価は，側副靱帯（MCL，LCL）には外反・内反ストレステストやtibial external rotation test，十字靱帯（ACL，PCL）は前方・後方引き出しテスト，半月板はMcMurray testなどを行う（図15）。

　動的安定性は，MMTやハンドヘルドダイナモメーター（HHD）を用いた粗大筋力評価（「Ⅳ章-B-2 膝関節機能からの影響の評価と理学療法」の図6（p280）参照）後に，非自重下での膝関節屈伸運動や自重下でのスクワット，ランジ動作，歩行などの動作評価を行う。歩行評価の際は，lateral thrustやmedial thrustの有無も確認する（図16）。

MMT：
manual muscle testing

HHD：
hand held dynamometer

図15 膝関節の静的安定性に関わる組織の評価

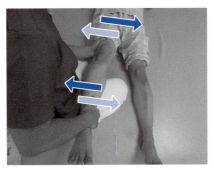

a 外反（内反）ストレステスト

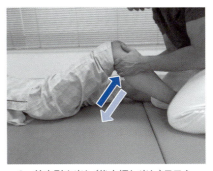

b 前方引き出し（後方押し出し）テスト

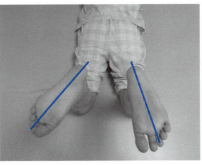

c tibial external rotation test

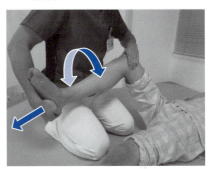

d McMurray test

a：（外反ストレステスト）膝関節外反を強制させ，疼痛や不安定性を評価する。陽性はMCL損傷が疑われる。
（内反ストレステスト）写真とは手の位置を逆にし，膝関節内反を強制させ，疼痛や不安定性を評価する。陽性は後外側支持機構の損傷が疑われる。
b：（前方引き出しテスト）大腿骨に対して脛骨を前方へ引き出し，疼痛や不安定性を評価する。陽性はACL損傷が疑われる。
（後方押し出しテスト）大腿骨に対して脛骨を後方へ押し出し，疼痛や不安定性を評価する。陽性はPCL損傷が疑われる。
c：背臥位，腹臥位，膝関節屈曲30～90°で下腿を外旋させ，左右差を評価する。陽性はMCL損傷が疑われる。ACLやPCL損傷でも陽性となることがある。
d：膝関節屈曲位から伸展と内・外旋を誘導し，膝関節内の疼痛やクリック音を評価する。陽性は半月板損傷が疑われる。

図16 lateral thrust と medial thrust

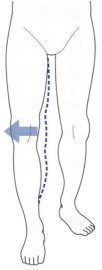

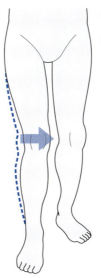

a lateral thrust　　b medial thrust

a：歩行の立脚中期に生じる外側への横ぶれ
b：歩行の立脚中期に生じる内側への横ぶれ

膝関節痛の評価は，各部位を伸張，圧縮した際の疼痛変化を用いる。疼痛誘発テストとしては，Hoffa testやpatella compression testがある（**図17**）。上記の安定性評価で疼痛が出現した場合もこれに含まれる。

▶股関節

股関節の静的安定性の評価は骨形態評価が主となる。関節唇や関節包，靱帯損傷は，log roll testやFADIRF test，FABERE testの結果も参考にする（**図18**）。動的安定性はMMTやHHDを用いて粗大筋力を確認し（「Ⅳ章-B-2 膝関節機能からの影響の評価と理学療法」の**図5**（p280）参照），非自重下での股関節運動や自重下でのTrendelenburg test，立ち上がり，歩行などの動作評価を行う。歩行評価の際は，脊柱の側屈・回旋制限を確認後に「支持側骨盤下制タイプ」か「支持側骨盤挙上タイプ」か，どちらにも当てはまらないかを確認する（**図19**）。

FADIRF：
flexion-adduction-internal rotation-flexion

FABERE：
flexion-abduction-external rotation-extension

図17 膝関節の疼痛誘発テスト

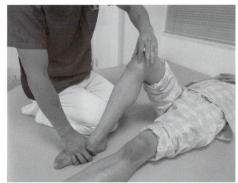

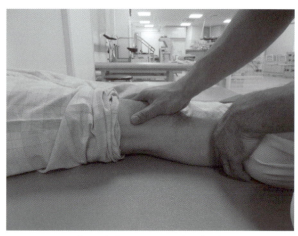

b patella compression test

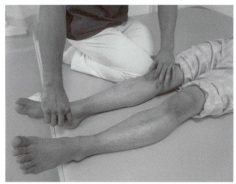

a Hoffa test

a：膝関節30〜60°屈曲位から膝蓋下脂肪体を圧迫し，膝関節を伸展した際の疼痛を評価する。陽性は膝蓋下脂肪体の炎症が疑われる
b：膝蓋骨を圧迫して内側または外側へ誘導させ疼痛を評価する。陽性は膝蓋大腿関節の障害が疑われる。

図18 股関節の関節唇・関節包，靱帯の評価

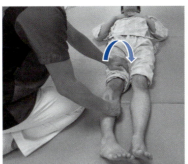
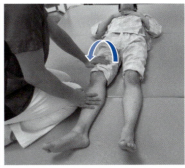

a log roll test

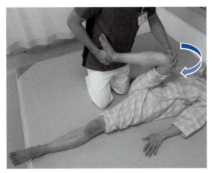
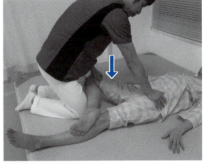

b FADIRF test　　　　　　　　　**c** FABERE test

a：背臥位で股関節を他動的に内・外旋させ，左右差やクリック音を評価する。陽性は関節唇損傷が疑われる。過剰な外旋の可動性は腸骨大腿靱帯の弛緩が疑われる。
b：背臥位で股関節を他動的に屈曲・内転・内旋させたときの疼痛を評価する。陽性は前方でのインピンジメントや仙腸関節障害が疑われる。
c：背臥位で股関節を他動的に屈曲・外転・外旋させたときの疼痛を評価する。陽性は股関節障害や仙腸関節障害が疑われる。

図19 立脚期代償姿勢のタイプ分け

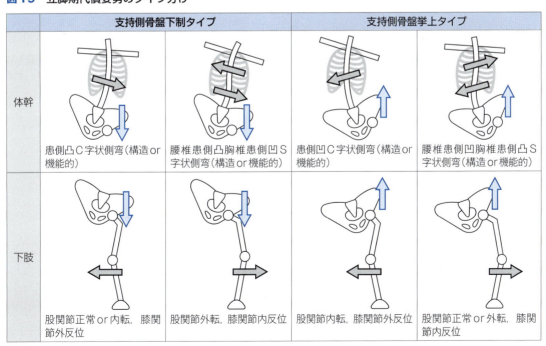

股関節痛の評価も各部位を伸張，圧縮した際の疼痛変化を用いる。疼痛誘発テストは，Ely test や Thomas test，Ober test など各筋の短縮テストを用いることもある(図20)。大転子滑液包の疼痛は，Ober test の肢位で大腿筋膜張筋を緊張させ，股関節を屈曲・伸展させてその変化を調べる。内転筋群は，股関節の屈曲や回旋角度によりモーメントアームが異なる[7]ため，股関節角度を変化させながら行う(図21)。

影響発生源の特定後の介入

　他関節が関連している場合，その現象の多くは自重下で発生する。そのため機能障害への介入は，自重下での動作へつなげることを意識して進める。骨形態異常や変化に対する介入は，その程度を把握し，経過や病期，生活を見据えて必ずしも正常な関節運動を求めることが正解であるとは限らないことも念頭に入れてかかわる。

図20　股関節の筋短縮テスト

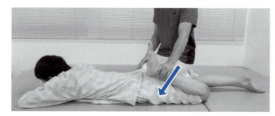
a　Ely test

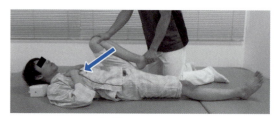
b　Thomas test

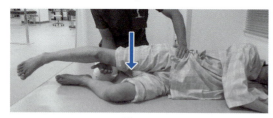
c　Ober test

a：腹臥位で膝関節を他動的に屈曲させ，同側の股関節屈曲運動を評価する。陽性(屈曲出現)は，大腿直筋の短縮が疑われる。
b：背臥位で股関節を他動的に屈曲させ，対側の股関節屈曲運動を評価する。陽性(屈曲出現)は，腸腰筋の短縮が疑われる。
c：側臥位で大腿遠位を把持している手を離し，同側の股関節内転運動を評価する。陽性(内転が制限)は，大腿筋膜張筋の短縮が疑われる。

図21　股関節内転筋群の評価

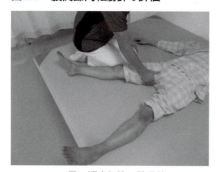
a　長・短内転筋，恥骨筋

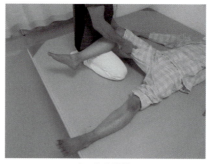
b　大内転筋

a：股関節屈曲・内旋作用もあるため解剖学的肢位で外転・外旋させ，筋腹や大腿骨後面の粗線，近位後内側面(恥骨筋線)に圧を加える。
b：股関節伸展作用もあるため股関節を軽度屈曲位で外転させ，筋腹や大腿遠位後内側の粗線や内転筋結節に圧を加える。

▶膝関節が発生源の股関節機能障害

膝関節運動は上行性運動連鎖により股関節へ伝わると想像する（**図22**）。膝関節の機能障害が発生源である場合は，股関節機能障害が主訴であっても膝関節にも介入する。

例えば，膝関節内反運動が出現しているケースが下前腸骨棘（AIIS）周囲に股関節の屈筋である大腿直筋の過剰収縮による股関節の疼痛を訴えていたとする。この場合，上行性運動連鎖を考えると膝関節内反運動は股関節を伸展・外転・外旋させるため，屈曲・内転・内旋を主動作とする軟部組織にストレスが加わると考えられる。そのため，介入は股関節痛の原因である大腿直筋の過剰収縮を軽減する目的で，膝関節内反運動に対して行う。内反運動の原因が靱帯損傷など固定性の問題である場合は装具やテーピングの指導（**図23**），可動性や疼痛の問題である場合はその改善を行う。その際は膝関節機能障害が改善されるまでの期間を見極め，長期間装具やテーピングを使用し続けるなど過剰な介入とならないように注意する。

膝関節の骨形態異常が発生源である場合は，手術が予定されているか否かで介入が変わる。手術が予定されている場合は，術後に獲得されるアライメントを予測して自重下での股関節や足関節の機能練習を行う。手術が予定されていない場合は，その環境でいかに股関節へ負担をかけないかを考え，膝関節内反運動が起きないように足底板や補高を使用して荷重環境を整える。

▶股関節が発生源の膝関節機能障害

股関節運動は下行性運動連鎖により膝関節へ伝わる（**図24**）。股関節の機能障害が発生源である場合は，膝関節が発生源であるときと同様に膝関節機能障

AIIS：
anterior inferior iliac spine

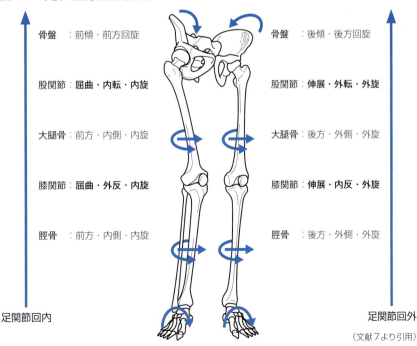

図22 下肢の上行性運動連鎖

骨盤　　：前傾・前方回旋
股関節：**屈曲・内転・内旋**
大腿骨：前方・内側・内旋
膝関節：**屈曲・外反・内旋**
脛骨　　：前方・内側・内旋
足関節回内

骨盤　　：後傾・後方回旋
股関節：**伸展・外転・外旋**
大腿骨：後方・外側・外旋
膝関節：**伸展・内反・外旋**
脛骨　　：後方・外側・外旋
足関節回外

（文献7より引用）

図23 膝関節固定性への介入

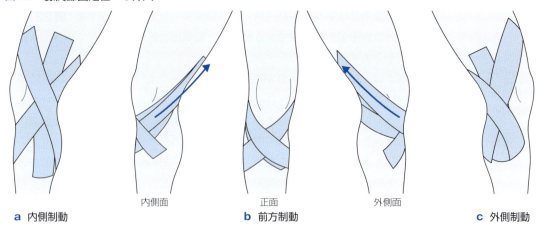

a 内側制動　　内側面　　b 前方制動　正面　外側面　　c 外側制動

アンカーテープに図のようなテーピングを組み合わせ，張力を調整して膝関節の固定性を高める。

図24 下肢の下行性運動連鎖

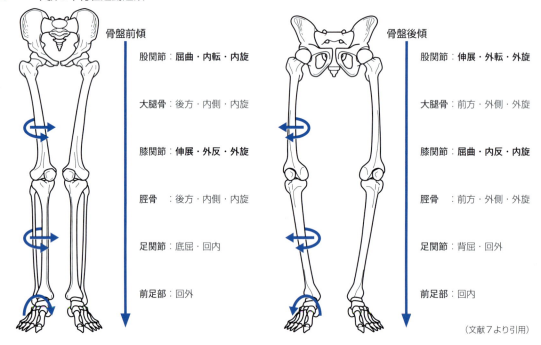

骨盤前傾
- 股関節：**屈曲・内転・内旋**
- 大腿骨：後方・内側・内旋
- 膝関節：**伸展・外反・外旋**
- 脛骨　：後方・内側・内旋
- 足関節：底屈・回内
- 前足部：回外

骨盤後傾
- 股関節：**伸展・外転・外旋**
- 大腿骨：前方・外側・外旋
- 膝関節：**屈曲・内反・内旋**
- 脛骨　：前方・外側・外旋
- 足関節：背屈・回外
- 前足部：回内

（文献7より引用）

害が主訴であっても股関節の問題にも介入する。

　股関節の骨形態異常が発生源の場合は，その代償がどのような運動連鎖として膝関節に現れているかを評価する。coxitis knee[8]やlong leg arthropathy[9]，windswept deformity[10]など股関節と膝関節の関係を述べた報告は散見されるが，その変形のパターンは多岐にわたる（**図25**）[11, 12]。骨形態異常が手術により改善した場合は，骨形態異常の修正による股関節周囲軟部組織への介入と術前の骨形態異常と代償運動に合わせた各ケースなりの新たな運動連鎖の練習が重要となる。

　例えば，THA後に膝関節外側痛が発生したケースが術前に股関節の高位脱臼があったとする。この場合，手術により骨頭中心を解剖学的な位置へ引き下

図25 脱臼性股関節症の下肢アライメント

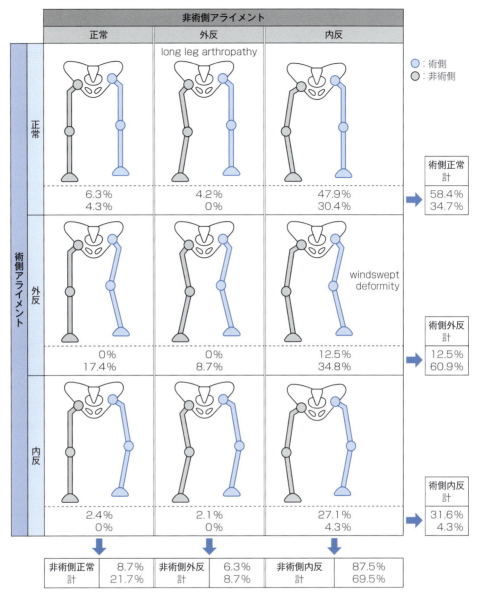

％の上段はSomeya Sら（n=48）[11]，下段は江頭ら（n=23）[12]の報告である。術側正常，非術側膝関節内反のアライメントが比較的多い。

げることで股関節周囲の軟部組織は伸張され，骨盤に対して大腿骨は外転・内旋しやすくなる（図26）。また術前の股関節が外旋位で亜脱もしくは脱臼していた場合や術後に前捻角が増加した場合は，股関節の求心位をとるため術前よりも股関節は内旋する（図27）。この状態で足部が術前と同様に接地・蹴り出しを行った場合は，下腿は大腿骨に対して術前よりも外旋しやすくなる。後外側支持機構は下腿外旋を制動している[13,14]ため，過度な伸張ストレスが加わると疼痛発生の原因となる。このようなケースの介入は，股関節周囲軟部組織への介入と新たな前捻角での足関節機能獲得となる。軟部組織の伸張性が改善されるまでは，無理に正常歩行へ近づけようとさせないことが重要である。

図26 骨頭中心位置と下肢アライメントの変化

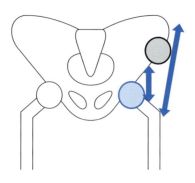
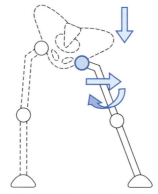

骨頭中心を解剖学的な位置へ戻すことにより，術前短縮していた中・小殿筋などの軟部組織が術後に伸張されて股関節外転・内旋位をとりやすくなる。

● ：THA前の骨頭中心位置
● ：THA後の骨頭中心位置

a 骨頭中心位置の変化　　b 下肢アライメントの変化

図27 THA前後のアライメント変化による足部の向き

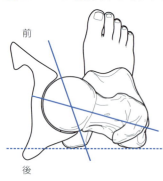
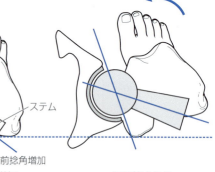

a 術前前捻角　　b THA後ステム前捻角増加　　c 股関節求心位

図は簡略化したが，THA後の前捻角は，カップ前捻角も変化しているため，ステムのみではなくカップとステムの前捻角を合わせたcombined anteversionの変化でとらえる。

Clinical Hint

徒手的な介入のコツ

　股関節に対して徒手的に介入する際は，骨盤を固定して大腿骨を動かすことが多い。しかし，この場合の股関節への刺激は上行性に伝わる。股関節に機能障害がある場合は，その障害が下肢へ下行性に伝わるため，介入の際も大腿骨を固定し，骨盤の動きを誘導するといった考え方も重要となる（**図28**）。

図28 徒手的介入を行う際のコツ

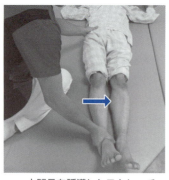
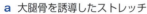
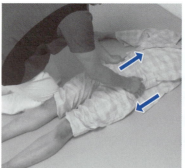
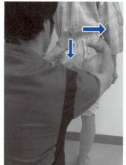

a 大腿骨を誘導したストレッチ　　b 骨盤を誘導したストレッチと荷重練習

a：骨盤を固定し，右股関節を内転させるストレッチ
b：大腿骨を固定し，骨盤を右挙上・左下制させ相対的に右股関節を内転させるストレッチ，立位で骨盤を右側方へ移動させ，相対的に右股関節内転位での荷重を促す練習

おわりに

　他部位に問題がある場合の症状部位への介入は対症療法である。介入効果が乏しい場合は一度介入を見直し，隣接関節から評価を見直すことが大切である。この項では股関節と膝関節の関係を述べたが，股関節の隣接関節は膝関節と仙腸関節である。この2つの関節から全身へ視点を広げ，機能障害や骨形態異常の変化を把握していくことが介入の質を高める近道となる。

文献

1) 平野　篤：Osgood-Schlatter病のMRIによる画像診断. 臨床スポーツ医学, 23(9)：1021-1027, 2006.

2) 家入　章, ほか：脱臼性股関節症に対する人工股関節前後の膝関節痛について. Hip Joint supplement, 41：206-208, 2015.

3) Kilicarslan K, et al：What happens at the adjacent knee joint after total hip arthroplasty of Crowe type III and IV dysplastic hips?. J Arthroplasty, 27(2)：266-270, 2012.

4) Smith TO, et al：The reliability and validity of the Q-angle：a systematic review. Knee Surg Sports Traumatol Arthrosc, 16(12)：1068-1079, 2008.

5) Kitajima M, et al：A simple method to determine the pelvic inclination angle based on anteroposterior radiographs. J Orthop Sci, 11(4)：342-346, 2006.

6) Crowe JF, et al：Total hip replacement in congenital dislocation and dysplasia of the hip. J Bone Joint Surg Am, 61(1)：15-23, 1979.

7) 市橋則明 編：身体運動学 関節の制御機構と筋機能, メジカルビュー社, 2017.

8) Smillie IS：Angular deformity. Disease of the knee joint 2nd ed, p311-312, Churchill Livingstone, London, 1974.

9) Brattström H, et al：Long term results in knee arthrodesis in rheumatoid arthritis. Reconstr Surg Traumatol, 12：125-137, 1971.

10) Smyth EH：Windswept deformity. J Bone Joint Surg Br, 62-B(2)：166-167, 1980.

11) Someya S, et al：Lower Limbs Alignment in Patients with a Unilateral Completely Dislocated Hip. Open Orthop J, 10：448-456, 2016.

12) 江頭秀一, ほか：股関節完全脱臼症例(CroweIV)における下肢アライメントの検討. 整形外科と災害外科, 58(4)：699-702, 2009.

13) Zeng SX, et al：Anatomic study of popliteus complex of the knee in a Chinese population. Anat Sci Int, 86(4)：213-218, 2011.

14) Lasmar RC, et al：Importance of the different posterolateral knee static stabilizers: biomechanical study. Clinics(Sao Paulo, Brazil), 65(4)：433-440, 2010.

| Ⅲ 機能障害別マネジメント | B 他部位からの影響の評価と理学療法 −影響発生源をどのように特定するか− |

3 腰部・骨盤帯機能からの影響の評価と理学療法

Abstract
■ 変形性股関節症をとらえていくには，局所の要因に対する評価・治療にとどまらず，隣接部位である腰部・骨盤帯との関連性も含めながら臨床推論を進めていかなくてはならない。

■ 構造的な視点を中心として，腰部機能不全・骨盤帯機能不全が股関節へ与える影響を解説する。

■ 治療介入をしていくうえでは，股関節の症状がどの部位に由来しているのか鑑別が必要である。そのため，実際の評価を可動性・安定性・疼痛・視診の観点からとらえて解説し，具体的な治療介入を紹介する。

はじめに

　変形性股関節症（以下，股関節症）は進行性の疾患であり，その多くは器質的な問題を抱えている。しかしながら，必ずしも器質的な問題だけで病状が出現するわけではなく，そこに関節の不安定性やそれに伴う代償動作，筋の硬さ，肥満などを要因として，可動性の低下や筋の過活動，防御性収縮を引き起こすような機能的変化が加わる。このような可動性の障害や筋の機能不全は，さらなる関節の不安定性や代償動作，筋の硬さなどを惹起する可能性もあり，双方が密接に関連している。その結果，軟骨変性，関節変形が進行するような器質的変化へ発展する。また，その機能的変化・器質的変化によって痛みが誘発され，その痛みがさらなる機能的変化に影響を与えるといった負のループに転じ，心因的な変化をもたらす（**図1**）。ここにおける機能障害は必ずしも股関節に限局されるものではなく，他関節（部位）からの影響も受けることとなる。股関節症は，このようなプロセスのなかで病状が出現していくと筆者は考える。

　股関節症のような複雑な要因が背景にある疾患に対して治療介入していくためには，その要因を慎重に紐解かなくてはならない。解くための糸口は，局所を中心とした視点はもちろん重要であるが，その要因は必ずしも局所に限定されるものではない。障害の主要因に言及し治療介入を行うためには，マクロな視点での評価，治療介入，そして再評価も加えながら臨床推論を進めていかなくてはならない。本項では股関節の隣接部位である腰部・骨盤帯が股関節に及ぼす影響と，評価，治療の実際について解説していく。

腰部機能不全が股関節へ与える影響

　腰部（脊椎）と股関節の関連性については1983年にMacNabとOffierski[1]が提唱したhip-spine syndromeといった疾患概念がある。hip-spine syndromeは，腰痛と股関節痛の関連性により**表1**のように分類される。

　このような関連性があるなか，保存例はもちろんであるが，人工股関節全置換術（THA）などの術後においても，隣接関節（部位）の評価・治療介入は必要

THA：
total hip
arthroplasty

図1 股関節症の概念図

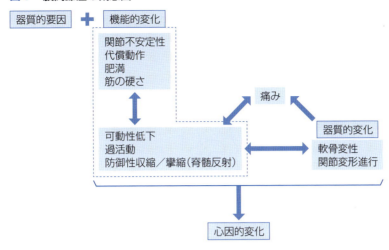

表1 hip-spine syndromeの分類

分類	原因
simple hip-spine syndrome	股関節，脊椎のいずれかが症状の主原因
complex hip-spine syndrome	股関節，脊椎の症状の主原因が不明確
secondary hip-spine syndrome	股関節，脊椎のいずれかに主原因があり，その病変が他方の病変に影響を与える
misdiagnosed hip-spine syndrome	股関節，脊椎の主原因を誤診したもの

（文献2より改変引用）

となるケースは多い。

まずは，股関節・脊柱のいずれか一方が他方に影響を与えるsecondary hip-spine syndromeの概念の下，矢状面，前額面における腰部と股関節との関係性を解説する。

▶腰椎前弯の減少が股関節へ与える影響

臼蓋形成不全がないにもかかわらず，THAを施行する症例では仙骨傾斜角，腰椎前弯角ともに有意に減少していることが報告されている[3]。つまり腰椎前弯の減少は一次性の股関節症を引き起こす可能性がある。腰椎前弯の減少の原因としては加齢，体幹筋力の比（座位での体幹伸展最大トルク値／体幹屈曲最大トルク値[4]），また，脊柱管狭窄症・椎間孔狭窄症の神経症状からの回避姿勢が考えられる。さらに腰椎椎間板ヘルニアや腰椎すべり症の症例においても静的立位姿勢での腰椎前弯の減少が報告されている。

腰椎前弯の減少は股関節の被覆率を低下させ股関節症を助長するとともに，股関節伸展・外旋位の姿勢を呈しやすい。また疼痛に関しては骨盤後傾位となり骨頭が前方に変位しやすくなるため腸骨大腿靱帯，恥骨大腿靱帯，腸腰筋，大腿直筋，大腿筋膜張筋などの股関節および大腿前面組織への依存度が高くなり，股関節および大腿前面に疼痛が発生する可能性が考えられる（図2）。

図2 腰椎の前後弯が股関節へ与える影響

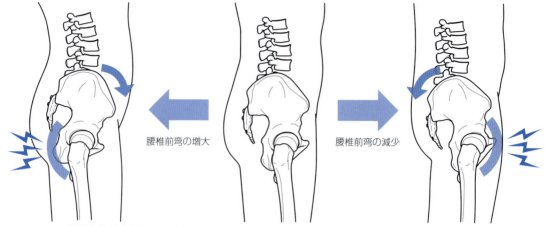

腰椎前弯が減少すると，右のように大腿骨頭の前方変位により股関節・大腿前面に疼痛が発生する可能性がある．逆に腰椎前弯が増強すると，左のように股関節後方組織が伸張されることで殿部に疼痛が発生する可能性がある．

▶腰椎前弯の増大が股関節へ与える影響

臼蓋形成不全などからなる二次性股関節症の症例においては，骨頭の被覆面積を広くするため骨盤を前傾させた姿勢を呈しやすいとの報告がある[5]．骨盤前傾姿勢は股関節屈筋および腰椎伸展筋の短縮による腰椎前弯の増大を引き起こすと考えられる．また，脊柱管狭窄症患者は股関節屈筋の短縮と腰椎後弯可動域の減少を有している可能性が高いとの報告があり[6]，股関節症患者と類似した姿勢を呈する．つまり股関節症は股関節のみならず腰椎の器質的変化や機能的変化を惹起させる可能性がある．THAにより股関節の可動性が改善された症例においても，腰椎の器質的もしくは機能的変化に対する評価・治療を行わなければ，姿勢の改善を見込めないことは容易に想像がつく．実際にTHA後12カ月の歩行分析において股関節伸展角度の減少と骨盤前傾角度の増加が認められたとの報告がある[7]．

腰椎前弯の増大は，脊柱管狭窄症を助長するとともに股関節屈曲・内旋位の姿勢を呈しやすい．また疼痛に関しては骨盤前傾位となるため，大殿筋や梨状筋などの股関節後方組織が伸張され殿部に疼痛が発生する可能性が考えられる（図2）．

▶腰椎側弯が股関節へ与える影響

脚長差とCobb角には弱いながらも有意に正の相関がある．脚長差30mm未満に比べ，30mm以上は腰椎側弯頻度が有意に増加し，患側凸頻度が上昇する[8]．つまり脚長差を有する股関節症患者は側弯を合併していることが多いことが示唆される．

また，腰椎側弯の起こる原因として腰椎椎間板ヘルニアや椎間孔狭窄症による逃避性側弯がある．椎間板ヘルニアの場合，神経根より内側にヘルニアが突出すれば腰椎は同側に側屈し，外側にヘルニアが突出すれば反対側に側屈するといわれている．椎間孔狭窄症の場合は反対側に側屈する場合が多い（図3）．

図3 腰椎の側弯が股関節へ与える影響

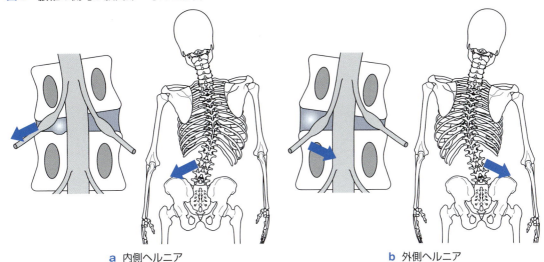

a 内側ヘルニア　　　　　　　　　　　　　　b 外側ヘルニア

内側ヘルニアであればヘルニアと同側に側屈，外側ヘルニアであれば対側に側屈する。椎間孔狭窄症の場合は対側に側屈することが多い。

　以上のように，側弯には脚長差によるものと腰椎疾患からの逃避性側弯があるため，THA後の症例に対して，術前の脚長差による側弯であれば改善を図ったほうがよいが，腰椎疾患由来のものであれば安易に改善するべきではないと考えられる。

　また側弯が股関節に与える影響として，引き下げ側の中殿筋レバーアームの短縮による外転筋力低下や，引き上げ側の代償性臼蓋不全による股関節症の進行を助長させる可能性が考えられる。

> **Clinical Hint**
>
> **腰椎由来の股関節痛**
> ①脊髄神経や神経根の損傷による股関節痛
> 　腰椎椎間板ヘルニアや脊柱管狭窄症，椎間孔狭窄症によって脊髄神経や神経根が損傷することで股関節痛が出現する場合がある。デルマトーム上ではL1損傷であれば鼠径部，L2損傷は大腿前面および内側，L3損傷では膝内側，L4〜S1では殿部や大腿後面に症状が出現する。
> ②関連痛
> 　腰神経後枝内側枝は椎間関節と多裂筋に分布・支配する（図4）。椎間関節には豊富な侵害受容器が存在しており，椎間関節に機械的刺激が加わると，多裂筋や椎間関節と同レベルの下肢への関連痛を引き起こす。

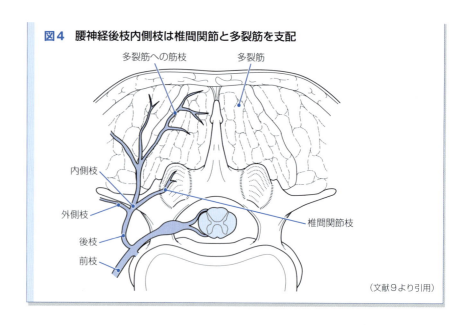

図4 腰神経後枝内側枝は椎間関節と多裂筋を支配

（文献9より引用）

骨盤帯機能不全が股関節へ与える影響

▶骨盤帯の解剖と機能（図5）

　骨盤帯は左右の寛骨と，その中央に位置する仙骨，尾骨によって構成され，体幹と下肢との間で相互に力の伝達を行う。骨盤帯の関節として，寛骨と仙骨を後方でつなぐ仙腸関節があり，体軸骨格の最下端部と下肢骨格をつなぐ関節である。仙腸関節は前方の関節区域と後方の靱帯区域から構成されると定義[10]されており，関節包や靱帯区域に神経終末や侵害受容器が存在することから，アライメント異常によるメカニカルストレスにて仙腸関節由来の疼痛が生じることは周知の事実である。また，仙腸関節は骨盤帯が受ける荷重応力の軽減や体幹と下肢の間の負荷の伝達[11]などの機能を有するため，仙腸関節の障害は体幹や下肢に影響を与えることが考えられる。

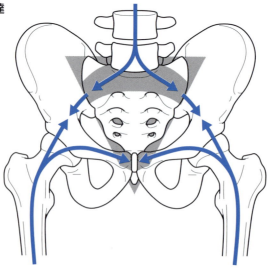

図5 骨盤帯の力の伝達

骨盤帯と体幹，下肢の力の伝達を表す。骨盤帯の中央に位置する仙腸関節は体幹と下肢をつなぐ重要な役割を担う。

> **Memo** 仙腸関節の運動（図6）
>
> 受動的・能動的な関節の安定性の概念としてform closureとforce closureの理論[12]がある．form closureとは，骨の形態などの関節構造によって得られる関節の安定性を意味する．一方force closureとは，筋，腱，筋膜などの張力によって得られる関節の安定性を意味する．したがって，関節の安定性は双方の均衡により保持され，互いに補完し合う関係といえる．
>
> 仙腸関節における矢状面の回転運動をnutationとcounter-nutationとよぶ．nutationは仙骨のうなずき運動に加え，左右の腸骨稜が近づき坐骨結節は広がる．一方，counter-nutationはその反対の動きとなる．nutationは関節面の圧迫と剪断を高めるため，仙腸関節のform closureを高める動きである．また，骨盤の安定性を獲得するにはnutationまたはcounter-nutationへ移動できる可動性を有し，かつ動作時におけるnutationが必要であると考えられる．
>
> **図6** 仙腸関節の動き
>
>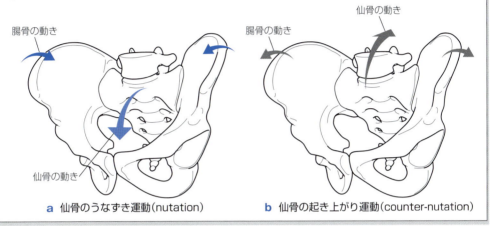
>
> **a** 仙骨のうなずき運動(nutation)　　**b** 仙骨の起き上がり運動(counter-nutation)

▶仙腸関節の機能障害（不安定）が股関節へ与える影響

仙腸関節の安定化に必要なforce closureの程度は，form closureや仙腸関節に加わる負荷の強さにより変化するとされている．すなわち，仙腸関節のform closureの破綻をforce closureで代償し，仙腸関節の安定化に関与することが考えられる．

仙腸関節の圧迫を強める筋の1つとして梨状筋がある．梨状筋は仙腸関節の前方関節包に付着をし，仙腸関節の不安定性や関節包損傷よって過緊張になることがある[13]とされている．また，梨状筋の走行は大坐骨孔を通り，大転子の上方に付着し，股関節の外旋作用を有する．梨状筋の過活動は仙腸関節の安定化に働く一方で，寛骨臼のなかで大腿骨頭を前方または前内側への変位を生じさせる．その結果として，筋の不均衡から二次的に股関節のアライメント異常が生じ，鼠径部や股関節周囲の疼痛や運動制限を引き起こす可能性がある（図7）．

また荷重時に仙腸関節の機能障害がある場合，支持脚側へ骨盤を下制し，体幹を傾斜させるDuchenne徴候のような姿勢制御を呈する症例を経験することがある（図8）．この姿勢制御は，仙腸関節の不安定性によるform closureの強化や剪断力による仙腸関節部の疼痛を回避するためなどさまざまな要因があると考えられるが，骨盤のアライメントの異常は股関節の被覆率や股関節周囲筋の張力に影響を与える．

図7 梨状筋の過緊張による大腿骨頭の前方化

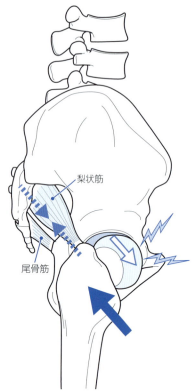

股関節回転軸より後方に付着をする梨状筋が大転子を後方に引く結果，大腿骨頭が前方へ変位する。

図8 仙腸関節の機能障害を有する症例の片脚立位

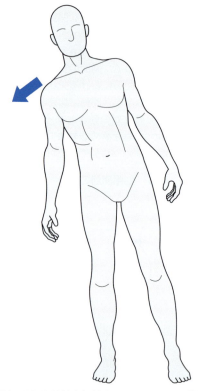

支持脚側へ骨盤と体幹を傾斜させるDuchenne徴候のような姿勢制御を呈することがある。

> **Clinical Hint**
>
> **仙腸関節由来の股関節痛の鑑別**
>
> 　仙腸関節の神経支配に関しては種々の報告があり，池田[14]の報告では関節前方の上部はL5神経，下部はS2神経の前枝が，後方の上部はL5神経の後枝，下部は複数の仙骨神経の後枝が支配するとしている。その他の報告でも仙腸関節には下部腰部神経根から仙骨神経根までの広範囲の神経枝があることが確認されている。そのため，仙腸関節由来の疼痛が神経支配領域の部位に影響を出しうることが示唆される。
> 　村上[15]は仙腸関節障害の疼痛部位を調査し，特徴的な疼痛域として上後腸骨棘（PSIS）付近の殿部痛や鼠径部痛が多いと報告した。股関節症などの股関節障害においても鼠径部痛を訴える症例は多いが，PSIS周辺の殿部痛を呈する場合は，仙腸関節障害も原因の1つとして考慮するべきである。

PSIS：posterior superior iliac spine

評価の実際

▶腰部機能不全に対する評価

●腰椎の可動性評価

　腰椎の前弯が減少している，もしくは増大している原因として腰椎の可動性低下が考えられる。まずは腰椎全体の可動性を評価した後に，どの分節の可動性が特に低下しているかを明らかにしていく。

①modified Schober test

上後腸骨棘の中点から上方10cmと下方5cmをマーキングし，体幹屈曲（もしくは伸展）した際の2点間距離の変化をメジャーにて測定。一般的には距離の変化5cm以下が可動性の低下と判断される（図9）。

PLF：
posterior lumber flexibility

②腰椎後弯可動性テスト（PLF test）

林ら[6]が考案した腰椎後弯可動性を評価するこのテストは，両股関節45°屈曲位の側臥位にて，上方脚を内外転中間位のまま股関節を屈曲し，その角度を計測するものである。屈曲側の大腿部が抵抗なく胸部に接触する場合は陰性と判定する（図10）。

③spring test

一側の中指で棘突起間を触知しながら，対側の手の小指球で上位椎体の棘突

図9 modified Schober test

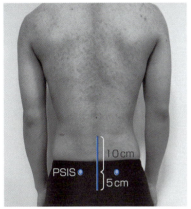
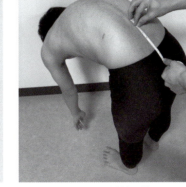

a マーキング位置　　　　　　　　b 体幹屈曲

PSISの上方10cmから下方5cmまでの距離が，自然立位と体幹屈曲（もしくは伸展）で何cm変化するかを測定する。

図10 PLF test

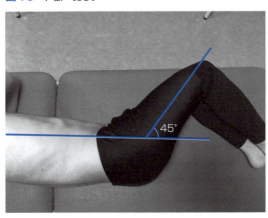
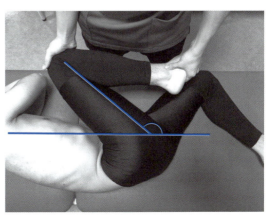

a 両股関節45°屈曲位　　　　　　b 上方脚の股関節屈曲

側臥位にて体軸の長軸に対する股関節の屈曲角度を測定する。抵抗なく大腿部が胸部に接触する場合は陰性と判定する。

起を垂直方向へ圧迫する．その際の椎体間の動き，硬さを感じ取る．また各椎体間の動きを比較する（図11）．

④徒手による分節ごとの評価

側臥位にて椎体間を触知しながら，反対側の手で股関節屈曲・伸展を誘導する．その際に骨盤前傾・後傾に伴って腰椎の屈伸の動きが起こることを感じ取り，可動性を分節ごとに評価する（図12）．

▶腰部の筋力の評価

評価方法として，BIODEXやハンドヘルドダイナモメーターなどの機器があるならば，腰部周囲の筋力を数値化できるため望ましい．機器を用いずに行う腰部周囲の筋力評価で妥当性の高いものは見当たらないのが現状である．ここでは筆者が用いている腰部の筋力の評価方法を紹介する．

図11 spring test

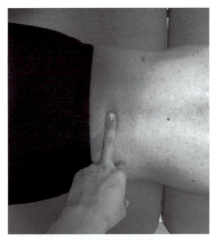
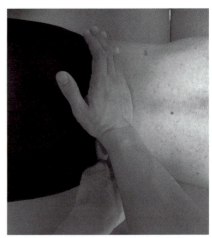

a 中指で椎体間を触知　　　b 上位椎体の棘突起を押す

中指で椎体間を触知しながら，上位椎体の棘突起を押した際の椎体間の動きを評価する．

図12 徒手による分節ごとの評価

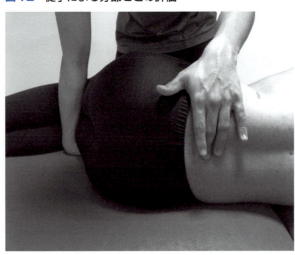

椎体間を触知しながら，股関節屈曲・伸展により腰椎の屈曲・伸展を誘導し，その際の動きを評価する．

SLR:
straight leg raising

ASIS:
anterior superior iliac spine

① active SLR test

　自動下肢伸展挙上を20°程度ゆっくりと行い，踵が床から離れるときの重さを記憶し，主観的に左右差があるか確認する．その後，上前腸骨棘（ASIS），PSISを圧迫し，下肢の重みの左右差に解消があるか評価する（**表2**，**図13**）．

▶腰椎疾患由来の股関節痛鑑別の評価

　椎間板ヘルニアや腰部脊柱管狭窄症などの腰椎疾患により，股関節周囲に疼痛が発生する場合がある．この場合股関節への治療ではなく腰椎への治療が必要になる．

　腰椎疾患由来の股関節痛の鑑別は以下のような整形テストに加え，徒手筋力テスト，感覚テスト，腱反射テストを行い，デルマトームに沿った筋力低下や感覚低下，腱反射の減弱がみられる場合，腰椎由来の股関節痛の可能性が高い．

表2　圧迫部位と示唆される問題点

圧迫部位	示唆される問題点
両側ASIS	腹横筋，内腹斜筋の収縮低下
両側PSIS	多裂筋，胸腰筋膜の収縮低下

図13　active SLR test

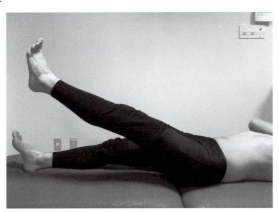

a 自動下肢伸展挙上

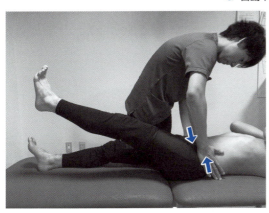

b ASISの圧迫

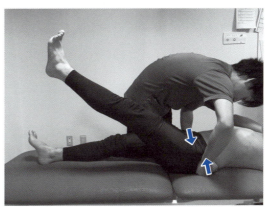

c PSISの圧迫

下肢の自覚的な挙げやすさがASISに圧迫を加え変化すれば腹横筋や内腹斜筋の収縮低下（**b**），PSISに圧迫を加え変化すれば多裂筋や胸腰筋膜の収縮低下（**c**）が示唆される．

①大腿神経伸張テスト

腹臥位で膝屈曲位での股関節伸展を行う。大腿神経に沿った鋭敏な疼痛が出現するとき，腰椎疾患により大腿神経が刺激されている可能性がある（**図14**）。

②Kemp test

腰椎の後屈・側屈・回旋動作を行う。検査側の下肢の放散痛が出現する場合は椎間孔の狭小化もしくは椎間関節の機能異常を考える必要がある（**図15**）。

③SLR test

背臥位でSLRを行う。坐骨神経に沿った鋭敏な疼痛が出現するとき，腰椎椎間板ヘルニアなどによる坐骨神経が刺激されている可能性がある（**図16**）。

図14　大腿神経伸張テスト

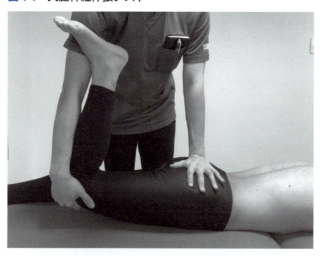

図15　Kemp test

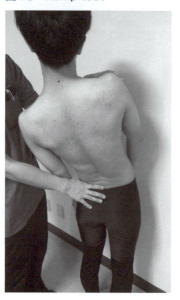

図16　SLR test

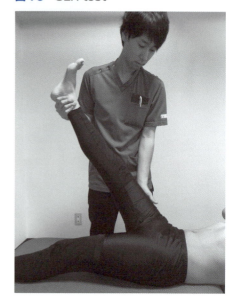

▶仙腸関節機能不全に対する評価

● 可動性評価

①前屈テスト(図17)

　体幹を屈曲させたときに起こるPSISの動きで仙腸関節の可動性障害の有無を確認する。体幹屈曲の際に左右のPSISの高さに違いが確認されたら陽性とする。陽性反応が出た側の仙腸関節の可動性低下を示唆する。

● 安定性評価

①Gillet test(図18)

　PSISを触診し股関節屈曲運動時の仙腸関節の位置関係を確認する。検査側(遊脚側)のPSISと同じ高さの仙骨と比較し，股関節屈曲時に検査側のPSISが後下方へ移動すれば正常で，上方変位や可動性がない場合を陽性とする。陽性反応は仙腸関節の機能不全を示唆する。なお，筆者は変法として支持側にも同様のテストを実施し，支持側の仙腸関節がnutationするかどうかで安定性の評価としても用いている。

②視診・触診での評価

　仙腸関節不安定による特徴的な姿勢としてヒップグリッパー戦略がある。ヒップグリッパー戦略とは，仙腸関節の不安定性により梨状筋などの股関節外旋筋や短内転筋の過剰収縮が生じている状況である[15](図19)。

● 仙腸関節障害由来の股関節痛鑑別の評価

　仙腸関節障害の疼痛誘発テストにおいてGaenslen test，Patrick test，

図17　前屈テスト

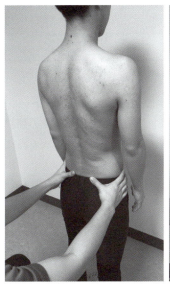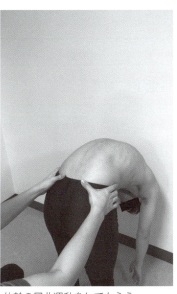

左右のPSISにそれぞれ母指を置き，体幹の屈曲運動をしてもらう。その際，左右のPSISの高さに違いが出るかを確認する。

図18　Gillet test

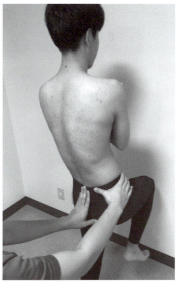

検査側(遊脚側)のPSISに母指を当て，対側の母指はPSISと同じ高さの仙骨へ当てる。検査側のPSISが後下方へ移動すれば正常。

図19 視診・触診による評価

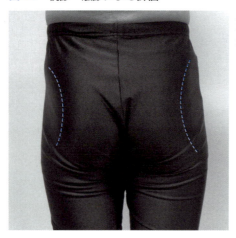

殿部のくぼみが強調された状態を視診で確認した場合，触診にて外旋筋群や短内転筋の緊張を確認する。

Newton test変法が有用であるとの報告[16]があり，これらのテストで疼痛の誘発が確認できれば，仙腸関節の問題が示唆される。

①Gaenslen test（図20）。

背臥位にて健側下肢を抱え込み，患側の大腿部を押し込む。仙腸関節部痛の出現で陽性とする。

②Patrick test（図21）

背臥位にて患側下肢を組み，下方へ押すことで仙腸関節痛の有無をみる。

③Newton test変法（図22）

患側の仙腸関節部に圧迫を加え，疼痛の有無を確認する。

治療の実際

▶腰椎の可動性低下に対する治療

前述の可動性評価により，どの分節の可動域制限があるかを評価した後に，その部位の可動域を拡大させる治療を行う。軟部組織の制限であればその部位にリリースをかけ柔軟性の獲得を図る。骨性の制限であれば以下のような操作を行う。

● 徒手による関節モビライゼーション

側臥位にて上位椎体棘突起を頭部方向に牽引しながら，股関節の屈曲もしくは伸展にて下位椎体の動きを促す。例えばL4/5間の屈曲可動域が低下していると評価した場合，L4の棘突起を牽引しながら，股関節屈曲にてL4/5間の椎間関節の可動域拡大を図る。ここで頭部方向に牽引をかける理由は，椎間関節の関節面に対して平行に力を加えることで疼痛を誘発しないようにするためである（図23）。

図20 Gaenslen test
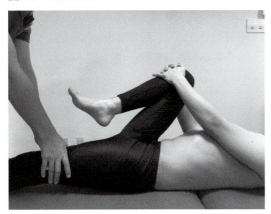

図21 Patrick test
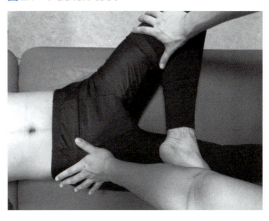

図22 Newton test変法
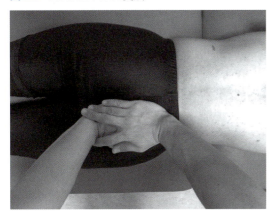

図23 徒手による関節モビライゼーション
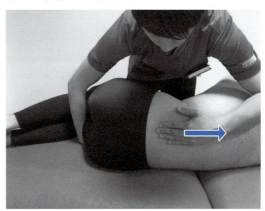

一方の手で上位椎体を頭部方向に牽引しつつ，股関節屈伸運動にて下位椎体の動きを促す。

▶仙腸関節の可動性低下に対する治療[17]

側臥位・骨盤軽度後屈位にて寛骨の前方回旋と後方回旋を徒手にて誘導する。仙腸関節はストレスに対しての防御反射機構が早いため，わずかな力でゆっくりと誘導することが重要である（**図24**）。

▶腰部・骨盤帯・仙腸関節の安定化に対する治療

●股関節運動による腰部・骨盤帯・仙腸関節の安定化

背臥位にて腰椎が過度に前弯しないように腰椎の弯曲を維持したまま，股関節屈曲を行わせることで腰椎・骨盤帯の安定化を図る（**図25**）。場合によっては腰部に理学療法士の手を入れ，その部位を患者の腰部で押してもらうことで，患者はより腰椎の弯曲の維持を意識できる。最初は膝関節屈曲位での股関節屈曲を行い，負荷を上げる際は膝関節伸展位での股関節屈曲を行う。また座位などの違う姿勢で行ったり，腹臥位や四つ這い位などで腰椎の弯曲を維持しながら股関節伸展を行ったりするなど応用を図ることができる。

●腰部多裂筋の促通

多裂筋は体幹回旋中の腰椎に伸展方向への安定性をもたらす[7]といわれているため,座位にて体幹の回旋運動を行わせながら,理学療法士は後方より腰部多裂筋を母指によって触知しながら多裂筋の促通を行う(図26)。

図24　寛骨の徒手誘導

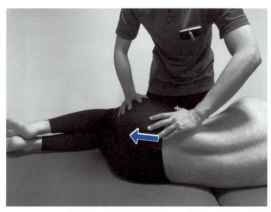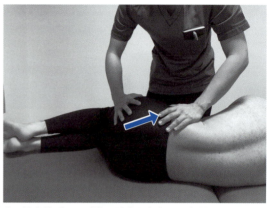

側臥位・股関節屈曲位にて寛骨の前方回旋と後方回旋を徒手にて誘導。速度や力を入れすぎないように注意する。

図25　腰部・骨盤帯の安定化運動

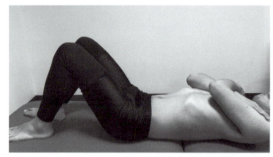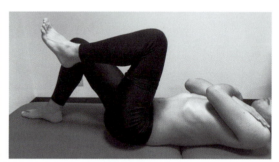

腹部を意識し,腰椎の弯曲を維持しながら,股関節屈曲運動を行う。

図26　腰部多裂筋の促通

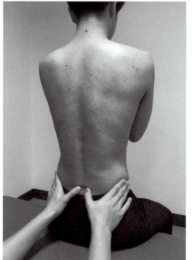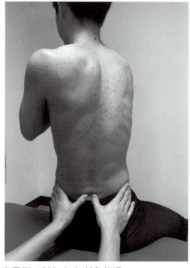

体幹回旋中に回旋側の多裂筋を母指で触知しながら促通。

文献

1) Offierski CM, et al：Hip-spine syndrome. Spine, 8(3)：316-321, 1983.

2) 帖佐悦男, ほか：Hip-spine syndromeの分類における症状とX学的特徴. 関節外科, 23(4)：29, 2004.

3) 古賀大介, ほか：腰椎変性後彎と変形性股関節症の進行の関係. 日本腰痛学会誌, 9(1)：142-145, 2003.

4) 三谷保弘, ほか：静的立位における矢状面での腰仙椎アライメントと体幹筋力および下肢筋伸張性との関係. 理学療法科学, 23(1)：35-38, 2008.

5) 土井口祐一：骨盤傾斜異常と股関節症の進展メカニズム-股関節正面像を用いた骨盤傾斜の解析から-. 関節外科, 23：484-492, 2004.

6) 林　典雄, ほか：馬尾性間欠性跛行に対する運動療法の効果. 日本腰痛会誌, 13(1)：165-170, 2007.

7) 重枝利佳, ほか：人工股関節置換術後患者の歩行分析-術後12ヵ月間の追跡調査-. 理学療法科学, 29(4)：609-613, 2014.

8) 森本忠嗣, ほか：変形性股関節症の脚長差と腰椎側弯の関係：Hip-Spine Syndrome. 整形外科と災害外科, 59(3)：586-589, 2010.

9) 林　典雄：腰部多裂筋. 運動療法のための機能解剖学的触診技術, 改訂第2版, p308, メジカルビュー社, 2012.

10) Bernard TN Jr ,et al：Cassidy JD :The sacroiliac joint syndrome：pathophysiology, diagnosis, and management. In：The Adult Spine：principles and practice, (Frymoyer JW ed), Raven Press, New York, p2107-2130, 1991.

11) Donald DA：体軸骨格：骨と関節構造. 筋骨格系のキネシオロジー, 原著第2版, p397-404, 医歯薬出版, 2013.

12) Diane Lee：機能的な腰椎骨盤股関節複合体. 骨盤帯：臨床の専門的技能とリサーチの統合, 第4版(石井美和子, 監訳), p43-68, 医歯薬出版, 2013.

13) Slipman CW, et al：The predictive value of provocative sacroiliac joint stress maneuvers in the diagnosis of sacroiliac joint syndrome. Arch Phys Med Rehabil, 79(3)：288-292, 1998.

14) 池田龍二：仙腸関節の神経支配について-肉眼的組織学的研究-. 日医大誌, 58(5), 97-103, 1991.

15) 村上栄一：仙腸関節の痛みの病態. 診断がつかない腰痛 仙腸関節の痛み, 南江堂, p25-44 ,2014.

16) 村上栄一：仙腸関節由来の腰痛. 日本腰痛会誌, 13(1)：40-47, 2007.

17) 中図　健：腰椎・骨盤の可動性改善に対するアプローチ. 下肢運動器疾患の診かた・考えかた-関節機能解剖学的リハビリテーション・アプローチ-, p44-47, 医学書院, 2016.

| Ⅲ | 機能障害別マネジメント | B | 他部位からの影響の評価と理学療法
ー影響発生源をどのように特定するかー |

4 胸郭からの影響の評価と理学療法

Abstract
■ 胸郭における関節や筋では，呼吸に関する作用のみではなく姿勢の安定化作用など運動器としても重要な役割を担っている。

■ 股関節障害に対しては，腰椎や骨盤を中心とした関連性に加えて胸郭部分も含めた評価が重要である。

はじめに

　胸郭と股関節について，直接的な関連性については明らかにされていない現状であるが，間に挟まれる腰椎や骨盤も含めて考えると相互に重要な関連性をもっている。従って，臨床において股関節症状・障害に対する評価・介入を実施するときに，胸郭にも着目することで付加的な情報が得られる可能性がある。

　胸郭の運動には数多くの関節や筋などが関与しており，複雑な構造となっている。本項では基本的な知識を整理し，機能障害の評価について述べる。

基本的知識

▶胸郭の骨格構造

　胸郭は胸骨，肋骨（左右12対），胸椎（12個）から構成され，円錐形の籠のように体幹上部を取り囲んだ形状をしている（**図1**）。胸郭を介して肩甲骨を支持し，上肢が連結する。

　胸郭に囲まれた空間を胸腔といい，胸腔の上部は胸郭上口，下部は胸郭下口である。胸郭上口は食道や気管，血管，神経が胸郭内に入る通路で胸郭下口よりも狭くなっており，いわゆる胸郭出口は胸郭上口の一部を指す。胸郭下口は横隔膜の起始部で，胸腔と腹腔の境となる。胸郭下口の下縁をなす第7〜10肋軟骨は弓状の線を描いていることから肋骨弓とよばれ，左右の肋骨弓の間にできる角を胸骨下角という。

　胸郭の主な機能は，①胸郭内の臓器（心臓，肺，大血管など）の保護，②頸椎に対する構造的基盤の提供，③頭部，頸部，上肢の運動と安定のための筋付着部の提供，④閉鎖的な構造による呼吸時の換気作用が挙げられる[1]。

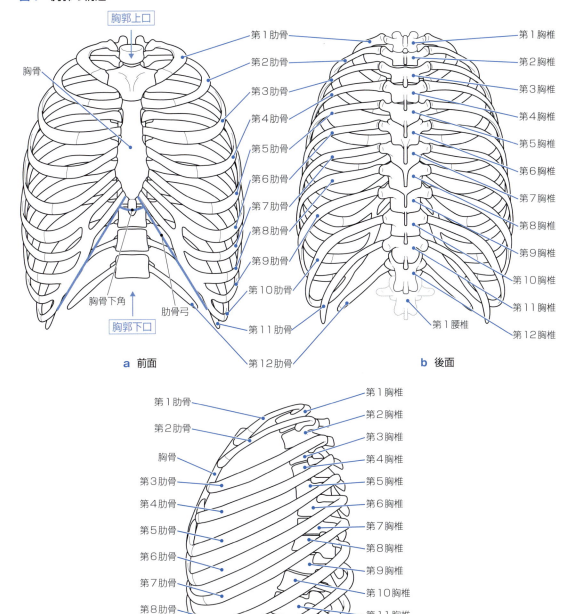

図1 胸郭の構造
a 前面
b 後面
c 左側面

● 胸骨の構造的特徴(図2)

　胸骨は胸郭前面の中央部分に位置する扁平骨で，胸骨柄，胸骨体，剣状突起の3部分からなる．胸骨柄から胸骨体にかけての左右側面には鎖骨切痕と第1

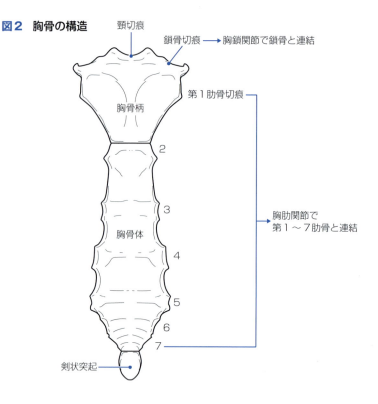
図2　胸骨の構造

〜7肋骨切痕があり，それぞれ鎖骨，第1〜7肋骨との連結部分である。左右の鎖骨に挟まれ，くぼみを触知できる胸骨柄上縁部は頸切痕とよばれる。剣状突起は胸骨下端の突出部で，成人でも大部分が軟骨性にとどまっているが，40歳頃より骨化し始め，高齢になると完全に骨化する。

●肋骨の構造的特徴

　肋骨は左右12対ある弓形の扁平長骨で，肋硬骨と肋軟骨からなる。肋骨後部の大部分を占める肋硬骨は肋骨頭，肋骨頸，肋骨体と区別され，肋骨頸と肋骨体との境に肋骨結節がある（図3）。肋骨頭と肋骨結節には関節面があり，いずれも胸椎と連結する。

　肋軟骨は肋骨前部に位置し，外力に対する胸郭の緩衝部分として作用するとともに，肋軟骨の弾性が呼吸時の胸郭可動性に大きく寄与している。

　肋骨は部位によって大きさや形が異なる特徴があり，上下両端では短く，中央部分が長くなっている。第3〜10肋骨は基本的な構造を有しており，大きさ，形とも似ているが第7,8肋骨が最も長い。第1肋骨は肋骨体上面に前斜角筋が付着する結節が，第2肋骨には肋骨体外側面に前鋸筋が付着する粗面がある。第11,12肋骨は肋骨結節や肋骨頸の区別をほとんど認めない退化的な構造をしている。

　肋骨は胸骨との連結に関する特徴から，真肋，仮肋，浮肋（または浮遊肋ともいう）の3つに分類される（図4）。上述のように胸骨には第1〜7肋骨切痕が存在しており（図2），第1肋骨切痕に対しては第1肋骨というように対応して，第1〜7肋骨が直接的に連結する。この構造から，第1〜7肋骨を真肋という。

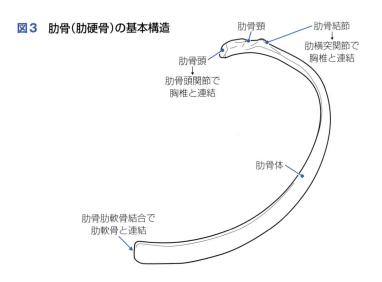

図3 肋骨（肋硬骨）の基本構造

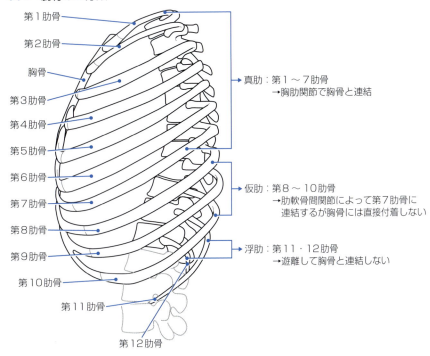

図4 肋骨の3分類

第8〜10肋骨は仮肋といい，肋軟骨間関節によって第7肋骨に連結するが，胸骨には直接付着しない構造をしている。第11，12肋骨は胸椎との連結以外には上位の肋骨や胸骨のいずれとも連結をもたず，遊離した構造となっているため浮肋といわれる。

● **胸椎の構造的特徴**

胸椎は12個の椎骨から構成され，椎骨の基本形態をなすといわれている。椎骨は一般的に前部の椎体と後部の椎弓とに大きく分けられ，間にある椎孔には脊柱管が通っている。椎弓を起点として上・下関節突起，横突起，棘突起が

ある(図5)。

胸椎に特徴的である点は肋骨との連結部分である肋骨窩で，頸椎や腰椎には存在しない。椎体の後外側上部に上肋骨窩，下部に下肋骨窩，横突起の外側前面に横突肋骨窩がある。第1～9胸椎には上・下肋骨窩があるが，第10胸椎には上肋骨窩のみ存在する。第11，12胸椎は上下の区別のない肋骨窩として左右1つずつ存在している(図6)。横突肋骨窩は第1～10胸椎のみにみられる。

椎体の大きさは，上位胸椎から下位胸椎になるほど順次大きくなる。第5～8胸椎は典型的な胸椎の形状で，棘突起は後下方へ傾斜しており，先端は下位椎体の高さに達する。後下方への傾斜度は第7胸椎で最大となる。第1～4胸椎は頸椎と，また第9～12胸椎は腰椎と類似した特徴を併せ持ち，棘突起の向きは水平方向に近い。

脊柱全体では，静止立位姿勢で矢状面からみて生理的な弯曲を呈し，胸椎と仙尾椎は後弯，頸椎と腰椎は前弯したS字状のカーブを描く。頸椎前弯は約30～35°，胸椎後弯は約40°，腰椎前弯は約45°傾斜するとされる[1]（図7）。胎児の脊柱は前方凹状（C字状のカーブ）の後弯のみがみられ（一次弯曲），生後の発達段階で座位の獲得に伴い頸椎に，さらに立位の獲得に伴い腰椎に前弯が出現してくる（二次弯曲）が，胸椎の後弯は残存する。前額面上では，単純X線画像所見などで詳細にみると個々に軽度の弯曲は存在するものの，おおむね直線的な形状ととらえることができる[2]。脊柱の弯曲には年齢や性別などによる個人差があり，肢位によってもさまざまに変化しうる。

図5 胸椎の基本構造

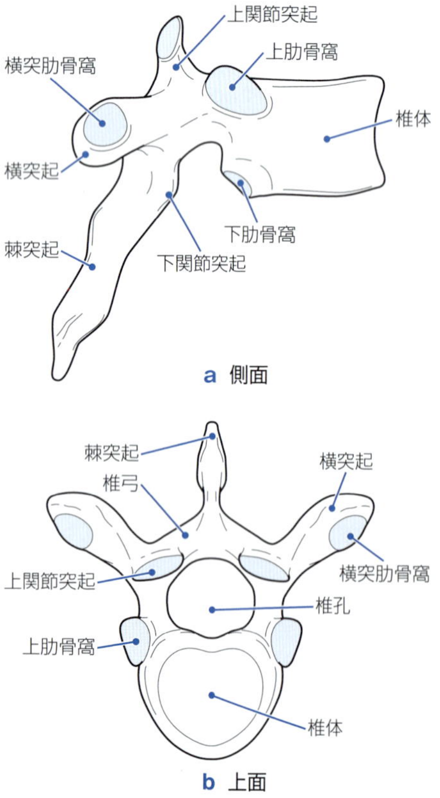

図6 第1～12胸椎と肋骨窩・肋骨頭関節の特徴

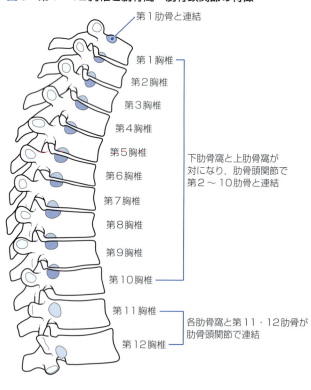

図7 脊椎の弯曲（矢状面）

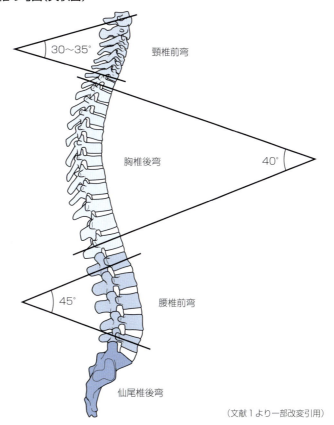

（文献1より一部改変引用）

▶胸郭の連結と関節運動

胸郭の連結部分は，①胸肋結合，②肋椎関節，③椎間関節から構成される（**図8**）。

①胸肋結合（**図9，10**）

胸骨と肋骨の連結部分で，胸肋関節（胸骨肋軟骨結合と肋骨肋軟骨結合），胸骨結合（胸骨柄結合と胸骨剣結合），肋軟骨間関節に分けられる（**表1**）。

②肋椎関節（**図10**）

肋骨と胸椎を連結し，胸郭の支えとなる部分である。肋骨頭と胸椎の上・下肋骨窩を連結する肋骨頭関節と，肋骨結節と胸椎の横突肋骨窩を連結する肋横突関節の2つからなり，いずれも滑膜性の平面関節である（**表2**）。肋椎関節の構造は，先にも述べた胸椎肋骨窩の特徴も踏まえると理解しやすい（**図6**）。

肋骨頭関節と肋横突関節は主に肋骨の運動に関与するが，個々にではなく結合して機能する。肋骨の運動は，肋骨頭関節と肋横突関節を結ぶ直線を運動軸として行われる[4]。上位肋骨（第1～6肋骨）では運動軸が前額面方向に近いため，挙上運動により上部胸郭の前後径拡大が生じる（**図11**の右側）。同時に胸骨が前上方に挙上し，ポンプの柄のような動きに似ていることからポンプハンドル運動（pump-handle motion）といわれる。

図8 胸郭の連結

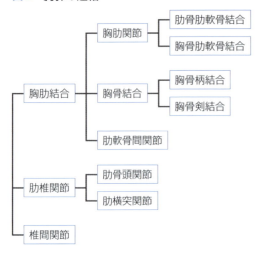

図9 胸肋結合（胸肋関節，胸骨結合，肋軟骨間関節）

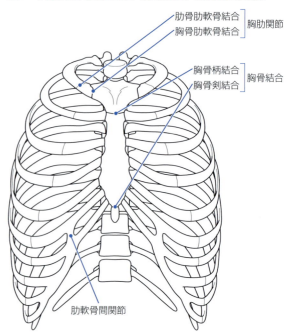

図10 肋椎関節と胸肋関節

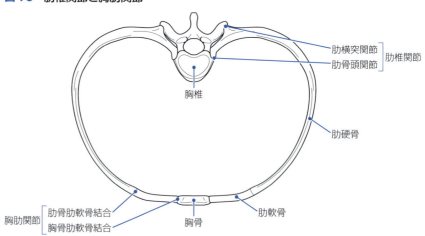

表1 胸肋結合

胸肋関節	真肋である第1〜7肋骨と胸骨を連結し，肋骨肋軟骨結合と胸骨肋軟骨結合からなる
	胸骨肋軟骨結合は肋軟骨の内側端と胸骨の肋骨切痕の間に形成される。第2〜7胸骨肋軟骨結合は滑膜性の平面関節で，吸気や上肢挙上に伴う肋骨の尾側への滑り，または呼気や上肢下制に伴う頭側への滑りが生じる[3]
	第1胸骨肋軟骨結合は関節構造となっておらず，不動結合である[1]
	肋骨肋軟骨結合は肋骨と肋硬骨の移行部で，関節包や靱帯による補強がなく，非常にわずかな運動が可能である[1]
胸骨結合	胸骨の3部分（胸骨柄，胸骨体，剣状突起）間を結合する線維軟骨性の半関節で，胸郭拡張に伴うわずかな可動性はあるが，加齢により骨化する[1]
肋軟骨間関節	第5〜10肋軟骨間に存在する滑膜性の半関節で，軟骨間靱帯により補強されている

図11　肋椎関節における関節運動の特徴

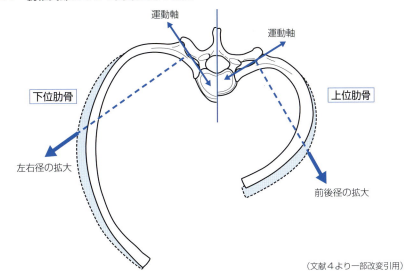

（文献4より一部改変引用）

表2　肋椎関節

肋骨頭関節	第1胸椎の上肋骨窩は第1肋骨頭と連結する。第2〜10胸椎では隣接する下肋骨窩と上肋骨窩が対になった状態で，それぞれ第2〜10肋骨頭と連結している。第11，12胸椎は上下の区別のない単一の肋骨窩となっていることから，それぞれ第11，12肋骨頭と連結する構造になっている。肋骨頭関節は放射状肋骨頭靱帯により補強される
肋横突関節	第1〜10胸椎の横突肋骨窩と同番号の肋骨結節とを連結し，外側肋横突靱帯と上肋骨靱帯により補強される。第11，12胸椎に横突肋骨窩は存在しないため，第11，12肋骨は肋横突関節をもたず肋骨頭関節のみでの連結となる

一方，下位肋骨（第7〜10肋骨）では運動軸は矢状面方向に近くなり，下部胸郭の左右径が拡大する（**図11**左）。左右の肋骨が外側に持ち上げられる様子がバケツの柄の動きに似ており，バケツハンドル運動（bucket-handle motion）といわれている。浮肋である第11，12肋骨についても第7〜第10肋骨と同様に下部胸郭の左右径拡大に関与するが，コンパスのような動きの特徴からカリパス（キャリパー）運動（caliper motion）[5]と区別してよばれることもある。

さらに第1，2肋骨の挙上と横隔膜の収縮，下方移動により，胸郭は上下方向にも拡大する。

このように，肋椎関節による肋骨の運動は横隔膜の収縮とともに，呼吸時の胸郭拡大に重要な役割を担っている。

③椎間関節（**図12**）

隣接する上・下椎骨の関節突起を連結する滑膜性の平面関節である。関節面の構造は脊柱の部位によって異なり，胸椎では上関節突起は後方かつやや外上方を向き，下関節突起が前方かつやや下内方を向いている。

関節運動は屈曲，伸展，側屈，回旋が可能である。胸椎椎間関節での各運動には**表3**に示す特徴が挙げられる[1,2,4]。

図12 椎間関節と椎間板

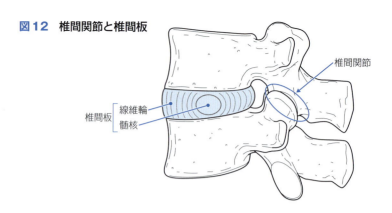

表3 胸椎椎間関節の運動方向と特徴

屈曲（図13a）	上位椎体の下関節面が下位椎体の上関節面に対し，前上方に滑る
伸展（図13b）	上位椎体の下関節面が下位椎体の上関節面に対し，後下方に滑る。後下方へ傾斜した長い棘突起の接触により胸椎伸展は制限を受けやすい
側屈（図13c）	上位椎体の下関節面が下位椎体の上関節面に対し，側屈側（凹側）ではわずかに下方に滑り，対側（凸側）では大きく上方に滑る。側屈時には，同時に肋骨が側屈側（凹側）でやや下降，対側（凸側）でやや上昇する
回旋（図13d）	上位椎体の下関節面が下位椎体の上関節面に対し，回旋側では後下方に，対側では前上方にわずかに滑る

　側屈と回旋は互いに連動して複合運動として起こり，脊柱の連結運動（coupled motion）とよばれる。連結運動は，脊柱の部位，あるいは屈曲・伸展の肢位によって特徴が異なる[3]（**表4**）。胸椎では，中間位（生理的弯曲位）と屈曲位では同方向（右側屈の場合は右回旋）に，伸展位では反対方向（右側屈の場合は左回旋）に起こる。頸椎と関節面の向きが類似している上位胸椎では同方向への連結運動が顕著に現れやすいが，中〜下位胸椎では減少し，運動が一定しない特徴がある[1]。胸椎全体で連結運動のパターンが一定していないという報告もある[6]。

　個々の椎間関節間での可動域は小さいが，各椎間関節の運動が累積されて胸椎全体としての可動域は大きくなる。しかし，実際に行われるすべての関節運動は，肋椎関節によって胸郭に固定されるため，椎間関節本来の可動性よりも制限されることになる。若年者では胸郭の柔軟性が比較的保たれているが，年齢とともに肋軟骨の骨化が進行すると，胸郭全体はほとんど動きがない状態となり，椎間関節としての関節運動の可動性も減少する[4]。

　胸椎の補強に関与する靱帯には，上・下椎骨間を連結する黄色靱帯，棘間靱帯，横突間靱帯と，全椎骨を連結する前縦靱帯，後縦靱帯，棘上靱帯があり，それぞれ椎間関節運動の制動要素でもある。

　上下の椎体間には椎間板が存在し，椎間関節運動時の衝撃吸収とともに安定性と可動性に貢献する重要な役割をもつ[2,4]。椎間板の周縁部は線維性軟骨組織層からなる線維輪で，上・下椎体と強固に結合している。中心部には水分を豊富に含んだ軟組織塊の髄核が取り囲まれている。髄核は，椎体関節の運動方向に応じて線維輪内を移動することで椎間板の厚さを変化させて，椎体の傾きを生じやすくする機能がある。

表4 脊柱の連結運動

部位	運動の特徴
上位頸椎 (後頭骨・第1〜2頸椎)	屈曲位，伸展位ともに側屈と回旋は反対方向に起こる
中〜下位頸椎	屈曲位，伸展位ともに側屈と回旋は同方向に起こる
胸椎	・中間位（生理的弯曲位），屈曲位では側屈と回旋は同方向に起こる ・伸展位では側屈と回旋は反対方向に起こる
腰椎	・中間位（生理的弯曲位），伸展位では側屈と回旋は反対方向に起こる ・屈曲位では側屈と回旋は同方向に起こる

（文献3より一部改変引用）

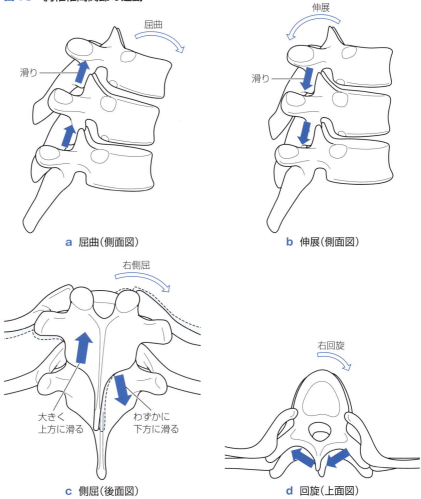

図13 胸椎椎間関節の運動

a 屈曲（側面図）　　b 伸展（側面図）
c 側屈（後面図）　　d 回旋（上面図）

（文献1より一部改変引用）

▶胸郭に関連する筋の作用

　胸郭に関連するには多くの筋が関与するが，機能的には脊柱の運動に関与する筋と呼吸に関与する筋に大別される。

●脊柱の運動に関与する筋

脊柱全般の運動に関与する筋としては，脊柱起立筋群（胸・頸・頭棘筋，胸・頸・頭最長筋，腰・胸・頸腸肋筋），横突棘筋群（胸・頸・頭半棘筋，多裂筋，短・長回旋筋），短分節筋群（棘間筋，横突間筋），腹筋群（腹直筋，外腹斜筋，内腹斜筋，腹横筋），僧帽筋，広背筋，大腰筋，腰方形筋が挙げられる[1]。

筋の主要な作用は**表5**のとおりで，これらの筋は脊柱を隔てた左右対となって存在しており，両側同時に収縮すると屈曲または伸展に作用する。他方，棘間筋を除くすべての筋で片側のみが収縮すると同側への側屈に作用するが，回旋を伴う筋と回旋を伴わず側屈単独に作用する筋がある。内腹斜筋は同側への回旋，胸半棘筋，多裂筋，短・長回旋筋，外腹斜筋は対側への回旋を伴う。棘間筋は，隣接する各椎骨の棘突起間に個々に存在するサイズの小さい筋であり，側屈および回旋作用はなく伸展のみに作用する。胸・頸・頭棘筋は複数の椎骨棘突起をまたいで付着する筋で，個々にではなく一つのグループとして脊柱の伸展および側屈に作用する。腹横筋は，関節運動を引き起こすというよりも，腹腔内圧上昇と腰部の固定に役立つ[1]。

脊柱起立筋群は，立位において胸椎部分の単独収縮によって腰椎伸展を伴わずに胸椎伸展を行うことを可能とする特異的な運動制御性を有している。腰椎部分での単独収縮は，腰椎伸展と下位胸椎の後方傾斜に関与する。このように

表5 脊柱の運動に関与する主要な筋の作用

筋		屈曲	伸展	側屈	回旋	（回旋の方向）
僧帽筋		－	中程度	中程度	中程度	（対側）
脊柱起立筋群	棘筋（一つのグループとして）	－	中程度	小さい	－	
	胸最長筋	－	大きい	中程度	－	
	頸最長筋	－	大きい	中程度	中程度	（同側）
	頭最長筋	－	大きい	中程度	中程度	（同側）
	腰腸肋筋	－	大きい	大きい	小さい	（同側）
	胸腸肋筋	－	大きい	大きい	－	
	頸腸肋筋	－	大きい	大きい	中程度	（同側）
横突棘筋群	胸半棘筋	－	大きい	小さい	中程度	（対側）
	頸半棘筋	－	大きい	小さい	中程度	（対側）
	頭半棘筋	－	大きい	小さい	－	
	多裂筋	－	大きい	小さい	中程度	（対側）
	短・長回旋筋	－	中程度	小さい	中程度	（対側）
短分節筋群	棘間筋	－	中程度	－	－	
	横突間筋	－	小さい	中程度	－	
腹筋群	腹直筋	大きい	－	中程度		
	外腹斜筋	大きい	－	大きい	大きい	（対側）
	内腹斜筋	大きい	－	大きい	大きい	（同側）
	腹横筋	①腹腔内圧上昇，②胸腰筋膜への付着を通して腰部を固定				
大腰筋		小さい	小さい	中程度	－	
腰方形筋		－	中程度	中程度	－	

筋の作用の程度に応じて「小さい」，「中程度」，「大きい」の3つに分類し，作用しない運動は「－」としている。

（文献1より一部改変引用）

胸椎・腰椎部分で分離した運動制御を行う特性から，腰椎が伸展位であっても胸椎を屈曲させることも可能となる[6]。

●呼吸に関与する筋

胸郭に付着する筋で，胸郭を拡大して胸腔内容量を増加させる作用をもつ筋は吸息筋，逆に胸郭を縮小して胸腔内容量を減少させる作用をもつ筋は呼息筋に該当する。上述のように，呼吸時は肋椎関節による肋骨運動と横隔膜の収縮が主体となって胸郭内容量の変化をもたらす。

吸息では，主に肋骨の挙上と横隔膜中央部分である腱中心の下降により胸郭前後・左右・上下径が拡大する。通常行われる安静吸息の主動筋に加えて，補助的作用をもつ筋が活動すると強制吸息が行われ，吸気量の増加（予備吸気量）を得る。安静呼息では胸郭および肺自身の弾性と横隔膜の弛緩によって胸郭が縮小するため，筋収縮は必要としない。強く息を吐き出す強制呼息になると筋活動を要し，腹腔内圧上昇による横隔膜の押し上げや肋骨下制が行われ，呼気量の増加（予備呼気量）に作用する（**表6**）。

表6　呼吸に関与する筋

安静吸息	横隔膜，前・中・後斜角筋，外肋間筋，内肋間筋前部が主動筋として作用する
強制吸息	安静吸息の主動筋に加え，肋骨挙筋，上・下後鋸筋，長・短肋骨挙筋，胸鎖乳突筋，広背筋，胸・頸腸肋筋，大・小胸筋，前鋸筋，腰方形筋が補助的に作用する
強制呼息	腹筋群（腹直筋，外腹斜筋，内腹斜筋，腹横筋），胸横筋，内肋間筋横・後部，肋下筋が主に作用する

Memo　**運動器としての呼吸筋の役割**

呼吸に関与するほとんどの筋は，脊柱および上肢の関節運動や胸郭・骨盤の安定化など，運動器としての役割も併せ持っている。代表的な呼吸筋である横隔膜は，骨盤の安定化作用としても重要であるといわれている。胸椎後弯の増大により胸郭後方偏位が生じると横隔膜は機能低下し，骨盤の安定化作用の低下も引き起こすとされている[7,8]。

▶筋による胸郭・脊柱の安定化作用[6]

静的な姿勢保持や上下肢の運動時に胸郭および脊柱全般にわたり，安定化作用としての筋活動は重要な役割を担う。重力に抗して直立位を保持するためには，脊柱伸展に作用する筋の活動は欠かせない。主要な抗重力筋である脊柱起立筋群は，腰椎部に比べ胸椎部でtypeⅠ線維の割合が多く，姿勢保持へのより強い関与が考えられている。

上下肢の運動は脊柱に側屈や回旋のモーメントを生じさせる。特に胸椎の回旋は運動機能障害に発展しやすいため，回旋モーメントの制御は重要である。内・外腹斜筋は下肢の運動中に骨盤の回旋を制御するが，骨盤が安定している場合には胸椎回旋の制御に寄与する。腹直筋は回旋の制御には全く関与しないため，腹直筋のみを強調した筋力強化は回旋の制御性を低下させる恐れもあり，注意を要する。

短・長回旋筋は，頸椎部分や腰椎部分に比べて胸椎部分が最も発達している。その目的は明らかにされてないものの，関節運動にトルクを発生する作用というよりもポジションセンサーとして胸椎の運動制御に関与するという報告もある。

さまざまな肢位や上下肢運動の状態に応じて，各々の筋が共同して機能することで脊柱，胸郭，骨盤の安定性が保たれている。

胸郭に関連する機能障害の評価

➤胸骨下角による胸郭形状・伸張性の評価

正常な胸郭は球形で，上部が下部に比べて狭く，左右対称である。性別によって形状の特徴は異なり，男性では前後径よりも左右径が広い傾向があり，女性では前後径と左右径が同等で丸みのある傾向がある[6]。

胸郭の形状や伸張性を把握する方法の一つとして，胸骨下角（**図1a**）の観察が挙げられる。安静時の胸骨下角は，正常で約70[9]〜90°[6]の角度をもっており，腹筋群の張力低下や肥満などによって拡大し，逆に腹筋群が過度に発達すると狭くなる傾向にある。

また，胸骨下角は内腹斜筋と外腹斜筋における筋長のバランスを反映すると考えられており，胸骨下角の拡大は内腹斜筋の短縮や外腹斜筋の過剰な延長を，胸骨下角が狭いと外腹斜筋の短縮を示す可能性が指摘されている[6]。

呼吸によっても胸骨下角は増減し，呼気時に狭く，吸気時に拡大し，正常では最大呼気と最大吸気との変化量は平均的に5〜10cmとされる。呼吸時の変化量は腹筋群の短縮や加齢により減少されやすく，3cmを下回る場合は胸郭の伸張機能障害が疑われる[6]。胸郭の伸張機能が障害されると，呼吸の問題が生じるだけでなく，胸郭や脊柱の安定化作用の低下も考えられる。

胸骨下角は，胸郭下口の下縁である肋骨弓に検者の両手を沿わせるように触れて，形状や角度を観察する（**図14**）。安静時において明らかな拡大・狭小や左右の非対称性がないか，あるいは最大呼気・最大吸気時の変化量について確認する。左右の非対称性は，内・外腹斜筋や上肢の筋における筋長のバランスに左右で偏りがある可能性を示すが，構築性または機能性の側弯がみられる場合もある[6]。

胸骨下角には体格や身体機能などによって個人差があるため，胸郭の形状・伸張性を大まかに把握する目安としてとらえておく。

➤脊柱可動性の評価

脊柱の関節運動は**表7**に示す程度の可動性があるとされる[1, 2]。いずれもX線学的に示された数値であるが，計測方法の違いによりばらつきは大きい。実際に自動運動で最大可動域を測定しようとすると，胸椎と腰椎，さらに骨盤や股関節も含めた複合的な運動となってしまうため，明確な分離は難しい。

屈曲と側屈の可動域は指床間距離として計測する方法もあるが，腰椎・骨盤・股関節の複合運動である点に留意する。さらに，屈曲ではハムストリングなど

図14 胸骨下角の評価

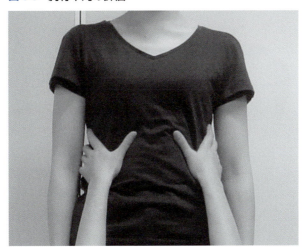

安静時や最大吸気および最大呼気時に，検者の両手を肋骨弓に沿わせるように触れて形状や角度を観察する。

表7 脊柱の平均可動域

	屈曲	伸展	側屈 （左右各々につき）	回旋 （左右各々につき）
頸椎	45〜70°	80〜85°	15〜40°	45〜50°
胸椎	30〜40°	20〜40°	25〜30°	30°
腰椎	45〜50°	15〜45°	20°	5〜10°

（文献1, 2を参考に作成）

　の下肢後面筋の緊張による影響も受けやすく，脊柱の可動性が高くても指床間距離が長くなることもある。従って，数値のみを評価するのではなく計測時の姿勢も観察しておく。屈曲，側屈いずれの場合も，正常では胸椎は緩やかで凹凸のないカーブを描く（**図15**）。後弯変形があると屈曲時に，あるいは側弯があると側屈時に歪んだカーブを描くとされ[5]，カーブに不自然な凹凸がみられる場合は胸椎機能に何らかの異常を示す可能性が考えられる。
　伸展，回旋に関しては指床間距離としては計測されないが，最大範囲で自動運動を行った時の姿勢も同様に観察できる。立位での伸展は，正常な胸椎では後弯が消失して後方へのカーブもしくは緩やかで平坦に近いカーブを描くが，顕著な後弯を呈する場合は後弯カーブが残存する[5]。
　回旋は立位や座位において両上肢を前方で組むか，両手を互いに対側の肩に置いた状態で左右について実施し，左右差に着目して観察する[5]。回旋も腰椎・骨盤・股関節を含めた複合運動であるが，通常は胸椎による運動が主体となる。座位では股関節屈曲により骨盤が固定されやすくなるため，立位よりもわずかに可動域が小さくなる傾向があり，なかでも胸腰椎移行部や下位腰椎にこの特徴が現れやすい[4]。
　可動性は低下による制限が問題となるばかりでなく，むしろ過剰な可動性によって関節に対する負荷が増大し，機能障害や組織の損傷を引き起こす可能性が指摘されている[6]。さらに可動性低下の存在が他部位に対して代償的な可動性増大をもたらすなど，単独部位のみの評価では十分といえない。運動に関与

図15 指床間距離と姿勢の評価

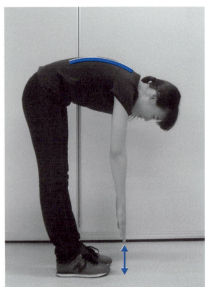
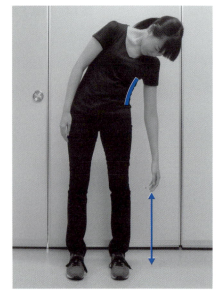

a 脊柱屈曲　　　　　　　　　　　　　b 脊柱側屈

立位で膝関節伸展を保持したまま脊柱屈曲または側屈を行い，指先と床間の距離をメジャーで計測し姿勢を観察する．正常では胸椎は緩やかなカーブを描く．側屈に伴う連結運動としての回旋のパターン(方向や左右差など)も併せて確認する．

するすべての部分について可動性の低下と増加の配分を評価することが重要である．

▶立位姿勢の評価
●静的立位姿勢の特徴

矢状面からみた静的な立位姿勢について，Kendallら[10]は図16に示した4つに分類している．

理想的なアライメント(図16a)とは，脊柱の正常な弯曲を示し，身体の重心線が前後でバランスのとれた位置を通るため関節に対する負荷や筋緊張が最小限となる最も効率的な姿勢である．胸郭においても，呼吸器が最適に機能する姿勢となる．重心線は，外果の少し前方(踵立方関節部分)，膝関節軸の少し前方，股関節軸の少し後方，腰椎の椎体，肩関節，頸椎の椎体，外耳道，冠状縫合頂点の少し後方を通過する．

ほかの3つは不良姿勢とされ，主に胸椎と腰椎の状態をもとに分類されたもので，関節への負荷や筋緊張になんらかの不均衡が生じる姿勢である．理想的アライメントと比べて，各々の筋で筋長の短縮および延長へ偏りがみられるようになり，必ずしもとはいえないが短縮位では筋力増強，延長位では筋力低下をきたしやすい傾向がある．

後弯-前弯姿勢(図16b)は，胸椎の後弯と腰椎の前弯が増強された姿勢で，骨盤前傾，股関節屈曲を伴い，頸部伸筋と股関節屈筋は短縮，頸部屈筋，胸椎部脊柱起立筋群，外腹斜筋は伸張位となる．平背姿勢(図16c，フラットバック姿勢)は，胸椎・腰椎ともに弯曲が減少し平坦化した姿勢で，骨盤は後傾して股関節伸展位となり，ハムストリングは短縮，股関節屈筋(主に単関節筋)が

胸郭からの影響の評価と理学療法

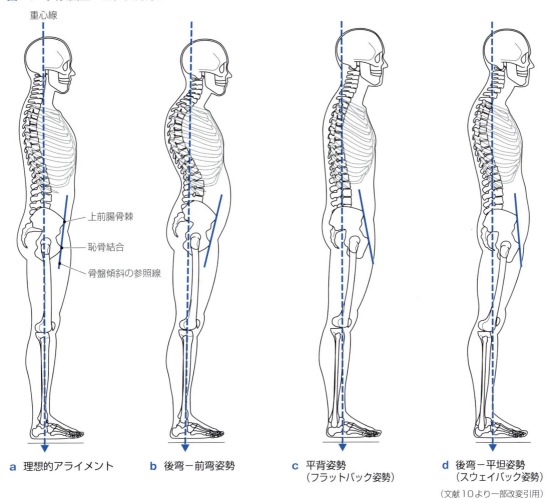

図16 矢状面上の立位姿勢分類

a 理想的アライメント　b 後弯-前弯姿勢　c 平背姿勢（フラットバック姿勢）　d 後弯-平坦姿勢（スウェイバック姿勢）

（文献10より一部改変引用）

伸張する。後弯-平坦姿勢（図16d）では，胸椎後弯は増強されるのに対し骨盤後傾により腰椎は平坦化し，胸腰部全体として距離の長い後弯をなして上半身が後方移動する特徴があり，スウェイバック姿勢ともよばれる。股関節は骨盤前方移動を伴って過伸展し，ハムストリング，内腹斜筋は短縮，股関節屈筋（主に単関節筋），外腹斜筋，胸椎伸筋，頸部屈筋が伸張位となる。

前額面上では，胸腰椎は直線的で骨盤は水平位を保ち，重心線が両踵部，骨盤，脊柱，胸骨，頭蓋の中央を通る左右対称な姿勢が理想的なアライメントである[10]。胸腰椎の側弯や骨盤の側方傾斜などアライメントの逸脱が大きくなると不良姿勢に分類され，全身的に左右非対称で筋長や筋力の偏りがみられやすくなる。股関節においても内・外転，および内・外旋が左右で異なる肢位をとりやすい。たいていの人は利き手の影響を受けて，程度の差はあれど左右非対称なアライメントを認める。

理想的アライメントはあくまで"理想的"な状態であって，すべての条件を満たさなければ"異常"に直結するという意味ではなく，特に機能障害を有さない健常者であってもさまざまな個人差は存在するものである。

●静的立位姿勢の観察

　立位姿勢の評価では，上述したKendallらの分類が参考となる。可能であれば，観察の基準となる格子状の目盛りなどのある背景の前で立位をとり，さらに重りがついたロープなどを高い場所から下垂させて鉛直線を設定し，立位姿勢をデジタルカメラなどで撮影する。鉛直線は重心線と仮定した基準線であるが，立位では両足が床と接する部分が唯一の固定点となる。従って，頭部ではなく矢状面では外果の少し前方（踵立方関節部分）を，前額面では両踵部の中央に合わせて鉛直線を規定し，他の部分の偏位の程度を確認する（**図17**）。格子状の背景や重り付きロープによる鉛直線の設定が難しい場合でも，画像上で描画ツールなどを用いて参照してもよいだろう。

　鉛直線からの偏位の程度は，距離や角度で計測するというよりも軽度，中等度，高度などと把握し，理想的アライメントや不良姿勢との類似性など特徴も併せて確認する。現状では，基準となる明確な指標はないため主観的な意味合いが強い。

図17　立位姿勢の評価　　鉛直線＝重心線の目安とする　　　　　　　鉛直線

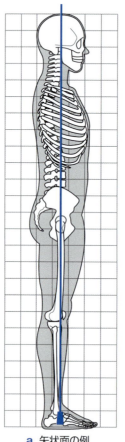
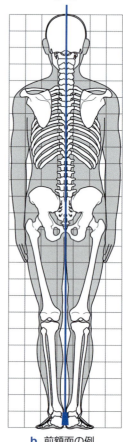

a　矢状面の例　　　　b　前額面の例　　　（文献10より一部改変引用）

立位姿勢撮影のポイント

　なんらかの介入を施した前後などで立位姿勢を比較したい場合は，撮影時にカメラの高さや被写体からの距離，ズーム倍率といったすべての設定を同一にそろえるように心がけることがポイントである。

●静的立位姿勢と股関節障害の関連

脊柱と股関節では，いずれか一方の障害であっても相互に二次的な障害を引き起こすhip-spine syndromeとして関連性が重要視されている[11,12]。単純X線画像による脊柱アライメントの評価指標としてJacksonらが提唱したC7 plumb line（第7頸椎椎体の中心点からの鉛直線）は重心線にほぼ一致するといわれ，股関節に作用する応力の推定に有用である[11]。

前額面ではC7 plumb lineが仙骨の中心からの鉛直線に一致するのが理想的なアライメントとされ，左右に偏位を認めると偏位した側の股関節により多くの荷重が加えられることを意味する。また，変形性股関節症などに起因する脚長差があると脊柱側弯によって代償されやすく，凹側の椎間板や椎間関節の変性促進，神経根障害を招きやすい。

矢状面ではC7 plumb lineが股関節軸の後方を通るのが理想的バランスのアライメントとされる（図18c）。この理想的バランスよりも骨盤の前傾または後傾が大きくなると，通常は脊柱弯曲の程度を変化させて代償的にバランスをとろうとする（代償性矢状面バランス：compensate sagittal balance）。骨盤後傾に対しては胸椎後弯，腰椎前弯を減少させ（図18b），骨盤前傾では胸椎後弯，腰椎前弯を増強させる（図18d）が，いずれの場合もC7 plumb lineは股関節軸の後方で保持される。しかし，脊柱に障害があると骨盤傾斜が生じても代償不能となり，非代償性矢状面バランス（decompensate sagittal balance）に陥る。加齢による骨盤後傾（図18a）や，高度な腰椎すべり症による骨盤前傾（図18e）などが起こっても，脊柱の代償不能であればC7 plumb lineは前方偏位し股関節軸の前方を通ることになる。

理想的バランスおよび代償性矢状面バランスのようにC7 plumb lineが股関

図18 脊柱の矢状面バランス

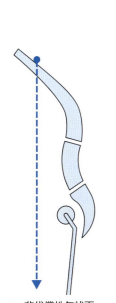
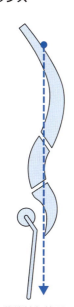
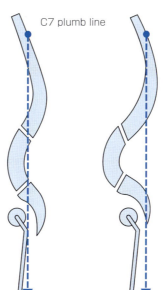
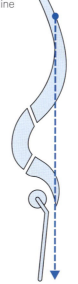
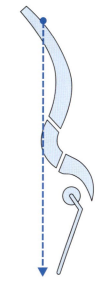

a 非代償性矢状面バランス（骨盤後傾）　b 代償性矢状面バランス（骨盤後傾）　c 理想的バランス　d 代償性矢状面バランス（骨盤前傾）　e 非代償性矢状面バランス（骨盤前傾）

（文献11より改変引用）

節軸後方を通るときは，股関節屈筋群が作用して体幹の重量と釣り合うため，股関節に作用する応力は体幹重量モーメントと屈曲モーメントの和として概算される．C7 plumb lineが股関節軸前方を通る非代償性矢状面バランスの状態では，股関節屈筋群のほか伸筋群の作用も必要となり，応力は体幹重量モーメントと屈曲モーメント，伸展モーメントの和となるためより増大する．**図18a**の例は，一次性股関節症の誘因となる[11]．これらは単純X線画像による評価ではあるが，立位姿勢の観察上でもC7 plumb lineに着目すると股関節応力をある程度把握できる．

> **Clinical Hint**
>
> **立位姿勢と重心線の指標**
>
> C7 plumb lineはKendallらによる足部を基準とした鉛直線と必ずしも一致するとは限らないため，両者を確認して全身のバランスや関節への負荷を推定するとよいだろう．

▶動作の評価

「脊柱可動性の評価」の部分でも触れたが，動作時の過剰な可動性にも留意しながら評価する視点が重要である．

例えば，胸椎後弯増強により重心後方偏位した状態で座位からの立ち上がりを行うときには，重心前方移動や胸椎伸展の不足を補うために骨盤，股関節など他部位の運動を必要以上に要求し，関節に対する負荷の増大が危惧される．

歩行での胸郭との関連では，正常の場合に隣接する2椎体間での回旋角度は第7・8胸椎間で最大となるが，同部分を境に上位胸椎と下位胸椎で反対向きに回旋が起こるために水平面から見て剣状突起付近は常に前方を向く状態となる[4,13]．従って，剣状突起付近での著明な回旋が観察される場合は，胸椎自体あるいは代償的に他部位での不要な回旋を引き起こし，機能障害に発展する可能性も考えられる．

股関節障害に対する影響を考えると，機能障害，姿勢や動作全般において腰椎や骨盤との関係性に焦点が置かれがちであるが，胸郭部分も含めて評価することで理学療法アプローチにとって有用な情報がより詳細に得られるはずである．

文献

1) Neumann DA：筋骨格系のキネシオロジー，原著第2版(嶋田智明，ほか監訳)，医歯薬出版，2005．
2) Castaing J, et al：図解 関節・運動器の機能解剖 上巻-上肢・脊柱編，(井原秀俊，ほか監訳)，協同医書，1986．
3) 竹井 仁：体幹の骨・関節の解剖学的理解のポイント．理学療法，23(10)：1343-1350，2006．
4) Kapandji AI：カラー版 カパンジー機能解剖学 Ⅲ脊椎・体幹・頭部，原著第6版(塩田悦仁訳)，医歯薬出版，2008．
5) Magee DJ：運動器疾患の評価(岩倉博光，ほか監訳)，医歯薬出版，1990．
6) Sahrmann SA：続 運動機能障害症候群のマネジメント—頸椎・胸椎・肘・手・膝・足(竹井 仁，ほか監訳)，医歯薬出版，2013．
7) 井上 仁：講座 関節病態運動学 26 胸郭の運動学．理学療法，25(12)：1672-1677，2008．
8) 柿崎藤泰：講座 関節病態運動学 27 胸郭の病態運動学と理学療法．理学療法，26(3)：431-440，2009．
9) 林 典雄：運動療法のための機能解剖学的触診技術—下肢・体幹，改訂第2版(青木隆明監修)，メジカルビュー社，2006．
10) Kendall FP, et al：筋：機能とテスト-姿勢と痛み-(栢森良二監訳)，西村書店，2006．
11) 久保俊一，ほか：変形性股関節症—基本とUP TO DATE，南江堂，2010．
12) 対馬栄輝：筋骨格系理学療法を見直す-はじめに技術ありきの現状からどう新展開するか，文光堂，2011．
13) 山口光圀，ほか：結果の出せる整形外科理学療法—運動連鎖から全身をみる．メジカルビュー社，2009．

IV

機能障害別ケーススタディ

A 局所を中心とした評価と理学療法

B 他部位からの影響の評価と理学療法

| Ⅳ | 機能障害別ケーススタディ | A | 局所を中心とした評価と理学療法 |

1 股関節の疼痛

Abstract

■ 両前股関節症例において左鼠径部および大腿前面部痛が左荷重時・歩行時に認められた。

■ 理学療法評価により左鼠径部・大腿前面部痛は主に左立脚時の股関節不安定性による要因が大きいと考え，股関節への直接的な治療と荷重アライメント修正，股関節周囲筋の収縮反応性を改善した結果，疼痛は消失した。

症例紹介

➤一般的情報

年齢：33歳

性別：女性

身長：157 cm

体重：48 kg

職業：無職（8年前までは空港職員として勤務し，業務で重いものを持ち運んでいた）

スポーツ歴：バスケットボール（中学生～大学生），スノーボード（大学生）

家族：夫，子ども（2歳半）

主訴：4カ月前から歩いていると左の足の付け根と腿の前の部分が痛み出して，夜寝ていても痛いことがある。背中や腰も痛くなることがある。

➤医学的情報

診断名：両変形性股関節症（前股関節症），左股関節唇損傷

既往歴：6歳で転倒後，骨頭が扁平化し，ペルテスを診断された。その後は股関節外転装具を使用していた。15歳で他院の整形外科受診を終了している。

現病歴：4カ月前より左鼠径部痛と大腿前面部痛が出現しており，夜間痛もみられるようになった。腰背部痛も時折出現している。今回整形外科での診察目的で外来受診となり，除痛と運動指導のため理学療法が処方され当科に来室した。理学療法は初回と1カ月後の2回実施した。

画像情報：左骨頭の扁平化，Sharp角（右50°/左50°），骨盤前傾傾向。両側股関節は関節裂隙の狭小化がみられない（**図1**）。

理学療法評価（左：疼痛側）

➤問診・視診・触診

● 問診

• 妊娠中（3年前）から左股関節（鼠径部）の痛みはたまに出ていた。

股関節の疼痛

図1 単純X線画像

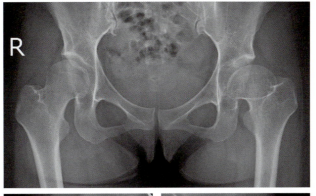

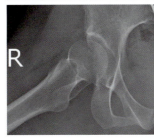
a 右股関節

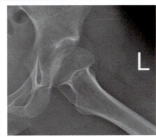
b 左股関節

左骨頭の扁平化，Sharp角（右50°／左50°），骨盤前傾傾向

- 4カ月前から左の鼠径部痛・大腿前面部痛が出現しており，夜間痛も最近出ている。
- 左下肢で支えにくいことがある。
- 子育てで一日中立ったり歩いたりすることが多く，足が重くなり徐々に痛みがでる。
- 右側臥位で左鼠径部痛が出現し，左側臥位だと痛みがなく楽である。
- 寝ているときに無意識に股関節を外転・外旋位にしていることがある。

● 視診（臥位）
- 背臥位では骨盤が左回旋しており，左股関節は軽度内旋していた。
- 腹臥位では左殿部が右に比べて扁平で殿筋のボリュームに左右差がみられた。

● 触診

右大腿直筋のstiffnessが大腿上1/3まであり，付着部に圧痛がある。左大殿筋の緊張は右に比べると低く，梨状筋のstiffnessと圧痛が確認できた。

▶可動性・アライメント評価

● 可動性評価

■ 股関節（右／左，単位：°）
- 屈曲：110/110，伸展：15/15，外転：40/40，内転：10/10，外旋：45/35，内旋：60/55
  ＊左屈曲最終域で鼠径部に違和感あり。伸展時の前方不安定性が両側で感じ取れた。

- 前捻角（Craig testによる，右／左，単位：°）
  - 40/40

▶筋機能評価（数値はMMTの基準に準じる）
- 両側股関節すべて5

▶疼痛誘発テスト（右／左）（図2）
- FABER：−／−
- FADIR：−／＋
  ＊左FABER testでは（−）であるが，たまに屈曲・外転・外旋位でも痛みが出ることがある．

▶歩行分析（図3）

全歩行周期において体幹は前傾位で，左荷重応答期（LR）から立脚中期（MSt）にかけて体幹・骨盤の左側方動揺がみられた．左MStから立脚終期（TSt）にかけて左股関節伸展が不十分となり骨盤左回旋と体幹前傾・腰椎前弯，股関節内旋が強まっていた．

LR：
loading response

MSt：
mid stance

TSt：
terminal stance

▶座位評価（図4，5）

脊柱−骨盤−股関節の運動連鎖について座位の骨盤前後傾運動で評価する．骨盤前傾時には腰椎の過伸展が目立ち，腰部脊柱起立筋の過活動がみられる．骨盤後傾時の腰椎屈曲は不十分である．常に体幹は前傾傾向で，胸椎の伸展方向の可動性は小さい．

▶荷重位での評価
- 左右への重心移動（図6）

症例の骨盤に手を当てて，足底圧の変化と両側下肢の荷重に対する反応をみ

図2 疼痛誘発テスト

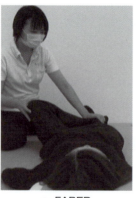
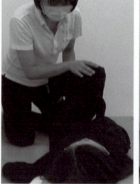

a FABER　　**b** FADIR

筆者はインピンジメントによる痛みがある場合，筋の滑走性・柔軟性低下と関節唇損傷のどちらが主要因なのかを見極める判断材料の一つとして，stiffnessがある筋に対して伸張しながら同じテストをしてみることがある（**b**の右図）．この症例の場合は大腿直筋を遠位に引っ張りながら行うと痛みは生じないため，大腿直筋のstiffnessが主要因であると推察した．このようにどの組織が痛みを引き起こしているのかを見極めるのに筋の緊張を触知しながら評価をすることがある．

図3　初回歩行

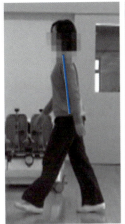
左LR

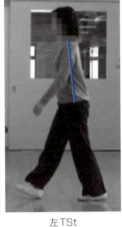
左TSt

a　矢状面

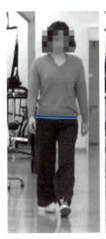
左LR

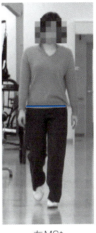
左MSt

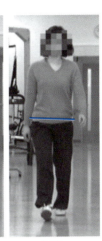
左TSt

b　前額面

図4　座位姿勢

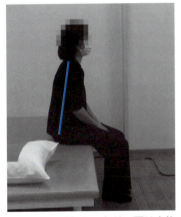

体幹はやや前傾しており，肩は内旋傾向。本人は「いつも猫背になってしまう」と座位では伸展活動が苦手な様子がうかがえる。

図5　骨盤前後傾の自動運動

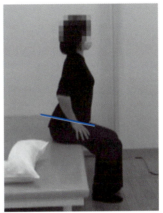

a　骨盤前傾　　　　　　b　骨盤後傾

骨盤前傾では腰椎主導で動き，過伸展が目立つ。

図6　左右への重心移動

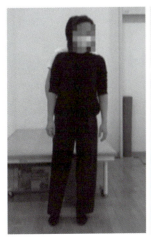
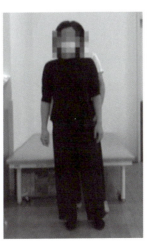

左踵からの反力は感じ取りにくい。
両側ともに上半身が大きく動き，股関節での積極的な制御はみられない。
症例本人も「左の踵で支えていないのがよくわかる。今まで気にしたこともなかった」と話していた。

る．右への重心移動時は右足底全体で支持しているが，左への重心移動時は骨盤が左側方に動揺し，左踵からの反力は感じ取れず，左足底の前外側部で支持していた．左への荷重の際に左鼠径部痛を訴えた．左荷重時に股関節を徒手的に安定させ，踵での支持を指示し，同時に左殿筋の収縮を促すと左鼠径部の痛みは消失した．

● 前後への重心移動（図7）

前後に重心移動をするように伝えると体幹を前傾させて移動し，股関節の動きは少ない．左への荷重時は前方後方ともに左踵での反力は感じ取りにくく，触診では大殿筋の収縮が踵接地から遅れて確認され，収縮力も弱い．

ステップポジションで骨盤（大殿筋上部線維・中殿筋）に触れながら一緒に動くことで，初期接地（IC）からLRにかけての殿筋の収縮活動や姿勢反応の特徴を評価しやすい．

IC：
initial contact

統合と解釈

問診より右側臥位で左鼠径部痛があることから，左股関節の不安定性があると推測できる．また，左股関節痛は長時間の立位・荷重で強まる傾向があることがわかる．

立位評価から左踵荷重で大殿筋の収縮を促して疼痛が消失したことから左荷重時にみられた左鼠径部痛は主に左股関節の不安定性による力学的ストレスの集中が原因と考えた．

単純X線画像から確認されるように本症例は臼蓋形成不全があり，特に左股関節の適合不良から求心位を保ちにくいことが予測される．歩行時に前傾姿勢がみられたのも，骨頭被覆の少ない前方へ臼蓋を被せていくことで荷重面積を

図7 立位での前後への重心移動（評価）

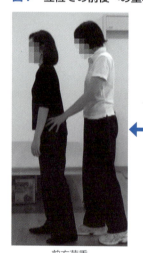 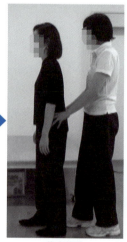 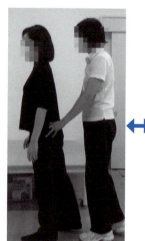 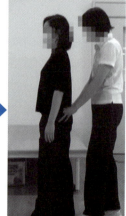

　前方荷重　　　　　　　後方荷重　　　　　　　前方荷重　　　　　　　後方荷重
　　a 右下肢前のステップポジション　　　　　　　**b** 左下肢前のステップポジション

前後への重心移動では体幹を前傾させて移動し，股関節での制御は少ない．
左下肢荷重時も踵からの反力を感じ取りにくい．

大きくし，関節構造の不安定性を是正しようとした結果であると推察される。
　しかし，この姿勢を続けることで左股関節周囲筋の収縮バランスが崩れ，股関節の瞬間回旋軸のズレが生じ，さらに股関節が求心位を保てず，左鼠径部や大腿前面・腰背部痛を引き起こし，負の連鎖が生じていることが本症例の問題になっていると考える。
　Janda[1]は，骨盤を中心に交差した位置関係にある筋は機能的な関係性があり，機能障害においてもこのような関係性が維持されるとし，これをcrossed syndromeと呼称している。本症例においてもこのような関係性がみられている(図8)。
　加藤[2]は，運動連鎖の機能的要素として骨格構造機能(skeletal system)，筋出力機能(muscular system)，神経機能(nerve system)の1つでも機能不全が生じると運動連鎖不全に陥る危険性があるとしており，本症例においても股関節の構造的不利はあるが，姿勢アライメントの調整や股関節周囲筋の収縮反応の改善により股関節を安定させることが疼痛改善につながると評価し，図9の治療プランに沿って理学療法を実施した。

治療および治療効果

▶左股関節の不安定性に対する治療　～疼痛を改善するために～

● 股関節周囲筋の柔軟性を改善し，股関節の回旋中心軸を整える(図10)

a) 大腿直筋の伸張性と滑走性改善に対するアプローチ
　股関節前面筋の短縮を改善し，円滑な股関節伸展を引き出す。

b) 梨状筋の柔軟性改善に対するアプローチ(図11)
　股関節後面筋の短縮を改善し，股関節の回旋中心軸を整える。

図8　症例の姿勢の特徴

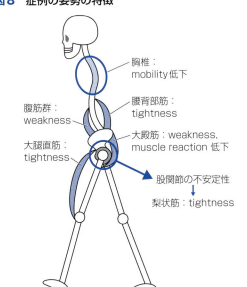

図9　治療プラン

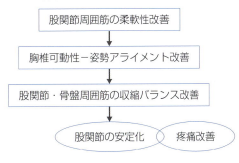

図10 大腿直筋の柔軟性

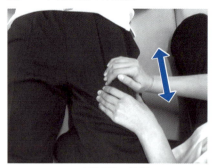
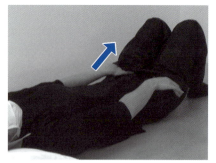

a 大腿直筋の伸張
大腿直筋近位部をつかんで遠位方向に伸張性を出していく。大腿骨長軸方向の滑走性を改善しながら筋の柔軟性を得ていく。

b 大腿直筋のセルフストレッチ
膝を立てて，大腿直筋直頭腱もしくは筋腹硬結部位を圧迫しながら膝方向に伸張させる。

図11 梨状筋の伸張

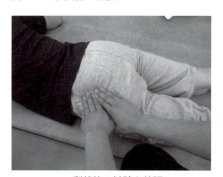
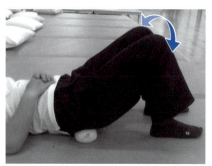

a 梨状筋の触診と伸張
筋のstiffnessがある部位に対してマッサージを行い伸張することで，股関節の回旋中心軸を整える。

b 股関節外旋筋群の柔軟性改善に対するセルフマッサージ
膝立て位でタオルロールを殿部の下に敷き，膝を左右に倒して骨盤を回旋させる。股関節外旋筋群にタオルを押し付けるようにすることで，筋のstiffness改善と循環改善を図る。

● 脊柱−骨盤−股関節の協調運動

a）臥位でのアプローチ

　股関節周囲筋の柔軟性が改善し，関節の回旋中心軸が整ったことを確認できたら，下部体幹の動的安定化とともに股関節の支持性を高めていくためのアプローチを行う。ここでは図12のように殿部挙上位で骨盤を水平に保ちながら足踏みを行う。この運動は支持側の大殿筋をはじめとする股関節周囲筋が動的安定化のために反対側下肢挙上に合わせてタイミングよく収縮する必要があり，筋の収縮反応性を高めることができる。

　直立位で重心コントロールを行うにあたって，上部体幹の柔軟性も必要であったため，図13のようにフォームローラー（半円柱）を用いたエクササイズ指導を行った。運動中は骨盤が動揺しないように主に下部体幹でコントロールしながら行うことを意識させると，より脊柱の分節的な調節機能を引き出すことができる。

股関節の疼痛

b）座位でのアプローチ（図14，15）

　股関節を中心に大腿骨に対して骨盤の動きをコントロールするように，股関節を意識した動きを誘導する。大腿直筋の滑走性が乏しい場合，骨盤前傾時に大腿骨長軸遠位方向に筋を滑走させ誘導することで，より円滑な股関節の屈曲

図12　殿部挙上位での足踏み

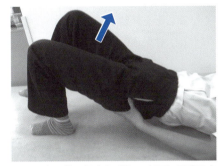

骨盤を水平位に保ちながら，交互に足踏みを行う。下肢挙上直前に反対側の殿部筋の収縮がタイミングよく得られているか自身で触診し確認することで修正しやすい。

図13　フォームローラー上での上肢エクササイズ

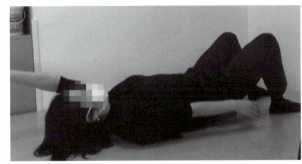

胸椎の可動性を拡大し，体幹・下肢の支持性を促す。狭くまっすぐな支持面で臥位をとることで，より正中位を意識し，姿勢調整を行うことができる。

図14　骨盤前後傾に合わせた大腿直筋の滑走の誘導と伸張

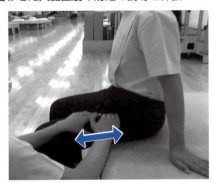
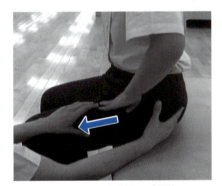

a　大腿直筋近位部の滑走と伸張
大腿直筋を骨盤前傾に合わせて遠位方向にスライドさせていく。骨盤後傾時は筋の起始部が伸張されているのを感じながら後傾の動きよりも遅れて戻していく。

b　セルフエクササイズ指導
骨盤の動きに合わせて皮膚・筋の動きを触診してもらいながら大腿直筋の伸張性・滑走性改善を図る。

図15　介入後骨盤前傾時姿勢

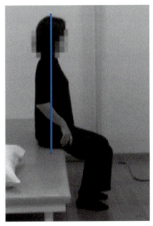

骨盤-脊柱-頭部が垂線上に位置した状態で腰椎の過伸展はみられない。肩甲骨も下制し，胸椎伸展も得られるようになった。

運動が得られる。

　症例のように大腿直筋の近位部の伸張性が低下している場合は，骨盤後傾時も筋の起始部を膝方向に伸張していくことでより限局した部位の伸張性を得ることができる。腰椎の過前弯がみられるケースでは，頭部を殿部の垂線上に位置させて股関節を中心に骨盤をゆっくり動かすことで，体幹の動的安定化に関与する腹横筋，腰部多裂筋深層線維，骨盤底筋群，横隔膜といった腰部骨盤帯のローカルシステムが協調して働きやすくなることを経験する。

　あらかじめ胸椎の可動性を引き出しておくと，骨盤運動もより円滑に行いやすい。

● 立位での荷重練習

　ステップポジションで前後に重心移動練習を行い，立脚時の股関節の支持性・可動性を引き出すことを目的として行う。上半身直立位・骨盤水平位を保ち，後側下肢の踵から前側下肢の踵間の荷重移動を誘導する。股関節の支持性が低下している側では足部外側支持になりやすいことがあり，踵での床反力作用を得ることができず，大殿筋・中殿筋ともに収縮反応がわるいことが多い。臨床経験上，踵荷重時のタイミングに合わせてケースの大殿筋上部線維と中殿筋を直接徒手的に刺激することで，力の入れる部位とタイミングが伝わりやすく，より筋の収縮反応性が高まりやすいことを経験する。加藤ら[3]の報告でも，踵接地を意識させた歩行練習において立脚期の股関節周囲筋群の筋活動を上昇させるとしており，特に大殿筋上部線維の筋活動上昇が得られるとしている。

　症例の場合，大腿骨頭の前方被覆も少ないため伸展位を積極的にとろうとすると腰椎前弯での代償を強めるため，歩幅を狭くして荷重感覚を学習する必要があった。

　ここでは左踵荷重時に殿筋が反応し，股関節の安定性が得られる状態で左鼠径部痛が生じないことを確認しながら前後への荷重受け継ぎ練習を行った（**図16**）。

図16　前後下肢への荷重の受け継ぎ

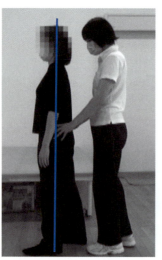

後方踵 ⇔ 前方踵への荷重受け継ぎを誘導し，踵荷重時に合わせて殿筋がタイミングよく収縮しているかを確認する。「踵を踏んでみてください」と伝えると探索的になり，大殿筋や中殿筋の反応性が改善することを経験する。骨盤・肩甲骨は水平位を，体幹は直立位を保ちながら行う。前後の重心移動に伴って股関節が円滑に動いていることも触れて確認する。

股関節の疼痛

> **Memo** 歩行時立脚期における中殿筋%IEMGの特徴
>
> 加藤ら[4]の研究によると，股関節症患者では歩行時の中殿筋の%IEMG（最大収縮時の筋活動で正規化した値）のピークの遅延を挙げており，歩行時の立脚時間を100％としたとき，健常者では立脚初期（0〜20％）に%IEMGがピークに達するのに対し，股関節症患者ではそれ以後（20〜40％）であるとしている。

IEMG：integrated electromyogram

▶治療結果

歩行時痛は消失し，「背中が軽くなった」と治療前後での歩行感覚も変化していた。疼痛改善は股関節や姿勢アライメントの修正，殿筋の収縮反応性改善により，左大腿骨頭の求心性が保たれ，関節が安定したことで疼痛が消失したと考える。歩行機能も図17のように改善していた。

図17 歩行比較（左TSt）

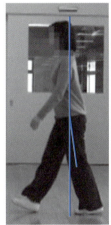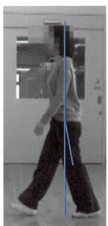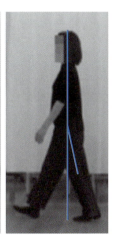

治療前　　1回目治療後　　2回目治療後

a 矢状面

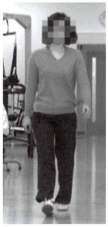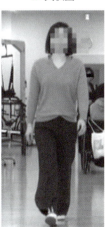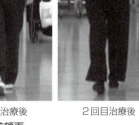

治療前　　1回目治療後　　2回目治療後

b 前額面

左立脚期全般において下肢の支持性が高まったことで，立脚終期まで股関節の伸展活動が得られ，左股関節の支持性向上とともに左大腿部・鼠径部の痛みは消失した。

なお，本症例が前股関節症である点に注意すべきである。和田ら[5]は前股関節症では関節適合性を示す臼蓋骨頭荷重部比が重要で，これが不良なものは関節症が進行すると述べている。また，吉田ら[6]は著明な扁平骨頭例では関節症進行の危険性が高いとも述べている。治療後の症状や姿勢が今後どのように変化するのか定期的な経過観察は必要であり，疼痛管理とともに関節変形の進行を遅らせるためにも生活指導は重要となる。

▶生活指導

- 左上での側臥位では足の間に枕を挟むなどして左股関節の過度の内転位を予防する。
  ⇒関節の外側被覆の減少と骨頭の上方すべりによる不安定性を防ぐため。
- 子供の立位での抱っこや重いものを持つなど股関節への荷重負荷が著しく大きい動作は避ける。
- 寝ている間の長時間に及ぶ過度な外転・外旋位を避ける。
  ⇒骨頭の前方すべりによる関節軸のずれを予防するため。

まとめ

　股関節の疼痛原因は何であるのか，その答えは滑膜炎や軟骨下骨層の破壊や硬化，関節唇の亀裂，関節周囲筋の過剰収縮による疲労，関節の変形や筋の活動性低下による関節不安定性などさまざまである。今回の症例は臼蓋形成不全と骨頭扁平化が背景にあり，股関節の不安定性により鼠径部への繰り返される力学的ストレスが疼痛の原因となっていたが，股関節に構造異常がない場合でも姿勢・動作の影響から股関節に負荷がかかり，痛みを訴えるケースもある。

　疼痛評価にあたっては股関節の画像を読み取り，関節構造の特徴を把握したうえで疼痛に至るまでの経緯・生活背景，疼痛が発生する時期・姿勢・動作など事細かな問診・触診・動作観察をしながらその原因を探ることが重要である。疼痛に対する治療を進めていくうえでは，どのような姿勢や動き方をすると痛みが消えるのかなど，症例に自身の身体特徴を理解してもらい，痛みをセルフコントロールできるようにアプローチすることが再発予防につながる大切なポイントになると考える。

文献

1) Janda V : Evalurtion of musclular imbalance. Rehabilitation of the Spine : A Practitioner's Manual (Liebensen C ed), p203-205, Lippincott Williams & Wilkis, Philadeiphia, 2006.
2) 井原秀俊, ほか編集：多関節運動連鎖からみた変形性関節症の保存療法. p 116-138, 全日本病院出版会, 2008
3) 加藤　浩, ほか：変形性股関節症における機能予測の試み. 理学療法, 20(2)：221-235, 2003.
4) 加藤　浩, ほか：歩行解析による股関節中殿筋の質的評価の試み─wavelet変換による動的周波数解析─, 理学療法学26(5)：179-187, 1999
5) 吉田行雄, ほか：変形性股関節症の自然経過(20歳代以降). Hip Joint, 15：86-91, 1989.
6) 和田　元, ほか：前関節症より股関節症への病勢進展についての検討. Hip Joint, 2：113-118, 1976.

| Ⅳ | 機能障害別ケーススタディ | A | 局所を中心とした評価と理学療法 |

2 股関節の可動性障害

Abstract

- しゃがみ込み動作で右鼠径部に痛みを訴える前股関節症患者を症例として提示する。

- 右片脚立ち上がり動作では膝が内に入る「knee-in」がみられた。knee-inが出現する際の股関節は屈曲・内転・内旋位となっており，このまま深屈曲をすると股関節インピンジメントを誘発する姿位となるため動作を改善する必要がある。

- 治療を展開するにあたり，まずは股関節周囲筋の筋緊張を整え，股関節可動域を正常に近付けたうえで，徐々に負荷の強い筋力トレーニングへと移行していく。

- 股関節軸を安定化させる股関節深層筋の筋活動賦活，骨盤の過前傾抑制を目的としたコアスタビリティの改善は初期から行っていくことで，股関節インピンジメントが生じ難い身体環境を整えていく。

症例情報

➤一般的情報

年齢：31歳

性別：女性

身長：164 cm

体重：52 kg

BMI：
body mass index

BMI：19.3(正常値：18.5～25.0)

仕事：主婦

スポーツ：柔道(現在は行っていない)

主訴：しゃがみ込み動作時に右鼠径部が痛む。

➤医学的情報

診断名：右変形性股関節症

既往歴：右肩関節脱臼，左肩関節脱臼，右膝関節前十字靭帯損傷，右膝関節内側半月板損傷

●画像情報(図1)

CE：
center edge

　単純X線画像(正面像)より，CE角は24°でありボーダーライン寛骨臼蓋形成不全(borderline hip dysplasia)を認める。最小関節裂隙幅は左右ともに4.9 mmであり，骨棘や骨嚢胞を認めないため，前股関節症に分類される。cross-over signを認めることから寛骨臼が後捻していることがわかるが，骨盤腔の状態から骨盤前傾位にあることにより寛骨臼が後捻してみえていることが示唆される[1]。

図1　単純X線画像（正面像）

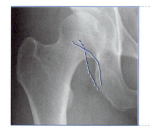

cross-over sign陽性

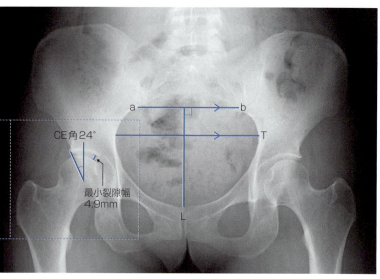

CE角 24°
最小裂隙幅 4.9mm

両仙腸関節下縁を結ぶ線a-bに平行な骨盤腔の最大横径をTとし，恥骨結合上縁から線abに下ろした垂線をLとした際のL/Tを骨盤腔の扁平化の指標とする。健常者における男性平均は0.541，女性平均は0.604であり，数値が大きいほど骨盤が前傾していることを示す[2]。本症例のL/Tは0.674であり軽度前傾位であることがわかる。cross-over signは陽性ではあるが，骨盤が過前傾位にあるときは前方の被覆が大きくなり単純X線画像（正面像）においてcross-over signの陽性率が上がるので注意を要する[1]。

Memo　骨盤腔の形状と骨盤傾斜角の関係[2]

骨盤が前傾している際の単純X線画像（正面像）における骨盤腔の形状は円形になり，骨盤が後傾している際は骨盤腔の形状は横径の長い楕円形となる。縦径と横径の割合から骨盤傾斜が前傾しているか後傾しているかを判断することができる。

CE角[3-5]

正常値は25°以上であり，わが国では20°未満の場合を臼蓋形成不全と診断する。海外では25°未満を臼蓋形成不全とすることもあるが，わが国では20°以上25°未満の場合をボーダーライン寛骨臼蓋形成不全とよぶ。

● 現病歴

2週間前からしゃがみ込み動作時に右鼠径部痛が出現した。

初回理学療法評価（表1）

▶問診

過去に股関節が痛くなったことはない。現在10カ月の乳児がいて授乳中であり，しゃがみ込み動作時に右鼠径部痛が生じる。日常生活で感じる右鼠径部の痛みをNRSで示すと4/10であり，腰痛や下肢神経症状の訴えはない。

NRS：
numerical rating scale

▶静的アライメント・動的アライメント評価

● 立位姿勢

腰椎過前弯，骨盤前傾姿勢。

表1 理学療法評価結果

		初回	1カ月	2カ月	3カ月
疼痛	疼痛(NRS)	4	1	0〜1	0
静的アライメント	骨盤前傾	+	+	+	+
動的アライメント	40cm台片脚立ち上がり時 knee-in	+／−	+／−	+／−	−／−
関節可動域	屈曲(°)	130p/140	140p/140	140/140	140/140
	伸展(°)	30/30	30/30	30/30	30/30
	外転(°)	50p/60	50p/60	55p/60	60/60
	内転(°)	20/20	20/20	20/20	20/20
	股90°屈曲位外旋(°)	65p/70	70p/70	70/70	70/70
	股90°屈曲位内旋(°)	45p/60	50p/60	60/60	60/60
	股0°屈曲位外旋(°)	60/60	60/65	60/65	65/65
	股0°屈曲位内旋(°)	65/60	65/70	70/70	70/70
柔軟性	SLR(°)	65/65	75/75	75/75	80/80
	踵殿距離(HBD)(cm)	0/0	0/0	0/0	0/0
整形外科的テスト	Ober test	−／−	−／−	−／−	−／−
	FADIRF test(点)	3/0	3/0	1/0	1/0
	FABER test(cm)	15.5p/10.3	12.1p/8.7	8.6p/8.7	8.2p/8.3
MMT	伸展		3/2	4/4	5/5
	外転		3/3	4/4	5/5
	内転		4/4	5/5	5/5
コアスタビリティ	背臥位	1	1	2	3B
自己記入式 質問指標	LEFS(点)	77	77	79	80
	FJS-12(点)	73	98	100	100

※右/左で表記。p：鼠径部痛。

SLR：straight leg raising　　HBD：heel buttock distance
FADIRF：flexion-adduction-internal rotation-flexion　　FABER：flexion-abduction-external rotation
MMT：manual muscle testing　　LEFS：lower extremity functional scale
FJS-12：forgotten joint score-12

● 片脚立位姿勢，歩行動作[6]

　自由歩行可能であり，片脚立位姿勢においても Trendelenburg 徴候，Duchenne 徴候は認めなかった。

● 40cm台からの片脚立ち上がり動作（図2）

　左右ともに片脚で立ち上がることは可能であったが，右片脚立ち上がり動作時には膝が内側に入るknee-inを認めた。

▶可動性評価，柔軟性評価，整形外科的テスト

● 股関節

　股関節屈曲，外転および股関節90°屈曲位における内旋において健側よりも低値を示し，鼠径部痛を認めた。関節可動域における最終域感はいずれも軟部組織性の制限であった。

図2 40cm台片脚立ち上がり動作時のknee-in

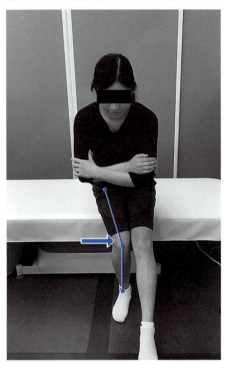

● 柔軟性評価

他動下肢伸展挙上テスト（SLR test）および踵殿距離（HBD）においては健側と比較した際に大きな差を認めなかった。またSLR時に股関節内外旋を加え検査したが数値に変化はみられなかった。

> **Clinical Hint**
>
> **SLR時に股関節内外旋を加える意義**
> 下肢神経症状がない症例に対し，SLR時に左右差がある場合はハムストリングの短縮が疑われる。SLRに股関節外旋を加えることで内側ハムストリング（半膜様筋，半腱様筋）の短縮，SLRに股関節内旋を加えることで外側ハムストリング（大腿二頭筋長頭）の短縮の有無を鑑別することができる。

● 整形外科的テスト[6]

Ober testは陰性であり，大腿筋膜張筋の短縮は認めなかった。FADIRF test（図3）とFABER testは陽性であり，股関節または仙腸関節の問題が示唆された。

図3 FADIRF test

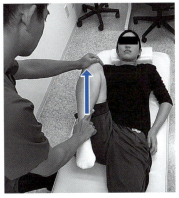 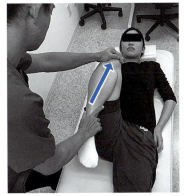 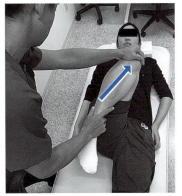

3点　　　　　　　　　　　　2点　　　　　　　　　　　　1点

股関節最大屈曲位から内転内旋させつつ屈曲させた際に，鼠径部の痛みやつまり感を感じた場合を陽性とする。
便宜上，痛みやつまり感が生じた肢位を4段階に点数化し評価した。

3点	股関節最大屈曲時に生じた場合
2点	股関節最大屈曲位から軽度内転内旋屈曲時（膝が正中軸までの位置）に生じた場合
1点	股関節最大屈曲位から内転内旋屈曲時（膝が正中軸を越えた位置）に生じた場合
0点	股関節最大屈曲位から内転内旋屈曲させて行った際に痛みやつまり感がない場合

▶筋機能評価

●コアスタビリティ評価（表2）

コアスタビリティの評価にはキャロリン・キスナーらが推奨している背臥位の評価法を用いた[7]。コアレベル2の運動（開排運動）において腰椎の前弯，骨盤の前傾，骨盤の回旋が代償動作として出現したためコアレベル1とした。

●MMT（疼痛が落ち着いた1カ月後から実施）

股関節伸展，外転，内転において左右ともに筋力低下を認めた。股関節伸展筋力については健側である左側のほうが低値を示した。

▶自己記入式質問紙法による評価

●日本語版LEFS[8]

LEFSは下肢の問題が日常生活に及ぼす影響を20項目（各項目0～4点）の合計点数0～80点で評価する方法である。点数が低いほど障害が大きいことを示す。初回来院時のLEFSは77点であった。

●日本語版FJS-12[9, 10]

FJS-12は就寝時，歩行，床からの立ち上がり，スポーツ活動中などの12項目の日常生活活動（ADL）における「手術した膝をどのくらい気にしていますか？」という質問に対し，5段階のLikert scaleを用いて回答させる方法である。合計得点を100点に換算し，得点が高いほど意識していないことを示す。初回来院時のFJS-12は73点であった。

Clinical Hint

コアスタビリティ
股関節に疾患をもつ患者の多くは体幹の核（コア）の安定性（コアスタビリティ）が低下しているため，コアスタビリティの評価は必要不可欠である。コアを構成する筋には横隔膜，骨盤底筋群，多裂筋，腹横筋がある。

ADL：
activities of daily living

表2 コアスタビリティ評価

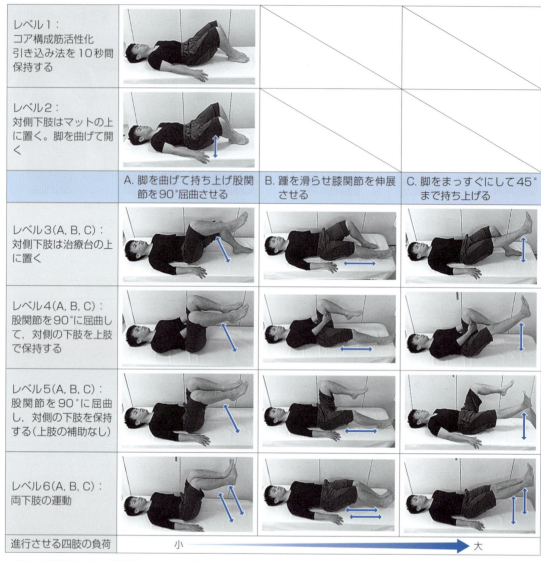

- 膝立て背臥位にする(膝関節を90°に屈曲する)。腰椎の下に加圧バッグを置き40 mmHgに膨張させる。各運動を引き込み法から開始し，コア筋を活性化する。
- 四肢の負荷を用いる運動A，B，Cのいずれかを実施しながら圧力を一定に(骨盤の安定を)維持することができるレベルを判定する。
- 筋持久力の運動には負荷を軽減し，反復運動を1分間以上実施する。筋力の運動には負荷を漸増させる。

(文献7を参考に作成)

統合と解釈

　本症例の主訴はしゃがみ込み動作時の右鼠径部痛である。右股関節痛の誘引はないことから，日常生活における繰り返しの負荷が股関節に加わることで発症した障害であると考える。本症例には10カ月の乳児がいるが，女性の姿勢は妊娠後に変化し，妊娠中の特徴的な姿勢が産後も継続されている場合がある[12]。本症例においては単純X線画像および立位姿勢において骨盤の過前傾を認めている。またコアスタビリティ検査においても低値を示している。しゃがみ込み

動作において股関節は深屈曲を要求されるが，骨盤前傾位で股関節を屈曲すると前方インピンジメントを引き起こす。理学療法を進めるにあたり，正常アライメントの改善を目的にコアスタビリティを改善していく必要がある。

可動性評価では屈曲と外転および股関節90°屈曲位における内旋において健側よりも低値を示している。骨や軟骨の変性を単純X線画像上で認めないうえ，最終域感が軟部組織性の制限であることから筋による可動域制限を考える。屈曲，外転，股関節90°屈曲位における内旋の制限因子となる筋は伸展筋，内転筋，外旋筋群となるが，これらすべての機能をもつ筋は大殿筋下部線維，小殿筋後部線維，大内転筋後部線維，大腿方形筋である[11]。まずはこれらの筋の柔軟性改善に努める必要がある。

40cm台からの片脚立ち上がり動作では膝が内に入るknee-inを認めた。knee-inが出現する際の股関節は屈曲内転内旋位となっており，このまま深屈曲をすると股関節インピンジメントを誘発する肢位となるため，ADLのなかでknee-inさせないような身体機能を獲得させる必要がある。徒手筋力評価は疼痛が軽減した1カ月時点から行ったが，股関節伸展，外転，内転において左右ともに筋力低下を認めた。股関節伸展筋力については健側である左側のほうが低値を示したが，これは腹臥位という検査肢位で左股関節伸展をさせるために必要な右股関節の屈曲モーメントが不足していたためと考える。左右ともに明らかな筋力低下を認めるため，低負荷の筋力トレーニングから行っていく必要がある。

治療および治療効果

▶治療内容

●柔軟性の改善

大殿筋下部線維，小殿筋後部線維，大内転筋後部線維，大腿方形筋に対し，横断マッサージおよび機能的マッサージを行った。

触診にて特に硬さを認めた大殿筋下部線維と大内転筋後部線維に対しては home exercise としてテニスボールを用いたセルフ横断マッサージを指導した（図4）。

●股関節深層筋機能の賦活（図5）

低負荷運動で股関節軸を安定させる機能を有する股関節深層筋が働くことが確認されている[13, 14]。柔軟性の低下を呈した筋をリリースした後は，股関節深層筋機能を賦活させるため，さまざまな角度で負荷のない状態における回旋運動を行った。また，腹臥位股関節軽度伸展位にて股関節外転最終域から外転等尺性外転運動を行うことで小殿筋機能を賦活した。

home exerciseの種類

home exerciseの種類は患者の生活環境や性格に合わせて増減させる。一度に多くのhome exerciseを指導しても正確に毎日行えない場合が多いので，初回は必要最低限のものだけ指導する。

図4　テニスボールを用いたセルフ横断マッサージ

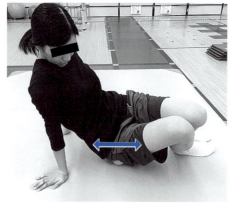

対象とする筋の走行に対し横断的にボールを当てられるように指導する。

図5　股関節深層筋の筋活動賦活運動

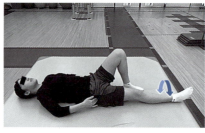
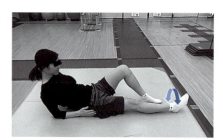
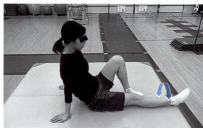
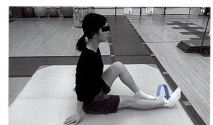

a　股関節回旋運動

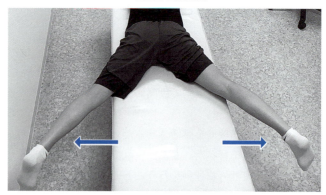

b　小殿筋の筋活動賦活運動

a：二関節を使わないように膝と足首を脱力させながら股関節の内外旋運動を行わせる。股関節屈曲角度変化時の筋作用の転換時にも股関節深層筋が働きやすくさせることを目的に股関節の屈曲角度を変えながら行わせる。
b：腹臥位股関節軽度伸展位にて股関節外転最終域から外転等尺性外転運動を行わせる。

> **Memo** 　**小殿筋機能**
>
> 　小殿筋深層線維の一部は関節包上部に付着しており，収縮することで股関節外転時の関節包エントラップメントを生じさせないように関節運動を誘導していると推察される[15]。また，小殿筋は片脚立位時には中殿筋よりも働くため支持機能を有していると考えられる[16]。さらに小殿筋の作用をベクトルで考えると，外転作用以外に関節を圧縮する作用があると考えられている[17]。小殿筋は伸展外転位で低負荷運動を行うと選択的に働く[13]。

●コアスタビリティの改善

コアスタビリティレベルに応じて腹式呼吸に合わせた下肢運動を行った（**表2**）。初回はレベル2の運動（開排運動）を代償なしに行うことができなかったため，まずはレベル1の腹式呼吸のみ行った。

●股関節周囲筋機能の改善

疼痛が落ち着いた時期からスクワット動作においてknee-in抑制を意識させた立ち座り運動をさせることを目的にワイドベーススクワットを行った。

▶治療結果（表1）

●疼痛およびADL

主訴であるしゃがみ込み時の痛みは介入後3カ月で消失し，日常生活に対する自己記入式質問指標に対しての問題もすべて解消した。

●可動性評価

介入後2カ月でおおむね股関節の可動域制限はなくなった。

●筋機能

介入後3カ月でMMTにおける股関節周囲筋機能の改善を認めた。コアスタビリティの改善も認めているが，SLRを伴うコアレベル3Cの運動を行うと骨盤の前傾が出現するため，まだコアスタビリティは不十分であると考える。引き続きコアスタビリティトレーニングを継続していく必要がある。

まとめ

今回提示した症例は軽度の寛骨臼蓋形成不全とcross-over sign陽性という単純X線画像上の問題はあったが，関節裂隙の変化がほとんどない症例であった。画像上のcross-over signは骨盤の過前傾の影響を受けている可能性があると考えた。そこで，器質的問題よりも機能的問題が関節可動域制限に及ぼしていると考え理学療法を施行したところ，症状の改善に至ることができた。画像上，明らかな変形がある症例に関しては，器質的問題が機能的問題を上回り，疼痛を完全に取り去ることが困難となる場合もあるが，機能的問題は必ず混在して

いる。理学療法士は機能的問題を評価し，的確なアプローチを行っていく必要がある。

文献

1) 建内宏重：股関節の運動学. 身体運動学：関節の制御機構と筋機能（市橋則明, 編集）, p184-218, メジカルビュー社, 2017.

2) 土井口祐一, ほか：X線学的骨盤腔形態と骨盤傾斜角. 整形外科と災害外科, 41（2）：641-645, 1992.

3) 三浦利治：成人の正常股関節X線像における経年的変化に関する研究. 日本整形外科学会雑誌, 45：703-714, 1971.

4) 中村 茂：日本人股関節の臼蓋・骨頭指数_400股の計測値. 整形外科, 45：769-772, 1994.

5) 藤井玄二, ほか：日本人成人股関節の臼蓋・骨頭指数. 整形外科, 45：773-780, 1994.

6) 平尾利行：変形性股関節症, 人工股関節全置換術. ビジュアル実践リハ 整形外科リハビリテーション：カラー写真でわかるリハの根拠と手技のコツ, 第1版（神野哲也, 監修, 相澤純也, ほか編集）, p231-248, 羊土社, 2012.

7) キャロリン・キスナー, ほか：脊椎：運動療法：最新運動療法大全, 第5版（渡邊 昌, ほか日本語版監修）, p439-480, ガイアブックス, 2008.

8) 中丸宏二, ほか：下肢疾患外来患者における日本語版Lower Extremity Functional Scaleの信頼性・妥当性・反応性の検討. 理学療法学, 41（7）：414-420, 2014.

9) Behrend H et al：The "forgotten joint" as the ultimate goal in joint arthroplasty：validation of a new patient-reported outcome measure. J Arthroplasty, 27（3）：430-436, 2012.

10) 古谷英孝, ほか：人工股関節全置換術後患者の股関節への意識の程度を評価するための日本語版Forgotten joint Scoreの再現性と妥当性. 理学療法学, 41（suppl 2）：2014.

11) 平尾利行：股関節唇損傷：外側に踏み込むと股関節が痛い. クリニカルリーズニングで運動器の理学療法に強くなる！（相澤純也, 監修, 中丸宏二, ほか編集）, p96-119, 羊土社, 2017.

12) 平元奈津子：妊婦に対する理学療法. 理学療法学, 41（3）：165-169, 2014.

13) 平尾利行, ほか：股関節深層筋トレーニングに関する検討：超音波画像診断装置を用いて. Hip Joint, 35：62-65, 2009.

14) 平尾利行, ほか：磁気共鳴画像法（MRI）を用いた閉鎖筋の筋活動分析. 理学療法科学, 31（2）：297-302, 2016.

15) Walters J et al：Gluteus minimus：observations on its insertion. J Anat, 198（Pt 2）：239-242, 2001.

16) 熊谷 優, ほか：MRIにおける股関節外転筋の機能評価. Hip joint, 21：514-519, 1995.

17) Gottschalk F et al：The functional anatomy of tensor fascia latae and gluteus medius and minimus. J Anat, 166：179-189, 1989.

| Ⅳ 機能障害別ケーススタディ | A 局所を中心とした評価と理学療法 |

3 股関節の不安定性

Abstract

■ 股関節の不安定性を認める変形性股関節症初期患者に対して股関節の構造的問題，器質的問題，機能的問題の視点から分類し，評価を実施した。

■ 本症例の股関節不安定性の要因として，構造学的問題をベースにもち，股関節自体の運動制限から体幹，骨盤運動など隣接関節の二次的機能障害が引き起こされ，動作での症状出現に至ったのではないかと推察した。

■ 股関節機能の再獲得を目的とし，股関節運動パターンの多様化に着目した理学療法展開を実施し，改善がみられた。

症例紹介

▶基本情報

年齢：50歳代

性別：女性

身長：154 cm

体重：50 kg

BMI：
body mass index

BMI：21.1 kg/m²

職業：工場勤務(立ち仕事)

趣味：バレーボール

主訴：右股関節の曲げ伸ばしがしにくい。歩くときに右股関節の前が痛く，体重をかけた瞬間にズキッとする。

Demand：痛みなく歩きたい，バレーボールを続けたい。

▶医学的情報

診断名：右側変形性股関節症，両側臼蓋形成不全

既往歴：子宮摘出

▶現病歴

　数年前からバレーボールをしていて，右股関節前面に違和感を感じる。整体や自己流のストレッチなどで痛みがなくなっていたが，職場で立ち仕事が多くなることで，右股関節の疼痛が増大し，立ちしゃがみ動作，歩行動作，職場での作業動作に制限が生じる。夜間に痛みで目が覚めるようになったため不安になり，当院クリニックを受診し，初期股関節症および両側臼蓋形成不全と診断され理学療法開始となる。

評価の流れと解釈

「Ⅲ章-A-3 股関節の不安定性」の項（p84）では，股関節不安定性の要因を3つに分類して解釈している。まず，1つ目の股関節の構造的問題である骨形成異常を確認するため，単純X線画像を事前に確認した。

▶単純X線画像から事前情報を得る

患者の理学療法開始前，事前に撮影された単純X線画像から股関節の構造学的特徴を把握した。単純X線画像（図1）では，CE角：右15°/左13°，Sharp角：右46°/左45°と被覆率の低下が推測され両側臼蓋形成不全が認められた。大腿骨頭の上方変位は左右ともに認められなかった。頸体角：右120°/左125°。関節裂隙の軽度の狭小化と骨硬化像がみられる。

次に，単純X線画像から股関節の形態とアライメントを確認し，股関節運動に関連する要因[1]を推察した。股関節のアライメントを観察すると骨盤腔は広く，閉鎖孔は狭くみえることから骨盤は前傾位であると推察した。坐骨を結ぶ水平線と小転子の位置を観察し，坐骨と左右小転子の高さに左右差がみられないことから，脚長差はみられないのではないかと推察した。恥骨結合からの垂直線と仙骨・尾骨の位置を観察し，仙骨・尾骨が左側に位置していたことから骨盤は左回旋しているのではないかと推察した。腸骨の幅に左右差（右＜左）があり，右腸骨は内旋し内側に閉じている（in-flare）のではないかと推察した。両側の小転子の見え方に左右差があり，右の小転子は左の小転子と比べ隠れていると観察できたことから，右股関節の内旋可動域と左股関節の内旋可動域に左右差があるのではないか，また左股関節の内旋可動域に制限が生じているのではないかと推察した。

単純X線画像の観察では寛骨臼蓋形成不全による被覆率の低下がみられ，関

CE：
center edge

図1　単純X線画像

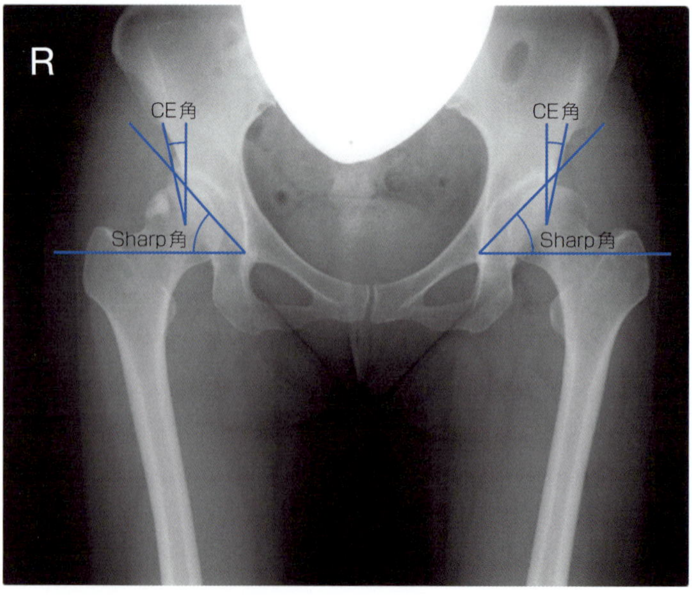

節裂隙の狭小化，骨硬化像は軽度であることから，股関節の関節可動域制限は重度化していないと推察した。

➤理学療法評価

●問診

問診より理学療法評価を実施し，病態進行の要因，現在の症状を詳細に聴取した。患者に過去に股関節のなんらかの症状を自覚したかの問いかけを行うと，特に外傷の既往はなく，先天性股関節脱臼と診断されたこともなく経過していたとのことであった。

患者の初発症状として，数年前より趣味であるバレーボール時に右股関節周囲の違和感を自覚したのがきっかけであった。はじめはバレーボールをしたあとに右股関節周囲の違和感が生じていた部分が重だるい感じとなる症状が続いた。2～3日で症状は軽減していたため，様子をみていた。同じような症状が続いた際に近くの整体に通う。また自己流でストレッチを行うことで股関節周囲の違和感と重だるさは軽減していた。

半年前，バレーボール時にボールが来た際のレシーブ動作で右下肢を前に出したときにピリッとした痛みを感じる。股関節を曲げたり，伸ばしたりする運動・動作で痛みを感じるようになりはじめる。

数カ月前より仕事が忙しくなることで立位での作業動作が多くなり，痛みが気になるようになってきた。作業動作は，その場で右足を軸にして右から左へ物を移動させる流れ作業がほとんどで，作業時間中はこの動作が繰り返される。股関節に生じる痛みは徐々に増す一方，軽減されにくくなった。

歩行動作では，座った状態から立ち上がり歩き始めるとき，歩きはじめの1歩目が特に痛く，歩いていると痛みが取れてくることもあるが，だんだん痛みが増して取れなくなった。寝ているときは，足の置き場所を探して寝たり，痛みで目が覚めたときは足を動かすことができなかったりするくらいの痛みがある。

患者の問診では，明らかな原因となる外傷や先天性股関節脱臼の既往はなく，受診後に初めて臼蓋形成不全と診断される。医師の診断による初期股関節症と事前の単純X線画像から，股関節の構造的な障害は軽度であり，股関節の骨形成異常という構造的問題はベースにあるものの，関節唇損傷や関節包弛緩などの器質的問題，および身体アライメント異常や筋機能不全など股関節の機能的問題が，より患者の症状発症要因として考えられるのではないかと推察し，「Ⅲ章-A-3 股関節の不安定性」の項(p84)を参考に理学療法評価を進めた。

●疼痛評価

NRS：
numerical rating scale

■ **安静時NRS（右股関節）：+**
- 4～5/10。安静肢位での重だるい股関節周囲の疼痛。

■ **運動時NRS（右股関節）：+**
- 屈曲：7/10，伸展：6/10，外転：7/10，外旋：7/10。

- 動作時 NRS（右股関節）：＋
  - 左側に寝返るとき：6/10，立ちしゃがみ動作時：8/10，歩行動作で体重を
    かけるとき：8/10，仕事で作業をしているとき：8/10。
- 夜間時（右股関節）：＋
  - 4〜6/10。寝て少しすると重だるい感じの痛みがする。
- 圧痛部位：＋
  - 右鼠径部，右腸腰筋，右大腿筋膜張筋，右大腿直筋，右内転筋群，右梨状
    筋であった。

● 可動性評価
- 股関節（右／左，単位：°）
  - 屈曲：105(p)/125，伸展：5(p)/15，外転：20(p)/45，内転：10/15，外
    旋：30(p)/60，内旋：65(p)/55

右股関節屈曲では，70〜85°付近の運動で鼠径部，大腿直筋に疼痛があり，
骨頭の臼蓋への滑り込みが不十分で，骨盤後傾の代償がみられ最終域の可動域
となる。右股関節伸展では，伸展運動開始時より鼠径部，腸腰筋，大腿直筋，
大腿筋膜張筋に疼痛が生じ，骨頭の臼蓋への滑り込みが不十分で，腰椎伸展，
骨盤挙上，左回旋の代償がみられる。右股関節外転では，外転運動10°付近よ
り内転筋群に疼痛が生じ，骨頭の臼蓋への滑り込みが不十分であり右骨盤挙上，
左回旋の代償が生じる。右股関節外旋では，右骨盤回旋の代償が生じ，鼠径部
の疼痛が生じる。右股関節内旋では，左骨盤回旋の代償が生じ，大腿筋膜張筋，
梨状筋の疼痛が生じる。

● 筋機能評価
- 股関節（右／左，数値はMMTの基準に準じる）
  - 屈曲：4(p)/5，伸展：4/5，外転：4(p)/5，内転：4/5，外旋：4(p)/5，
    内旋：4(p)/5

MMT：
manual muscle
testing

MMTにおいて右股関節伸展・内転以外は疼痛が生じ左右差がみられた。右
股関節の測定時は体幹，骨盤の代償が生じていた。

股関節外転筋の機能評価において，右中殿筋では筋出力は4レベルであるが
実施時に骨盤引き上げの代償が生じる。右小殿筋では股関節内旋運動時に左と
比べ運動の円滑性が低下していた。健側の左と比較し筋出力は発揮しづらく疼
痛を伴う状態であった。

● 大殿筋の優位性の評価
■ 大殿筋の腰部脊柱起立筋に対する優位性の評価

右膝関節屈曲位での右股関節伸展運動では，胸椎後弯と腰椎過前弯，骨盤後
傾，左回旋が生じ，腰部脊柱起立筋の筋収縮が大殿筋の筋収縮よりも早期に生
じる。

股関節の不安定性

■ 大殿筋のハムストリングに対する評価

右膝関節伸展位での右股関節伸展運動では，ハムストリングの筋収縮が大殿筋の筋収縮よりも早期に生じる。

大殿筋の優位性の各評価において，大殿筋の筋収縮よりも腰部脊柱起立筋，ハムストリングの筋収縮が早期に生じており，大殿筋の筋収縮低下により股関節伸展運動時の大腿骨頭の前方変位，股関節中心の前方化が生じている可能性が考えられた。

● 腸腰筋遠心性収縮の評価

陽性。体操座りの姿勢で両上肢を肩関節屈曲90°位で保持し，体幹を後方に傾斜させるように指示すると，頭頸部，上部体幹を伸展させ体幹を中間位に保持することができず，体幹後傾が制御できないことから腸腰筋と大殿筋の遠心性収縮が発揮できない可能性が考えられた。

● 前額面における上半身重心の変位に対する評価

端坐位にて，上半身重心はわずかに右側へ変位している。側方リーチでは右側方リーチに比較して，左側方リーチでの胸椎側屈の可動性が低下しており，右側骨盤は挙上代償がみられる。

● 胸椎の伸展可動性の観察

cat and dogにて評価を行うと骨盤前後傾運動がわずかしか起こらず，胸椎，腰椎の連動した運動が認識できなかった。また，胸椎の屈曲，伸展運動の可動性は低下していたが腰椎屈曲，伸展運動は胸椎と比較すると可動性は大きかった。

● 立位アライメント（図2）

両下肢の中心を通る床からの垂線を基準として，前額面の立位アライメントを観察した。両肩峰を結んだ線から，わずかであるが右肩が下がっていることがわかる。骨盤は，右骨盤の挙上がみられ右回旋していた。体幹は右側屈，右回旋であった。

● Trendelenburg test（右／左）

• 陽性／陰性
 ＊体幹の伸展と支持側への傾斜を伴い，骨盤は右に回旋する。

● 片脚立位テスト（右／左）（図3）

• 陽性／陰性

右片脚立位のアライメントは，体幹伸展，右側屈，右回旋。骨盤は前傾，右回旋。股関節は伸展，内旋。遊脚側は挙上，右回旋する支持側骨盤下制タイプであった。

右片脚立位にて耳介から下した床との垂線が右大転子の後方を通過する。さ

図2 立位アライメント

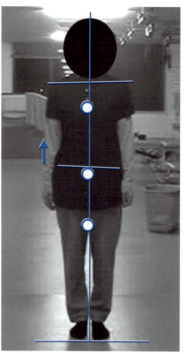

わずかではあるが右肩が下がっている。骨盤は，右骨盤の挙上がみられ左回旋していた。体幹は右側屈，右回旋である。

図3 片脚立位テスト

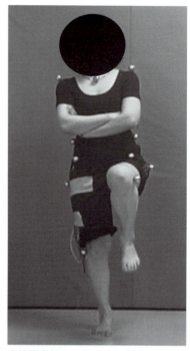

右片脚立位のアライメントは，体幹伸展，右側屈，回旋。
骨盤は前傾，右回旋。股関節は伸展，内旋。遊脚側は挙上，右回旋。

らに片脚立位テストの難易度の設定においては，右側は前方挙上45°，前方挙上90°にていずれも耳介から下した床との垂線が大転子の後方を通過することから，大腿骨頭が寛骨臼に対して前方剪断力が働いている可能性があると推測した。

● 歩行動作観察（図4）

歩行動作の特徴として，歩行周期全般において常に右肩が下がり，体幹の右側屈がみられ，骨盤の側方運動，回旋運動が減少していた。特に症状の訴えがある右初期接地（IC）から荷重応答期（LR）では，体幹右側屈，回旋が増大し，骨盤の右側方運動と右回旋に制限がみられDuchenne徴候が生じていた。

IC：
initial contact

LR：
loading response

▶整形外科テスト
● 寛骨臼の前捻（右／左）
・＋／−
　＊右腸骨が内旋しており，寛骨臼前捻角が大きいことが推測され股関節の不安定性を生じる要因の一つとして考えられる。

図4 歩行観察

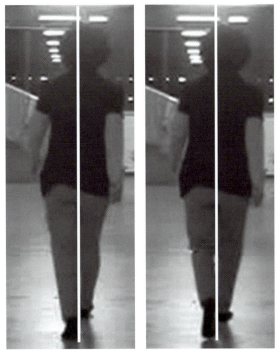

a 右IC　　　b 右LR

歩行動作の特徴として，歩行周期全般において常に右肩が下がり，体幹の右側屈がみられ骨盤の側方運動，回旋運動が減少していた。特に症状の訴えがある右初期接地(IC)から荷重応答期(LR)では，体幹右側屈，回旋が増大し，骨盤の右側方運動と右回旋に制限がみられDuchenne徴候が生じていた。

- Craig test(右／左，単位：°)
  - 35/30
    * 両側ともに前捻角が大きいことが推測され，股関節の不安定性を生じる要因の一つとして考えられる。

- hip dial test(右／左)
  - ＋／－
    * 右下肢外旋時に股関節周囲の過緊張と前面(鼠径部)に疼痛が出現し，腸骨大腿靱帯を含めた前方関節包に問題がある可能性が考えられた。

- 股関節の牽引ストレステスト(右／左)
  - ＋／－
    * 右股関節屈曲位にて長軸方向に牽引を行うと左側と比較し，防御的な抵抗感が生じられ疼痛と抜けるような嫌な感じがすると訴えあり，関節唇損傷の可能性も考えられた。

- 関節弛緩性(joint laxity)(右／左)
  - －／－

患者の右股関節に不安定性が生じる要因を整理する。

　単純X線画像から右寛骨臼の臼蓋形成不全，Craig testにより前捻角の増大が推測された。右腸骨が内旋し寛骨臼前捻角が大きいことから，寛骨臼と大腿骨頭の接触面の減少が考えられる。以上の結果より股関節不安定性の要因として構造的問題が存在していたと推察できる。hip dial test，股関節の牽引ストレステストにて器質的問題の可能性は否定できなかったが，MRIによる画像診断がなされていなかったことから，器質的問題の可能性も考慮し解釈を続けた。

　初発症状として自覚したバレーボールでの違和感は，股関節周囲の軟部組織に負担が生じた徴候としてとらえた。「バレーボールをした後に右股関節周囲の違和感が生じていた部分が重だるい感じとなり症状が続くが，2〜3日で症状は軽減していた」ということから，この時期は整体や自己流のストレッチで股関節にかかる負担は患者自身で回避でき，病態進行，症状の改善はできていたものと推察した。しかしその後，バレーボール時にピリッとした痛みを股関節前面に感じることで股関節屈曲・伸展運動の制限をきたし，動作でも同様の痛みを感じるようになる。

　股関節屈曲・伸展運動の制限をはじめとする機能的問題として股関節の不安定性が生じることで，動作において疼痛を回避する股関節の運動パターンが形成され，身体運動の自由度が制限されるターニングポイントになったのではないかと考えた。さらに仕事が忙しくなり立位での作業動作が増大する。これにより荷重位での股関節の運動パターンが特定の運動方向で繰り返され要求度が高まることで局所な力学的ストレスの増加に伴い，体幹・骨盤運動の機能障害を引き起こし，動作のバリエーションに制限をもたらしたと推測した。このように患者の股関節は，症状の進行に伴い股関節自体の運動制限から，隣接関節の二次的機能障害が引き起こされ，動作での症状出現に至ったことが考えられる。結果として，痛みの訴えが最も強い歩行動作に制限をきたしているのではないかと考察した。

　疼痛評価では安静時，運動時，動作時，夜間時，圧痛でそれぞれ疼痛が生じ，右股関節周囲筋の過緊張がみられる。特に疼痛が増大するのは股関節屈曲，外転，外旋運動であり，これらの運動が含まれる動作において疼痛が増大し，圧痛部位も同様にみられた。股関節の可動性評価では右股関節の各運動方向で抵抗感があり，特に股関節屈曲，外転，外旋で運動の円滑性は低下し，エンドフィールでは軟部組織性の抵抗感が感じられ骨盤の代償が生じる。このことから大腿骨頭の寛骨臼に対する回転運動に加え，転がり運動，滑り運動など正常から逸脱した複合運動が繰り返され，股関節の各方向に対して単独で分離した運動に制限をきたしていると考えた。

　MMTでは右股関節伸展，内転以外のテストで疼痛が生じ，筋出力に左右差がみられた。また，大殿筋の腰部脊柱起立筋に対する優位性の評価，大殿筋のハムストリングに対する評価から大殿筋の筋収縮のタイミングに差がみられ，筋出力の低下が生じていたことから股関節中心の前方化により股関節周囲筋の筋長変化に伴う筋機能低下も考えられた。また，テスト時に生じる体幹，骨盤

の代償はその他の機能評価においてもみられ，股関節単独の機能低下のみならず体幹，骨盤の機能的安定性の低下も関連しているものと考えた。このため，立位アライメントおよび右片脚立位アライメントにて，体幹の右側屈や骨盤の回旋が生じていると考えた。

　歩行動作の観察でも，立位アライメント，片脚立位のアライメントと同様に常に右肩が下がり体幹の右側屈，骨盤の側方運動，回旋運動の減少がみられた。疼痛の訴えが強い右ICからLRでは，体幹右側屈，回旋がさらに増大し骨盤は前傾，右側方運動と右回旋に制限がみられ，右股関節は内転，内旋で荷重対応を行い，股関節の運動パターンを制限した動作戦略となっている。片脚立位，歩行動作などの動作において効率的な股関節運動パターンが求められ，股関節の筋機能を巧みに発揮し隣接関節との連動した関節運動の組み合わせにより動作を遂行している。しかし，患者は固定化した股関節の運動パターンの繰り返しにより大腿直筋，大腿筋膜張筋など二関節筋の緊張が過剰に高まり，股関節運動パターンが制限され，動作のバリエーションが制限された状態であると考える。

　以上の結果から，股関節不安定性の起因となる構造的問題はあるものの股関節機能の再獲得により現在生じている股関節の運動パターンが多様化することで動作のバリエーションの拡大が図れれば，現在の症状改善は可能であると考え理学療法展開を行った。

治療および治療効果

　治療開始時，患者の右股関節周囲は全体的に過緊張が生じており，特に大腿直筋，大腿筋膜張筋の筋緊張が高く疼痛を伴う状態であった。股関節の可動域では，屈曲，伸展，外転，外旋にて抵抗感があり，それぞれの運動方向の最終域に制限が生じている。さらに体幹，骨盤の代償運動もみられるなど，固定化された股関節運動パターンにより股関節のみならず隣接関節にも二次的な機能低下が生じている状態であると判断した。

　股関節運動は多様な運動パターンが要求され，動作のバリエーションを可能にしていることからも股関節可動域の拡大のみならず複合運動としての機能的可動性が重要となる。このため，股関節の関節可動域の拡大と筋機能改善に着目するだけではなく，股関節運動パターンの多様化を改善していくことが患者の動作改善に向けた治療展開に必要であると考えた。そのためには，患者自身が楽に感じるスムーズな股関節運動を見つけ出す。そして即時的な効果だけでなく，継続的な股関節運動パターンの多様化により動作のバリエーションが拡大することが重要である。以下に，患者に実施した具体的な理学療法の内容について述べる。

▶股関節のリラクセーション

　患者の疼痛の訴えを聴取しながら，リラクセーションが得やすいポジションを見つけるために，右股関節周囲の筋緊張の具合を触診し確認する。右股関節軽度屈曲・外転・外旋位のポジションで筋緊張が軽減しやすく，患者自身も楽な感じを認識できた。次にリラクセーションが得られるポジションを保持した状態で，右大腿部の皮膚表面[2]を動かすことから実施し，評価で確認した股関節の可動域制限が認められた各運動方向に対しての皮膚の動きを誘導した（図5）。この時点でさらに患者の疼痛が軽減してきたことから，よりリラクセーションの範囲を拡大するため股関節のポジションを変化させていき，股関節周囲のリラクセーション（図6）へと拡大する。股関節周囲のリラクセーションでは大腿骨をイメージし，大腿部の筋全体を包み込むように把持しリラクセーションさせることで大腿部の筋緊張は軽減した。さらに理学療法士の右手で大転子を，左手は大腿遠位または膝関節を把持し，疼痛，筋緊張が増さない範囲で上下に揺らすように動かし，大転子のモビライゼーション（図7）を行うことで体幹，下肢への揺らぎが生じるようになり，股関節から体幹へのリラクセーションが認識できるようになる。

図5　股関節のリラクセーション

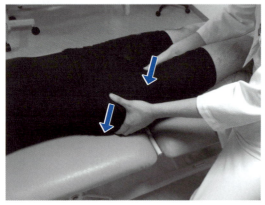

股関節可動域制限が認められた各運動方向に対しての皮膚の動きを誘導する。

図6　股関節周囲のリラクセーション

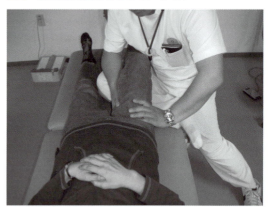

大腿骨をイメージし，大腿部の筋全体を包み込むように把持しながら軽い圧迫を全体に加える。大腿骨を中心に軟部組織全体を動かしていく。

図7　大転子のモビライゼーション

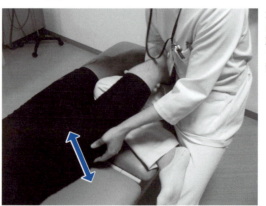

大転子を把持し，対側で大腿遠位または膝関節を把持する。疼痛，筋緊張が増さない範囲で上下に揺り動かし大転子を中心に周囲の軟部組織を動かしていく。

▶股関節屈曲運動パターンを多様化するアプローチ

　患者の股関節屈曲運動では，股関節屈曲70°付近より股関節内旋運動が伴い鼠径部，大腿直筋に疼痛が出現するため，疼痛の出現するポジションにて股関節の牽引(図8)，寛骨臼と大腿骨頭の圧縮(図9)，Ⅰb抑制を利用したダイレクトストレッチ(図10)を実施した。次に肩関節，上前腸骨棘，膝蓋骨中央，遠位脛腓関節を結んだ線上で股関節屈曲運動を繰り返すことを基本運動とし，スムーズな運動が可能となってより外転，外旋，内転，内旋を組み合わせながら股関節屈曲運動パターンの多様化(図11)を実施した。このとき，殿部にボールを敷いて上記の股関節屈曲運動パターンを実施すると最終域での大腿骨頭の臼蓋への滑り込みがさらにスムーズとなる。この運動は，股関節屈曲運動パターンの多様化を継続するための自主トレーニングとしても継続した。

図8　股関節の牽引

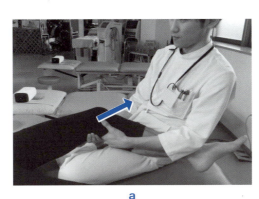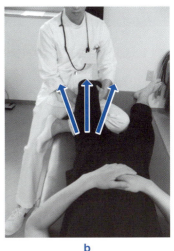

股関節周囲の筋緊張が強い場合には，**a**のように両手で大腿遠位を把持し牽引を行う。**b**のように牽引方向を少しずつ変化させていくとリラクセーションが得られやすい。

図9　寛骨臼と大腿骨頭の圧縮

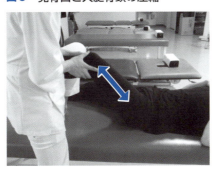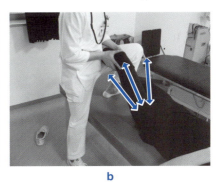

股関節運動時につまり感の訴えがある場合などでは，そのポジションで寛骨臼と大腿骨頭に軽い圧縮と牽引を繰り返し行う(**a**)。両手で大腿遠位，または膝関節を把持しながら寛骨臼と大腿骨の曲率半径を適合させていくようにイメージしながら行う。リラクセーションが得られてくればポジションを変化させていく(**b**)。

図10　Ⅰb抑制を利用したダイレクトストレッチ

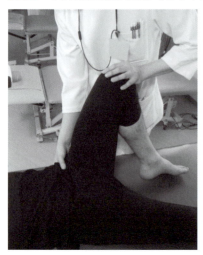

大腿直筋，大腿筋膜張筋へのダイレクトストレッチでは，患者の疼痛の訴えが強いポジションで実施する。

図11　股関節屈曲運動パターンの多様化

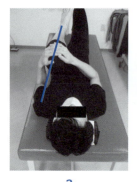 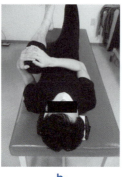 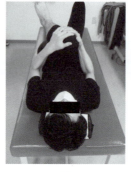 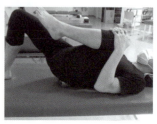

　　a　　　　　　　　　b　　　　　　　　　c　　　　　　　　　d

a：青線は，基本運動の肩関節，上前腸骨棘，膝蓋骨中央，遠位脛腓関節を結ぶ線。この線上での運動を股関節屈曲運動での基本運動とする。
b：外転，外旋を組み合わせた股関節屈曲運動
c：内転，内旋を組み合わせた股関節屈曲運動
d：殿部にボールを敷いた股関節屈曲運動

▶股関節伸展運動パターンを多様化するアプローチ

　右股関節伸展では，伸展運動開始時より鼠径部，腸腰筋，大腿直筋，大腿筋膜張筋に疼痛が生じ骨頭の臼蓋への滑り込みが不十分であった。このため，患者に腹臥位をとってもらい，理学療法士は右手で患者の大腿骨頭を臼蓋方向へ押し込むように誘導し，左手は大腿遠位を保持し，膝関節を屈曲位で股関節伸展を他動的に誘導する（図12）。この運動を繰り返すことで，大腿骨頭の臼蓋への滑り込みがさらにスムーズとなり股関節伸展可動域が拡大する。しかし，右股関節伸展の自動運動時に腰椎伸展，骨盤挙上，左回旋の代償がみられ，大殿筋の筋収縮よりも腰部脊柱起立筋，ハムストリングの筋収縮が早期に生じる。
　このように股関節伸展運動時に体幹・骨盤の代償が生じ大殿筋の機能的収縮が行えない場合には，頭頸部伸展，胸椎伸展，腰椎伸展と脊柱全体の分節的な伸展運動（図13）を誘導すると体幹・骨盤の代償が軽減し，大殿筋の機能的筋収縮が促され股関節伸展可動性，筋出力が改善される。

図12 股関節伸展運動パターンの多様化

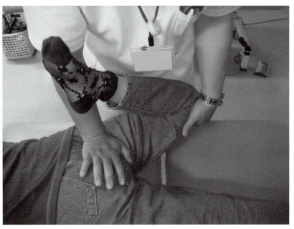

理学療法士は右手で患者の大腿骨頭を臼蓋方向へ押し込むようにする。左手は大腿遠位を保持し、膝関節を屈曲位のままとし、他動的に股関節伸展運動を繰り返す。

図13 股関節伸展運動を促す脊柱全体の分節的な伸展運動

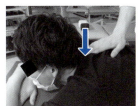 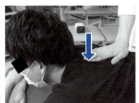 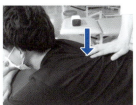 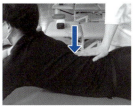

患者に腹臥位をとってもらい、リラックスした状態を意識してもらう。頭頸部より伸展運動を行い、理学療法士は伸展運動が誘導しやすいように胸椎、腰椎へと支点（⬇）を移動させながら、各部位の伸展運動を行ってもらう。患者は脊柱の各部位での伸展運動が認識されやすく脊柱全体の分節運動が改善されやすい。

▶股関節外転運動パターンを多様化するアプローチ

　右股関節外転では、10°付近より大腿が内旋方向へ動き内転筋群に疼痛が生じる。また、骨頭の臼蓋への滑り込みが行えずに、右骨盤挙上、左回旋の代償が生じる。このため、レッドコードを用い股関節周囲筋の筋緊張が軽減するポジショニングをセッティングする。次に理学療法士が他動的に股関節外転を誘導し、骨頭の滑り込みが行えないポジションより大転子を把持し、骨頭の内旋、骨盤の代償運動が生じない範囲で繰り返し段階的に外転角度を拡大していく。股関節屈曲角度を増しながらこの運動を繰り返すと股関節外転運動はさらに拡大し、股関節外転運動パターンの多様化（図14）が得られる。また、背臥位で両膝関節を屈曲した状態から開排させるように両股関節を外転、外旋を繰り返す。足幅を変化させながら運動を繰り返し行う運動を自主トレーニング（図15）としても実施した。

図14　股関節外転運動パターンの多様化

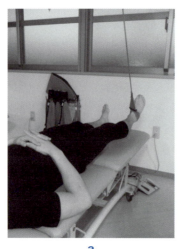
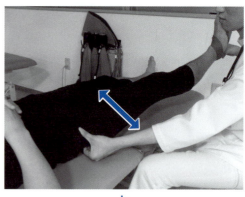

a　　　　　　　　　　　　　　　b

a：患者の開始ポジション。股関節周囲の緊張が軽減するポジショニングを設定する。患者によりリラックスできるポジションはさまざまであり，股関節屈曲角度を変化させ調整する。
b：理学療法士は左手で大転子を上下で把持し，骨頭の滑り込みを誘導する。外転に伴い右手で外旋を誘導しながら，寛骨臼に頭を押し込むような軽い圧迫を加える。

図15　股関節外転運動パターンの多様化の自主トレーニング

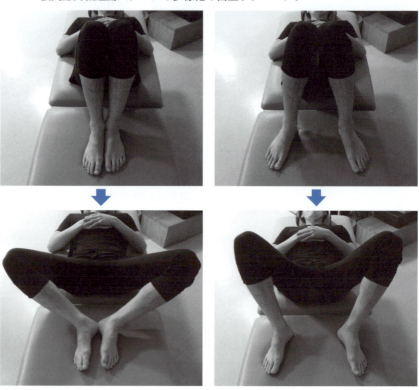

背臥位で両膝関節を屈曲した状態から開排させるように両股関節を外転，外旋を繰り返す。足幅を変化させながら運動を繰り返し行う。

▶座位での骨盤運動パターンを多様化するアプローチ（図16）

椅子に浅く腰かけてもらい，正中線上に頭部，体幹，骨盤を位置させ両足底は床面に接するポジションを開始肢位とし保持するように患者に指示する。骨盤回旋運動では理学療法士が両手で骨盤を把持し，骨盤を左右に動かしていき骨盤の回旋を誘導する。徐々に運動範囲を広げ，骨盤の回旋運動を拡大していく。患者が骨盤回旋の運動方向を認識できてきたら，体幹の代償ができるだけ生じないように患者自身で運動を行ってもらう。骨盤傾斜運動では理学療法士は両手で骨盤を把持し，骨盤を上下に動かして骨盤の傾斜を誘導する。徐々に運動範囲を広げていき骨盤の上下運動を拡大していく。このとき体幹の側屈，回旋が過剰に生じない範囲で運動を行い，頭部は正中線上で保持することが骨盤運動パターンを多様化するアプローチでは重要である。

▶立位での骨盤運動パターンを多様化するアプローチ

臥位，座位での股関節運動パターンの多様化が拡大してから，立位で骨盤運動パターンを多様化するアプローチを実施した。骨盤側方運動では患者に肩幅程度に両足を開いてもらう。頭部，体幹，骨盤を正中位に保つようにしてもらい骨盤を側方に動かしてもらう。このとき理学療法士は両上前腸骨棘が床と平行にした基準線を指標とし，左右の骨盤側方運動に連動して骨盤の傾斜，回旋が起こらない範囲から運動を行う（図17）。体幹が過剰に側屈，回旋しないように注意しながら，徐々に運動範囲を広げていく。

骨盤回旋運動（図18）では骨盤側方運動の開始肢位と同様の肢位より開始する。頭部，体幹，骨盤を正中位に保つようにしてもらい骨盤を回旋してもらう。このとき理学療法士は骨盤を把持し，骨盤回旋運動に連動して体幹の回旋が過剰になっている部位や連動した運動が生じずに制限となっている部位がないか確認する。また，理学療法士が両大転子上を把持し骨盤回旋運動を行う方向へ誘導するとスムーズな回旋運動を患者が認識しやすい。

図16　座位での骨盤運動パターンを多様化するアプローチ

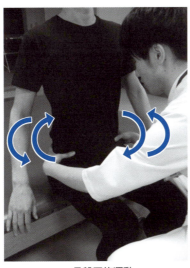 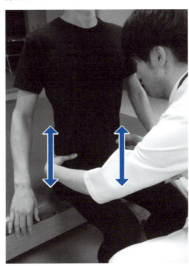

　　a　骨盤回旋運動　　　　　　　　　　　　b　骨盤傾斜運動

図17　立位での骨盤側方運動パターンを多様化するアプローチ

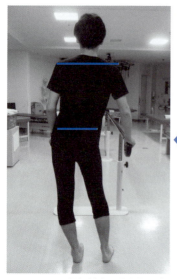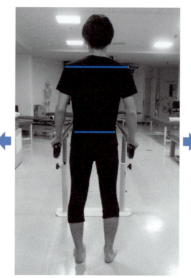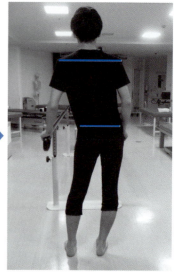

骨盤側方運動を行う際，肩幅程度に足を開き運動を開始する．理学療法士は，支持側の股関節内転と反対側の股関節外転運動がスムーズに行えるかを確認する．
スムーズな運動が行えない場合には，患者が楽でスムーズな運動を感じ取れる足幅を微調整しながら実施すると効果的である．

図18　立位での骨盤回旋運動パターンを多様化するアプローチ

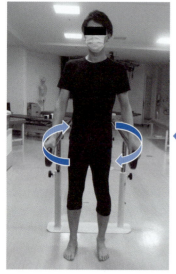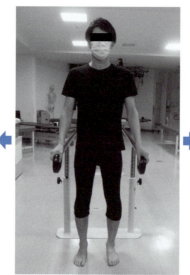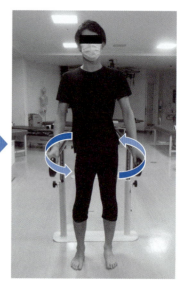

骨盤回旋運動を行う際，肩幅程度に足を開き運動を開始する．理学療法士は骨盤を把持しスムーズな運動が行えるか確認する．スムーズな運動が行えない場合には，足幅を微調整しながら実施する．次に理学療法士が両大転子上を把持し骨盤回旋運動を行う方向へ誘導するとスムーズな回旋運動を患者が認識しやすい．

股関節の不安定性

➤結果

　理学療法開始時より，患者自身が右股関節周囲のリラクセーションを認識することができた。当初認められていた安静肢位における股関節周囲の重だるい疼痛はNRSで0/10。右股関節屈曲NRS：0/10，右股関節伸展NRS：0/10，右股関節外転NRS：0/10，右股関節外旋NRS：1/10となった。また，左側に寝返るときNRS：1/10，立ちしゃがみ動作時NRS：2/10，歩行動作で体重をかけるときNRS：2/10と軽減した。また，股関節の関節可動域は各可動域で拡大し，MMTでの筋出力にも改善が認められ，その他の評価においても改善がみられた。

　しかしながら，仕事を続けながらの治療経過のなかでときに疼痛が増大する。また，疼痛が出現した際には股関節の可動域制限，筋出力の低下が認められ，跛行が出現することがあった。症状変化が繰り返され症状の消失までには至らなかった。このため理学療法期間中に実施したエクササイズを自宅でのホームエクササイズとしても指導し実施した。患者自身が自宅でのホームエクササイズを行うことでより効果を確認することができ，運動内容を随時変更し継続することで症状変化は少ない結果となっている。

　理学療法介入期間中に片脚立位，歩行動作にて理学療法介入前後の変化を表面筋電図（EMG）により比較検討した。片脚立位では，股関節中間位，内旋位，外旋位の3肢位で各々3秒間実施した。課題動作における姿勢戦略や下肢の挙上方法は被検者の任意とした。EMGの計測にはメディアエリアサポート社製EMGマスターKm-104を用い，サンプリング周波数は1000Hzとした。右股関節の中殿筋，大腿筋膜張筋（TFL）の計2筋を被検筋とし，積分値を算出，最大等尺性収縮による積分値で相対化（%IEMG）し，理学療法介入前後で比較検討した。

　結果として理学療法後，右股関節中間位（**図19**）の%IEMGは，TFLは80.8%から56.1%へ減少し，中殿筋は54.3%から87.8%へ増加した。右股関節内旋位（**図20**）の%IEMGは，TFLは63.6%から64.4%と変化なし，中殿筋は62.6%から75.4%へ増加した。右股関節外旋位（**図21**）の%IEMGは，TFLは93.2%から65.1%へ減少，中殿筋は145.9%から122.6%へ減少した。これらの結果は，股関節不安定症により股関節周囲では過剰な筋緊張による固定化された股関節運動パターンが生じていたが，理学療法によりTFLの過剰収縮が適正化され，中殿筋の収縮が改善した結果であると推察した。

　歩行動作では，歩行時の右ICにおける筋活動はTFL，中殿筋の計2筋を被検筋とし，運動療法介入前後のEMGを測定した。歩行条件は裸足10m自由歩行を5回実施し，歩き始めから3歩目のデータを採用した。得られたデータより5歩行周期の積分値を算出，最大等尺性収縮による積分値で相対化した値（%IEMG）の歩行周期0〜10%の筋活動を比較対象とした。裸足10m自由歩行は，EMGの計測にはメディアエリアサポート社製EMGマスターKm-104を用い，サンプリング周波数は1000Hzとした。また踵部に貼付した圧センサの信号により，右ICを同定した。結果として運動療法前後の%IEMG（**図22**）を比べると，TFLは66.6%から55.0%に，中殿筋は83.1%から60.4%に減少した。

EMG：
electromyogram

TFL：
tensor fasciae latae

IEMG：
integrated electromyogram

機能障害別ケーススタディ

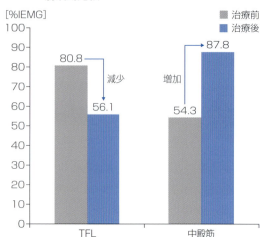

図19 治療前後の片脚立位(右股関節中間位)での筋活動比較

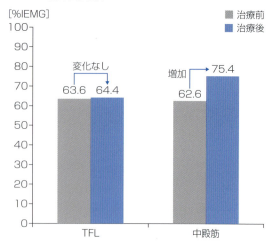

図20 治療前後の片脚立位(右股関節内旋位)での筋活動比較

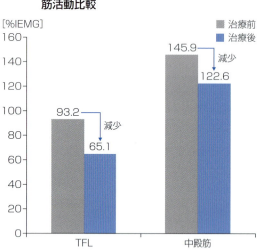

図21 治療前後の片脚立位(右股関節外旋位)での筋活動比較

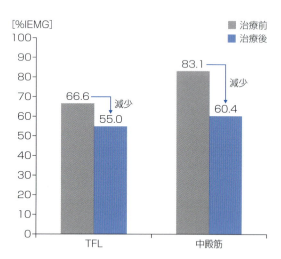

図22 治療前後の筋活動比較

2筋ともに介入後に減少が認められ，ICからLRである0〜10％の%IEMGの筋活動が被検筋2筋ともに運動療法介入後に値が減少した．

歩行動作において，右ICからLRの股関節前面痛，特にTFLの疼痛は改善した．また，理学療法開始初期にみられていた体幹，骨盤の代償が改善され，歩容の改善（**図23**）もみられた．

片脚立位，歩行動作におけるEMGの測定結果から筋活動の改善が認められ，結果として股関節運動パターンの多様化と動作のバリエーション獲得が達成されたと考えた．

図23 治療前後の歩行

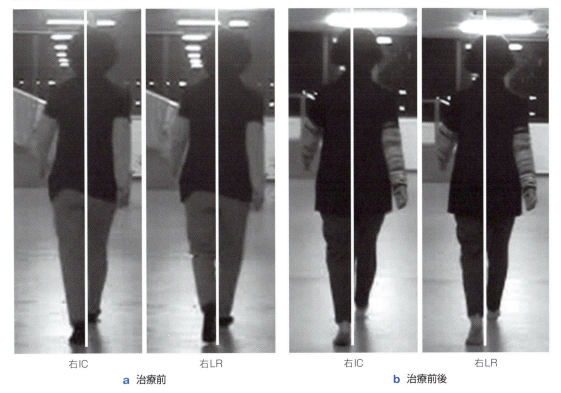

a 治療前　　　　b 治療前後

まとめ

　股関節の不安定性に対する理学療法展開は，構造的問題，器質的問題，股関節の機能的問題の3つの視点から股関節運動を評価し把握することからはじまる．本症例では股関節の構造的問題があるものの，患者自身に生じた股関節の機能的問題を紐解いていくなかで症状出現の要因となる股関節機能低下に対し，股関節運動パターンの多様化の改善に主眼を置いた理学療法を展開し，症状改善につながる結果となった．しかし，患者に生じた股関節の不安定性は今後も起こりうる可能性が存在していることからも，患者自身が抱える股関節の不安定性に対するマネジメントには終わりがないことを認識し，継続したアプローチが必要であると考える．

文献

1) 永井　聡, ほか：入門講座　画像所見のみかた3 股関節画像のみかた. PTジャーナル, 43(6)：533-540, 2009.
2) 福井　勉：皮膚テーピング〜皮膚運動学の臨床応用〜. p 87-101, 運動と医学の出版社, 2014.

| IV | 機能障害別ケーススタディ | A | 局所を中心とした評価と理学療法 |

4 股関節の筋機能不全

Abstract

- 人工股関節全置換術（THA）後，歩行中にDuchenne徴候とTrendelenburg徴候を認めた。臨床では比較的問題となりやすい症例に対する治療である。

- 筋の機能不全は股関節だけではなく全身的，多面的に評価する。アライメントや動作時における各分節間の相互の関係性を考慮しながら原因を推測していくことが重要である。

- まずは問題となる動作を各相に分解し，運動学的，運動力学的視点より分析する必要がある。

- そして，患者の機能回復の状態に合わせて局所的なアプローチに加え，筋の構造的役割（単関節筋と二関節筋の関係）や筋組成（速筋線維と遅筋線維の関係）などを考慮し，最終的には閉鎖的運動連鎖を利用したアプローチへと段階的に進めていくことが重要である。

症例情報

THA:
total hip arthroplasty

BMI:
body mass index

➤一般的情報

年齢：72歳　性別：男性

身長：168cm　体重：80kg　BMI：27.5（正常値：18.5〜25.0）

主訴：思うように速く歩けない。

趣味：テニス

➤医学的情報

診断名：右変形性股関節症

既往歴：特になし。

CE:
center edge

AHI:
acetabular head index

●画像情報（図1，2）

　術前は関節裂隙が狭小化（関節裂隙1.65mm）し，骨頭の扁平化と頸部の短縮を伴い，臼蓋上縁には骨硬化像を認める。また大腿骨頭は外上方化し，術側骨盤は挙上している。CE角は21°，Sharp角は44°，AHIは76.5％である。術前の構造的脚長差（涙痕下端〜小転子上端距離の左右差）は1.8cmで，非術側に異常は認めない（図1）。術後，インプラントは原臼位に設置され，構造的な脚長差0.7cmであった（図2）。

●現病歴

　7年前より右股関節鼠径部痛があり，仕事が困難になってきたため当院を受診し，進行期の変形性股関節症（以下，股関節症）と診断される。当初は筋力トレーニングなどの保存療法を指導され，一時は疼痛が寛解するも，歩行時痛が再燃してきたためTHAを施行した。術式は後方進入法であり，脚延長距離は1.1cmであった。理学療法士は術前より脱臼予防指導と術前評価目的で介入し，術後2日より端座位を開始，3日目車椅子乗車を実施，4日目より歩行器歩行を

股関節の筋機能不全

図1 術前単純X線画像

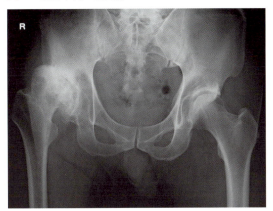

図2 退院時単純X線画像

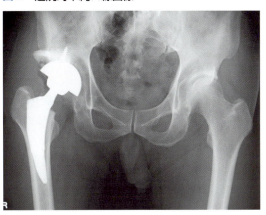

開始した。患者はリハビリテーション治療に対する意欲が高く，T字杖にて術後18日で退院となる。その後，週1日の通院リハビリテーション治療を実施した。

理学療法評価（退院時）

▶問診・視診・触診

触診にて左右の脊柱起立筋，右腰方形筋，右大腿筋膜張筋の筋緊張亢進と左殿筋群に比較し右殿筋群の筋緊張低下を認めた。

立位での視診，触診では身体重心位置の左側後方変位と右骨盤の挙上，右後方回旋しており，非術側と比較し骨盤は前傾位であった。また，右股関節は外旋位で，足部は外側接地していた。胸椎は屈曲位で右肩甲帯の前方回旋を認めた（図3）。

図3 立位正面像

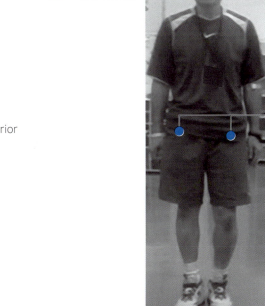

上前腸骨棘（ASIS）

ASIS：
anterior superior iliac spine

▶可動性評価

- 股関節（右／左，単位：°）
  - 伸展：5/15，外転：20/30，内転：5/15，背臥位・外旋：40/60（＊長内転筋，殿部後方に伸張痛あり），腹臥位・内旋：5/25（＊殿部後方に伸張痛あり）
- 体幹（側屈，回旋）
  - 左側屈，右回旋の可動性低下あり。

●その他の関節可動域

膝関節，足関節に関しては日本整形外科学会が提唱する参考可動域と比べて大きな制限は認めなかった。

▶筋機能評価

●筋出力評価（右／左）

体幹，膝関節，足関節の筋力は，おおむねMMT 4以上あり。股関節外転筋は中間位での抵抗には抗せるが，自動運動にて最終可動域まで実施できずMMT 3−/5レベル，股関節内転筋はMMT 4/5レベル，股関節屈筋群はMMT 3−/5レベルであった。股関節ハンドヘルドダイナモメーター（アニマ社製，ミュータスF-1）による外転筋力は，中間位0.41/0.56 Nm/kg，外転位0.39/0.49 Nm/kgと外転位での外転筋力低下を認めた。

筆者らが実施している股関節回旋筋機能テスト[1]では股関節屈曲50°（図4），60°（図4の肢位で股関節屈曲60°にて実施），90°（図5），腹臥位・膝関節屈曲90°（図6）での外旋筋群の筋出力低下と脊柱起立筋や大腿筋膜張筋による過緊張を認めた。また，股関節屈曲90°外旋運動では殿部後方に収縮時痛を認めた。active SLR test[2]では左側と比較し右側挙上時に腰椎の前弯増強と最終域での腹直筋の過剰収縮と骨盤の後傾運動が観察された。

MMT：
manual muscle testing

SLR：
straight leg raising

●筋の柔軟性評価（右／左）

- Thomas test：陽性／陰性

図4 小殿筋後部線維の筋機能評価

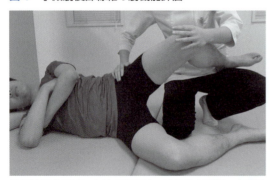

股関節屈曲50°における股関節の外転筋力評価。大腿筋膜張筋の収縮や骨盤の回旋による代償の有無，左右差を考慮して総合的に判断する。

図5 内閉鎖筋の筋機能評価

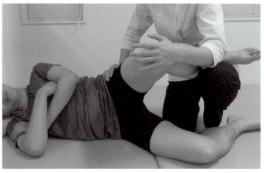

股関節屈曲90°における股関節の外転筋力評価。代償の有無，左右差を考慮して総合的に判断する。

図6 外閉鎖筋の筋機能評価

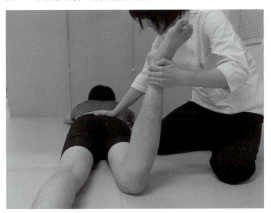

腹臥位・膝関節屈曲90°における股関節の外旋筋力評価。等尺性収縮だけではなく内旋，外旋の交互運動における協調性も評価する。足部の過剰収縮なども観察する。

- Ely test：陽性／陰性
- Ober test：陽性／陰性
- 立位前屈テスト：腰椎の屈曲は少なく，胸腰椎移行部から胸椎における過剰な屈曲を認めた。

▶形態評価

- 涙痕～小転子上端：術側は非術側と比較し0.7 cm短い。
- 棘果長：左右差を認めない。
- 大腿長：左右差を認めない。
- ブロックテスト（自覚的脚長差評価）：術側が1.5 cm短く，自覚的脚長差を認める。

▶姿勢，動作観察

●片脚立位

右片脚立位は足先離床前から身体重心の右側移動に伴い右骨盤の挙上を認め，足先離地後に上部体幹の右後側方傾斜（Duchenne徴候）と骨盤の挙上（Trendelenburg徴候），前方変位を認めた（図7）。左側の片脚立位は問題なかった（図8）。

●歩行能力

- 屋内，屋外ともにT字杖歩行自立している。
- 5m歩行スピードは1.4（m/s）である。

●歩容（術側）

初期接地（IC）から荷重応答期（LR）にかけて右骨盤は挙上しはじめ，立脚中期（MSt）ではDuchenne徴候とTrendelenburg徴候を認めた（図9）。立脚終期（TSt）は骨盤の右後方回旋と膝関節の屈曲角度が増大し，踵離地は早期化した。遊脚期では骨盤の後傾による振り出しを認めた。

IC：
initial contact

LR：
loading response

MSt：
mid stance

TSt：
terminal stance

図7 術側片脚立位　　図8 非術側片脚立位　　図9 歩行時の跛行（T字杖歩行）

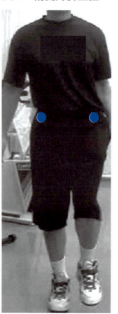
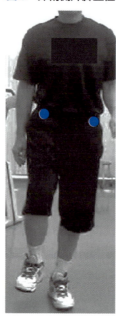
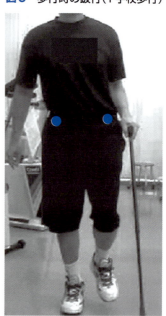

統合と解釈

　まず術前，術後の画像所見より股関節，骨盤帯の筋機能を推測した。症例は術前より術側骨盤の挙上と骨頭の外上方化を認めており，股関節は相対的に内転位となっていることから，術前から股関節内転筋群の短縮があることが予想できる。外転筋群に関しては，術前では骨頭が外上方変位されていたものが，術後にはインプラントの原臼位設置やlateral offset（大腿骨髄腔から大腿骨頭中心までの距離）により骨頭位置が引き下げられ，それにより股関節外転筋群が強制的に伸張位となっていることを推測できる。また，術前のCE角，Sharp角，AHIからも臼蓋に対する骨頭の被覆が不十分であることから，骨盤の前傾により骨頭の被覆を補償していたため股関節の伸展制限となりやすい状態であると考えられた。

　次に，触診評価，筋出力評価，筋柔軟性評価から筋機能を検討した。股関節外転筋力の主動作筋は股関節の肢位によって変化する。例えば，股関節中間位では中殿筋と小殿筋前部線維，大殿筋上部線維が主動作筋である。しかし，後方進入法による手術時の操作や脚延長などにより，殿筋群の筋緊張低下や最終可動域における外転筋群の機能不全を認めている。特に，股関節外転位における外転トルクの発揮に関しては中殿筋よりも小殿筋の筋活動が高い[3]ことから，外転筋力低下を認めた本症例は小殿筋の機能不全を伴っていると推測した。

　また，筆者らは屍体解剖観察の結果から股関節回旋筋評価によって肢位の変化に伴う回旋筋の機能評価が可能であると考えている。股関節中間位での外旋トルクは梨状筋や外閉鎖筋が担い，外転トルクに関しては股関節屈曲50°では小殿筋後部線維が，屈曲60°では梨状筋が，屈曲90°では内閉鎖筋がそれぞれ機能的役割を担うと考えている。したがって，股関節回旋筋評価の結果から梨

状筋，外閉鎖筋，小殿筋後部線維，内閉鎖筋の機能不全が推測され，術中に再縫着している梨状筋に関しては過緊張となり他動運動時痛を引き起こしていると考えた。

腰部から骨盤帯の筋機能評価は立位前屈テストやアライメント観察（右骨盤挙上，前傾位），active SLR testの結果から推測した。この結果より，腰部の屈曲可動性低下と骨盤の変位は両脊柱起立筋と右腰方形筋の筋緊張が亢進していることが要因の一つと考えられる。また，active SLR test時の動作観察も考慮すると，腹斜筋や腹横筋の機能低下により下肢挙上時の体幹の固定が不十分であると考えた。このような筋機能のインバランスにより立位姿勢では骨盤が前方変位し，その身体重心の偏りを胸椎の屈曲で代償して姿勢保持していると推測できる。また，筋の柔軟性評価の結果から大腿直筋や大腿筋膜張筋などの柔軟性が低下しており，二関節筋に依存した動作パターンとなっていると考えられる。したがって，体幹の深層筋群による体幹の安定化と腸腰筋や殿筋群などの単関節筋による運動制御が，適切なタイミングで効率よく発揮できていない状態であると考えた。

歩行に関しては，骨盤の挙上変位と機能的脚長差によりIC時の骨盤の下制による足部のランディング動作（地面をとらえにいく動作）が困難である。したがって，次相のLRからMStにおいては急速な前下方への重心移動を強いられ，さらに股関節外転筋群の機能低下や股関節の内転可動域制限，脊柱の側屈可動域制限の影響によりDuchenne徴候とTrendelenburg徴候が出現していると考えられる。TSt以降に関しては股関節伸展制限のため膝の屈曲と踵離地の早期化が出現し，腸腰筋による遠心性収縮が不充分となり，腹筋群や大腿直筋によって代償的に骨盤を振り出していると推測した。

以上のことから，術前からの体幹や股関節の可動域制限が残存している状態で，手術による筋の機能不全が重複した結果，股関節や体幹の安定化機構が破綻し，二関節筋による運動制御が優位となり跛行が出現していると考えられた。したがって，まずは可動域制限や自覚的脚長差を改善し，筋機能が発揮できる環境を整えることが必要である。それと同時に，股関節を求心位に保つ単関節筋の機能改善と筋出力向上を図る必要がある。筋出力改善に関しては求心性収縮だけではなく，遠心性収縮時の筋出力を改善するとともに，ICからMStにおけるきわめて短時間における重心制御に対応するような体幹の安定性や股関節周囲筋の筋機能を回復させることが重要であると考えた。

治療および治療効果

▶治療内容（関節可動域運動は随時実施した）

● 単関節筋の機能改善

TStの腸腰筋機能改善のため，徒手的に股関節の屈曲運動による求心性収縮と屈曲位から遠心性収縮を意識しながら徐々に伸展させた。股関節屈筋群のMMTが3以上に改善してから**図10**のようなベッドサイドを利用したセルフエクササイズ[1]も追加した。股関節短外旋筋群に対しては筆者らの先行研究[4]

図10 腸腰筋の遠心性収縮の機能改善エクササイズ

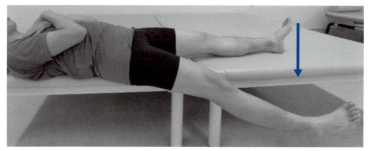

下肢を下ろしていくときに腰椎の前弯の増強に注意する。

と屍体解剖による観察から，各短外旋筋に対して痛みのない範囲で自動介助運動を**図5，6**の肢位にて大腿骨遠位部より骨頭への圧縮を加えながら実施した。過緊張となっている梨状筋に対してはダイレクトストレッチを追加した。術中，再縫着した短外旋筋群に対する抵抗運動は術後6週以降に低負荷から開始した。また，屍体解剖観察より術後早期において小殿筋後部線維は短外旋筋群の補助的機能(初期屈曲補助，内転制御)を有すると考えており，小殿筋後部線維に対するエクササイズも**図4**の肢位にて大腿骨遠位部より骨頭への圧縮を加えながら実施した。股関節外転筋群の機能不全に対しては小殿筋前部線維の機能改善を目的に，側臥位における股関節外転，内旋の自動介助運動を実施し，最終可動域までの求心性収縮とMStを想定した中間位から内転5°までの遠心性収縮を意識させ実施した(**図11**)。

● 体幹の安定性改善

腹横筋に対しては腹部のドローインを意識させたエクササイズを実施し，下肢の運動中も体幹の安定化を図れるよう収縮順序を意識させ実施した(**図14**)。全体的な体幹筋の安定性を強化するためにブレイシング・エクササイズも段階的に取り入れた。筆者はTrendelenburg徴候を改善するためには側臥位，膝屈曲位におけるサイドベンチにて下肢挙上位を保持できる能力が必要であると考えている(**図15，16**)。

図11 小殿筋エクササイズ(主に小殿筋前部線維)

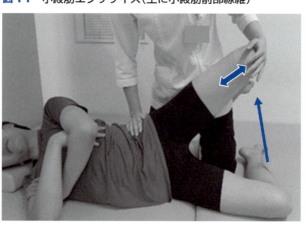

徒手的に骨頭へ圧縮を加えながら最終外転可動域まで自動介助運動にて実施する。抵抗は最小限にするほうがよい。⟷：骨頭への圧縮。

Clinical Hint

小殿筋後部線維の機能解剖学的役割

屍体解剖の観察結果を図12, 13に示す。小殿筋後部線維は股関節屈曲50°で，筋線維の走行と大腿骨の長軸が一直線となるため，外転トルクを発揮しやすいことがわかった。したがって，小殿筋後部線維は立脚初期において，股関節の内転制御作用を有すると筆者は考える。後方進入法THAの症例は梨状筋や閉鎖筋の機能不全を認める場合が多いため，術後早期における股関節短外旋筋群の共同筋が果たす役割は大きい。

図12 小殿筋後部線維の解剖観察①

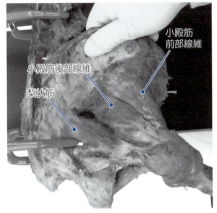

股関節屈曲50°，内転位。股関節屈曲50°にて小殿筋後部線維と大腿骨長軸は一直線となった*注。

図13 小殿筋後部線維の解剖観察②

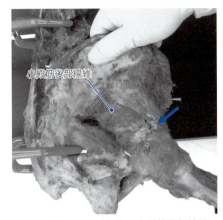

股関節屈曲50°，外転位。小殿筋後部線維は短縮し（→），回旋作用よりも外転作用が優位になったと考えられた*注。

＊注：解剖画像は東京慈恵会医科大学解剖学講座，河合良訓教授の監督のもと撮影した。

図14 腹部のドローインと下肢挙上エクササイズ

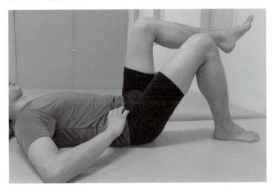

下肢を下ろすときに腰椎が前弯しないように意識させる。

図15 前額面の安定性強化エクササイズ

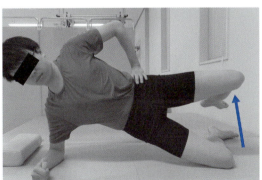

図16 矢状面の安定化エクササイズ

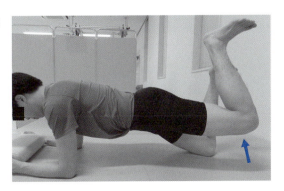

●骨盤・脊柱のアライメント改善
①骨盤アライメント改善

　筆者らは加藤ら[5]の研究を参考に立脚期における骨盤下制運動の改善，骨盤アライメントの再学習エクササイズとして，下肢押し出しエクササイズを実施した。この症例に対しては下肢を長軸方向に押し出す前にドローインを行わせ，下部体幹の安定化を図ったうえで下肢押し出しエクササイズを実施した（**図17**）。また，立脚期の骨盤アライメントをイメージしながら，股関節屈曲45°（**図18**）と屈曲0°，後足部の回内筋を促通しながらも実施した。さらに，徐々に口頭合図から瞬時に下肢を押し出せるように，運動速度を速くして実施した。

②胸椎伸展制限改善

　タオルを丸めたものやハーフカットのストレッチポール®などを伸展制限のある胸椎の下に置き，両上肢挙上や肩甲帯の運動を併せて実施した（**図19**）。

図17　下肢押し出しエクササイズ

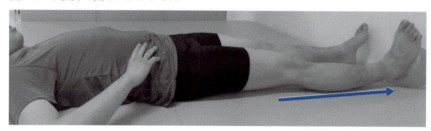

踵に小ボールを置き，ドローインしながら下肢を長軸方向へ押し出す（骨盤は下制方向）。両手をASISに置き，骨盤の傾斜をモニターさせながら実施すると骨盤の運動学習がしやすい。

図18　股関節屈曲45°での下肢押し出しエクササイズ

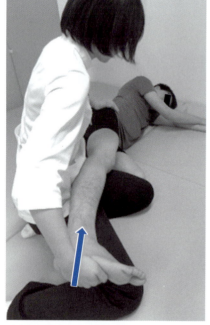

踵から骨頭方向へ圧縮抵抗をかけ，それに抗するように下肢を押し出させる。足部や大腿四頭筋などの代償に注意する。

図19　胸椎の伸展ストレッチ

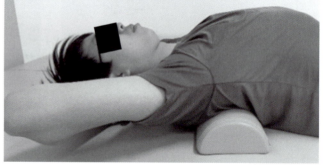

> **Memo** 下肢押し出しエクササイズ
> 　立脚期における骨盤下制運動の改善，骨盤アライメントの再学習エクササイズとして実施する（図17）。股関節症では下部体幹の安定性が低下している症例も多く，下肢を長軸方向に押し出す前にドローインを行わせると効果的である。実施する際は腸骨稜を触知し，骨盤の下制運動を学習させることが重要である。また，実施するときは大腿四頭筋や下腿三頭筋などによる代償に注意する。

● 座位における姿勢制御改善

　腹部ドローインをさせながら左骨盤を挙上し，骨盤の前傾・後傾の中間位で脊柱を直立位に保持するエクササイズを実施し，右立脚期における体幹アライメントの再学習を実施した。これが可能となってから上肢の挙上運動を同時に行い，左右の肩甲帯周囲筋（僧帽筋下部線維など）と胸腰筋膜を介して対側の大殿筋への筋収縮を促通した（図20）。

● 立位における姿勢制御改善

　立位における姿勢保持には股関節外転筋だけではなく股関節内転筋群による大腿骨頭の求心化も必要であり，加藤ら[5]の方法を参考に，上肢の運動も加え腰背筋膜への促通をしながら側方への重心移動を実施した（図21）。

図20 座位での体幹，骨盤安定化エクササイズ

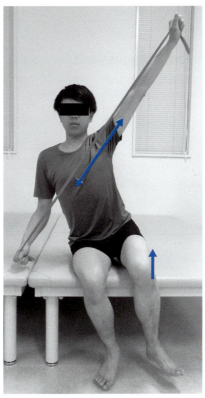

腰椎の過剰な前弯に注意する。

図21 立位での側方安定化エクササイズ

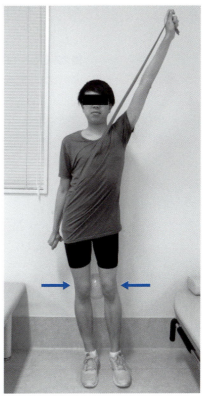

両膝でボールをつぶしながら左から右側への体重移動を行う。このとき，股関節内転運動に対し股関節外転筋を使って止めるように意識させる。

● IC～MStの姿勢制御の改善

　加藤ら[6]は歩行時に踵接地を意識させることにより大殿筋，中殿筋，大腿筋膜張筋の筋収縮が増加するとの報告をしており，IC時の下肢の押し出しを意識させ，IC～LRの骨盤中間位保持を意識させる（図22）。これを繰り返し実施させながら，徐々に動作速度を速めていき，IC時において瞬時に体幹の安定性と殿筋群の収縮が協調するように促す。筋収縮のタイミングを習得してきたら対側（左側）下肢を遊脚中期（MSw）まで振り出し，右MStにおけるアライメントをチェックする。エクササイズ開始当初は，まだDuchenne徴候とTrendelenburg徴候を認めたため，左下肢は挙上せず，タオルをスライドさせながら部分荷重でのIC～MStの姿勢制御を学習させる工夫をした（図23）。

MSw：
mid swing

▶治療結果（退院後3カ月）（右／左）

■ 画像所見
- 右骨盤の挙上位が改善（図24，25）

■ 股関節可動性評価（右／左，単位：°）
- 外転：30/35，内転：15/15，伸展：10/15

■ 自覚的脚長差
- 左右差なし

■ 筋機能評価（右／左，数値はMMTの基準に準じる）
- 股関節外転筋：4/5，股関節内転筋：5/5，股関節屈筋群：4/5

■ 片脚立位（右／左）（図26，27）
- Trendelenburg徴候（－／－），Duchenne徴候（－／－）

図22 IC～LRにおける骨盤制御の再学習①

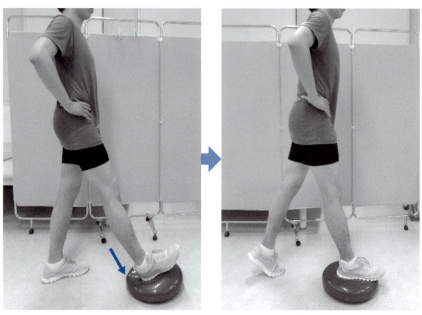

踵にエアスタビライザーを置き踵接地と下肢押し出しを意識させながら荷重する。

股関節の筋機能不全

図23　IC～MStにおける骨盤制御の再学習②

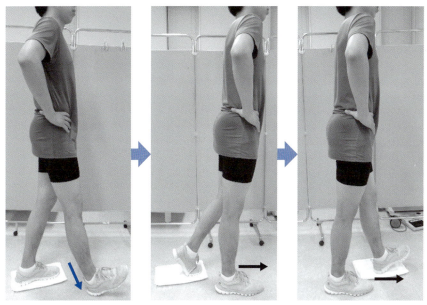

下肢（左）を振り出すときDuchenne徴候やTrendelenburg徴候を認める場合は荷重量を調節しながら実施するとよい。

図24　退院時単純X線画像

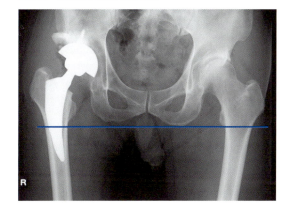

図25　退院後3カ月の単純X線画像

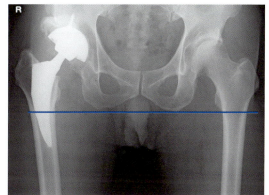

■ 歩行

- MStでのTrendelenburg徴候とDuchenne徴候は消失し，TStの骨盤の右回旋も消失した。骨盤による振り出しは改善傾向も，残存した。歩行速度は1.9m/sに改善した。

図26 退院後3カ月の片脚立位(術側)　　図27 退院後3カ月の片脚立位(非術側)

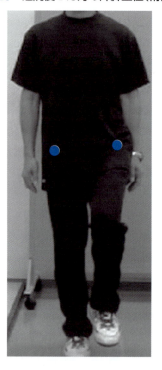 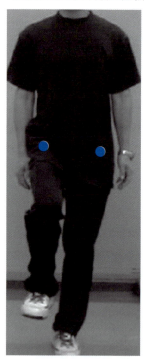

まとめ

　THA前からのマルアライメントと手術による筋の機能不全が重複した結果，股関節や体幹の安定化機構が破綻し，跛行を呈していた症例に対する治療であった。術前の画像所見などの情報を活用し，術後の機能異常や能力低下に対する原因分析の一助とすることが重要である。また，異常歩行を運動学的および運動力学的に分析し，患者の機能回復に合わせて単関節運動から多関節運動へ，求心性収縮から遠心性収縮へ，開放運動連鎖から閉鎖運動連鎖へと段階的に治療を進めていくことが重要である。

文献

1) 木下一雄, ほか：機能解剖からみた股関節周囲筋のトレーニング. スポーツ障害理学療法ガイド. 臨床スポーツ医学, 31(臨時増刊号)：182-189, 2014.
2) Lee D：The pelvic girdle. An Integration of Clinical Exercise and Research, 4th ed. p206-209, Churchill Livingstone, New York, 2011.
3) Kumagai M, et al：Functional evaluation of hip abductor muscles with use of magnetic resonance imaging. J Orthop Res, 15(6)：888-893, 1997.
4) 木下一雄, ほか：Magnetic Resonance Imaging(MRI)の特性を用いた単一運動課題における内閉鎖筋, 外閉鎖筋の筋活動の差異についての検討. 理学療法ジャーナル, 44(12)：1113-1117, 2010.
5) 加藤章嘉, ほか：変形性股関節症に対する下肢押し出し訓練の効果. Hip Joint, 29：660-662, 2003.
6) 加藤　浩：術後股関節疾患患者に対する踵接地を意識させた歩行訓練が股関節外転筋活動に及ぼす影響——表面筋電図による積分筋電図及びwavelet周波数解析. 理学療法科学, 27(4)：479-483, 2012.

| Ⅳ 機能障害別ケーススタディ | B 他部位からの影響の評価と理学療法 |

1 足部・足関節機能からの影響の評価と理学療法

Abstract

■ 今回の症例において左股関節の可動域低下，外転筋力低下および左下肢短縮が確認された。また，外反母趾，外反扁平の足部変形による前足部の剛性低下が確認された。

■ 歩行観察から左立脚中期（MSt）において左股関節内転および外旋ストレスの増大が予想された。また，荷重位における骨盤可動テストでは左股関節外転動作時に疼痛が出現することから，左股関節の外転可動域を考慮したうえでのメカニカルストレス減少を治療目標とした。

■ 後足部および中足部へのパッド貼付，足趾に対する運動療法を行うことにより，前足部の剛性向上，脚長差の低減を図り，股関節へのメカニカルストレス軽減が図れた。

■ 変形性股関節症患者において足部機能が破綻している場合は多く，インソールやパッドを併用し足部機能を補うことは歩容改善に有用である。

はじめに

　下肢の障害の多くは，歩行を中心とした動作におけるメカニカルストレスの繰り返しにより発生すると考えられる。足部は唯一地面と接する身体の部位であるため，その形態変化で足圧中心，床反力ベクトルを変化させ身体重心をコントロールしているといっても過言ではない。そのため，股関節疾患においても足部へのアプローチは必須であり，おろそかにしてはいけない部位である。しかしながら，足部は1対で56個の骨を有し，動きが複雑なことから評価やアプローチが難しい部位でもある。本項では，変形性股関節症（以下，股関節症）患者に対する評価や足部運動療法，パッドを利用した治療について症例を取り上げ，具体的な内容について説明を行う。

症例情報

➤一般的情報

年齢：71歳

性別：女性

身長：161 cm

体重：56 kg

BMI：
body mass index

BMI：21.6（正常値：18.5～25.0）

主訴：動作開始時や長時間歩行時に股関節前方や外側に疼痛が出現する。

➤医学的情報

診断名：左変形性股関節症

●画像情報（図1）

病期分類では左股関節は末期股関節症，右股関節は前股関節症である。

図1 症例の単純X線画像

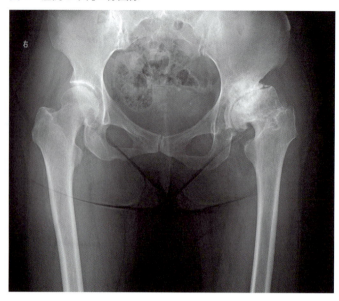

● 現病歴

　20年ほど前から左股関節にだるさを感じており，13～14年前から痛みを感じるようになった。8年程前から趣味のゴルフではラウンド後半に痛みが強くなり，楽しめなくなってきたことから当院を受診し，理学療法が開始となった。

理学療法評価

▶問診・視診・触診

　立位姿勢は左骨盤挙上・右回旋位，右膝は軽度屈曲位で，歩行角は外旋位であった（図2）。足部は両側で外反扁平足，外反母趾変形が確認される（図3）。leg-heelアライメントは両側で踵骨外反の増加が確認される（図4）。

▶アライメント

- SMD（右／左，単位：cm）
  - 78/77

SMD：
spina malleolar distance

▶可動性評価

- 股関節（右／左，単位：°）
  - 屈曲：110/80，伸展：10/5，外転：25/10，内転：15/10，外旋：30/10，内旋：40/5

▶筋機能評価

- 股関節（右／左，数値はMMTの基準に準ずる）
  - 屈曲：5/4，伸展：5/4，外転：5/4−，内転：5/4，外旋：5/5，内旋：5/4＋

MMT：
manual muscle testing

図2 立位姿勢

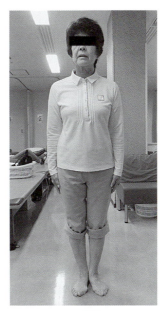
a 正面

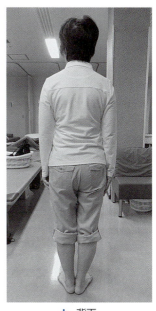
b 背面

図3 立位における足部

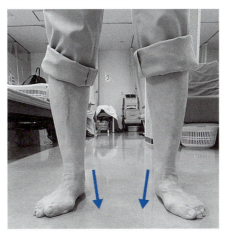

図4 leg-heelアライメント

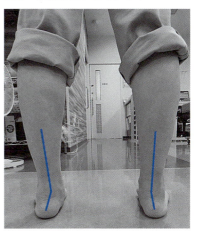

▶日本整形外科学会股関節機能判定基準（JOA score）

JOA score：
Japanese
Orthopaedic
Association score

- JOA score：93/63

▶足部機能評価
●ヒールレイズ（図5）
　通常のヒールレイズでは小趾側に荷重が移りやすく，母趾荷重を意識したヒールレイズでは母趾での支持性が低く，踵の挙上距離の低下が確認される。

●視覚的脚長差（図6）
　背臥位において，内果の位置および踵骨足底面で左右を比較すると1cm程度左脚が短縮しているのが確認できる。

●足底面観察(図7)

　両側の第2中足骨頭足底面に胼胝が確認される。また母趾球部分の皮膚色は白く，皮膚厚も薄いことが確認できる。触診から立方骨の下方変位が確認できる。

図5 ヒールレイズ

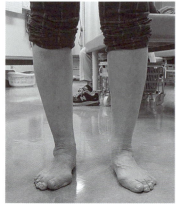
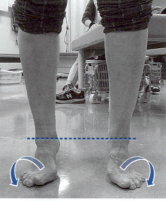
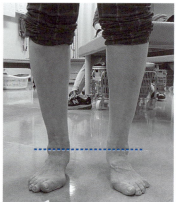
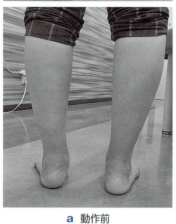
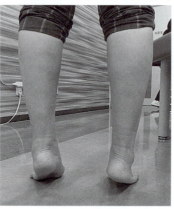
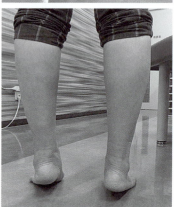

　　a 動作前　　　　　　　　b ヒールレイズ　　　　　c 母趾荷重を意識したヒールレイズ

図6 視覚的脚長差(背臥位)　　**図7** 足底面観察

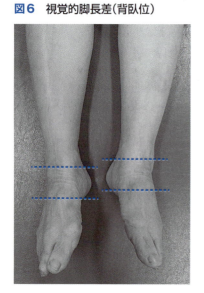
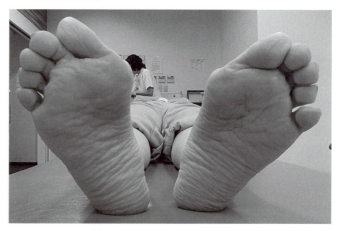

● 自動運動による足関節背屈運動観察（図8）
　左足関節において距骨下関節回内代償がより大きく，足部外転を伴っていることが確認される。

● 他動運動による足関節背屈運動確認
　抵抗の少ない方向への足関節背屈運動では，見かけ上背屈運動が大きく起こっているが，実際には距骨下関節回内での代償動作が起こっている。そのため距腿関節軸に合わせた足関節背屈運動では，可動域が小さくなることが確認される（図9）。
　また，距腿関節軸に合わせて足関節を背屈させると，踵骨足底面と前足部足底面が平行にならずに，前足部が回外変位していることが確認された（図10）。

図8 自動運動による足関節背屈運動（背臥位，膝関節伸展位）

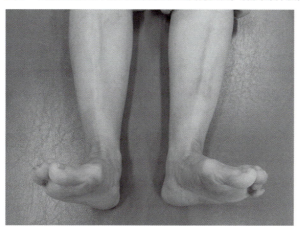

図9 他動運動での足関節背屈運動（腹臥位，膝関節90°屈曲位，矢状面）

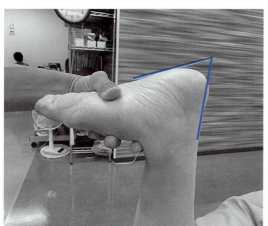
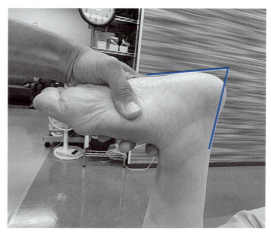

　a　抵抗の少ない方向への足関節背屈運動　　　　　　b　距腿関節軸に合わせた足関節背屈運動

▶骨盤可動テスト(図11)

　骨盤を右側への操作したとき(左股関節外転動作時)に左股関節外側部に疼痛が出現することが確認された。また，骨盤を前方へ操作したとき(股関節伸展動作時)には骨盤が軽度左回旋し，荷重下においても左股関節の伸展可動域低下の影響が確認される。

図10　他動運動での足関節背屈運動(腹臥位，膝関節90°屈曲位，前額面)

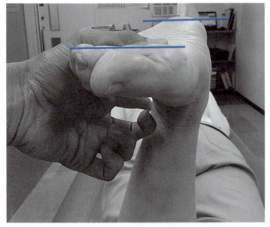
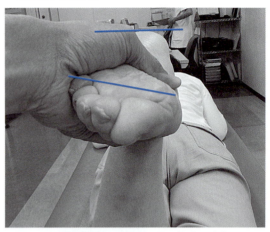

a　抵抗の少ない方向への足関節背屈運動　　　b　距腿関節軸に合わせた足関節背屈運動

図11　立位での骨盤可動テスト(写真はモデルによるもの)

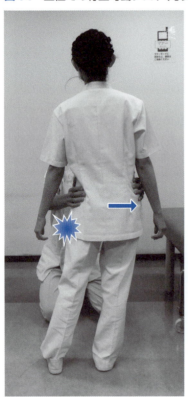

足部・足関節機能からの影響の評価と理学療法

▶歩行観察（図12）

IC：
initial contact

MSt：
mid stance

TSw：
terminal swing

PSw：
pre-swing

　右蹴り出し脚，左踏み出し脚優位であり，左初期接地（IC）から立脚中期（MSt）において左股関節の内転および外旋ストレスが増大していることが予想される。また，左遊脚終期（TSw）から左ICにかけては落下様現象が確認され，左股関節への衝撃ストレスも増加していると思われる。そして，左立脚時間は短縮しており，早期に左前遊脚期（PSw）に移行するため左股関節の伸展相での運動はきわめて少なくなっている。

統合と解釈

　足部から股関節をコントロールするにあたり，股関節痛の原因を明確にしておく必要がある。関節変形による痛みなのか，それとも回避動作による二次的

図12　歩行観察（1歩行周期）

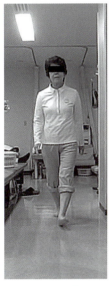
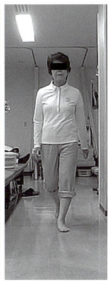
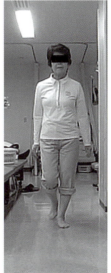
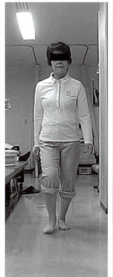
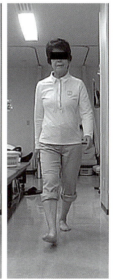
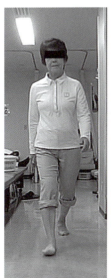
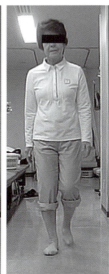
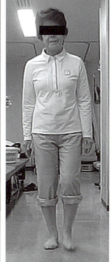
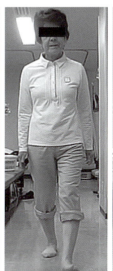
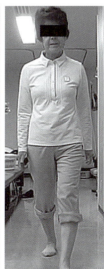

な痛みなのかについて，動作や筋緊張状態を複合させて考えていくことが大切である．特に疼痛が誘発される股関節運動を把握し，その動作をうまく回避できるように運動学習したり，パッドなどで回避しやすい環境を提供することが必要になってくる．

今回の症例においては，左TSwからICにかけての落下様現象の減少および，それに伴った骨盤の左前方への過剰な移動を抑制することが重要であると考えられる．落下様現象の原因としては，脚長差(左下肢短縮)，右母趾を中心とした前足部の支持性低下が挙げられる．

また，蹴り出し脚と踏み出し脚を区別して観察すると，右蹴り出し脚，左踏み出し脚で歩いていることが確認できる．入谷[1]は踏み出し脚はTSwからICにかけて身体重心が外方移動しやすい特徴があると述べており，その後のICからMStにおいては股関節の内転および外旋ストレスが増大すると予想される．よって，左右へのリズムを考えた場合には，左股関節に疼痛を伴わない範囲で伸展相の動きを増加させ，左右の立脚時間差を低減させることが左股関節に対する内転，外旋ストレス減少につながると考えられる．左股関節伸展相の減少している原因としては，左股関節伸展および外転，内旋可動域低下，左股関節外転筋力低下，左母趾を中心とした前足部の支持性低下が挙げられる．

治療および治療効果

▶運動療法による治療内容

●足趾に対する運動療法(図13)

踵が接地した状態にて前足部に荷重させることで，短母趾屈筋，短趾屈筋を中心とした足趾屈筋群を促通させ，その状態を維持してヒールレイズさせるこ

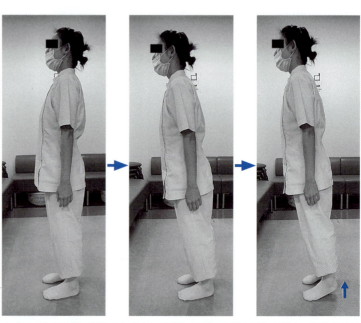

図13 足趾荷重練習
(写真はモデルによるもの)

まずは立位から踵が浮かないように注意しながら上半身重心を前方へ移動させ足趾荷重を意識する．足趾に荷重された状態を維持しながらヒールレイズを行う．

とにより，蹴り出し時の前足部の支持性を高めることができる。

● 運動療法前後での歩行比較

左ICにおいて，右足関節背屈角度の増加，右膝関節の伸展動作の増加が確認され，それに伴い左ステップが延長された。また，右母趾を中心とした前足部での足圧コントロール能が向上したことにより，左IC時の衝撃の緩和も確認された（**図14**）。

TSt：
terminal stance

左立脚終期（TSt）においては，左股関節および左膝関節の伸展動作の増加が起こっており，それに伴い右ステップの延長が確認された。また，左母趾を中心とした前足部の支持性が向上したことにより，左股関節伸展，外転，内旋動作が増加し，上半身重心の上方化も確認された（**図15**）。

▶ パッドによる治療内容

● 後足部および中足部へのパッド処方

左距骨下関節回外誘導を目的に載距突起下の内側アーチ部，長腓骨筋の機能向上を目的に両側の立方骨下にパッドを貼付した。岩永ら[2,3]は距骨下関節を回外誘導することにより機能的な脚を延長できるとしており，短縮している左下肢の延長を目的に貼付した。また，距骨下関節を回外位に保持することで横足根関節の可動性を低下させ前足部の剛性を高める目的もある（**図16**）。

● パッド貼付前後での歩行比較

左IC左機能的下肢の延長により左IC時の落下様現象の低減，それに伴った腰椎伸展動作の減少，右股関節・膝関節の伸展動作の増加，左ステップの延長が確認された（**図17**）。

図14 左IC

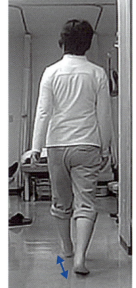
a 足趾荷重練習前

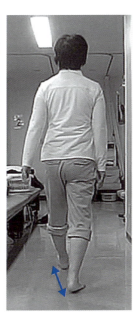
b 足趾荷重練習後

図15 左TSt

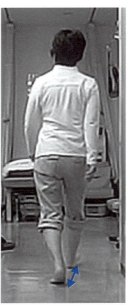
a 足趾荷重練習前

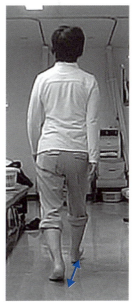
b 足趾荷重練習後

左TSt前足部での支持性がなかったため，上半身重心が早期に右へ移動し左立脚時間が短縮していたが，パッド貼付後は左TStまで上半身重心が左下肢軸上に位置しており，左右の立脚時間差が低減している（図18）。

図16 パッドの貼付部位

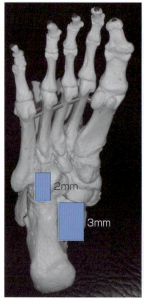

a 左足底

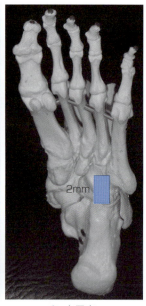

b 右足底

図17 左IC

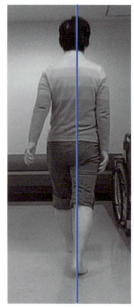

a パッドなし

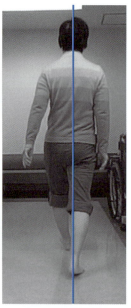

b パッド貼付後

図18 左TSt

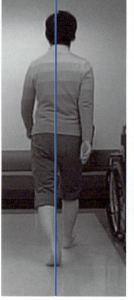

a パッドなし

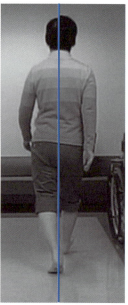

b パッド貼付後

まとめ

　股関節症患者においては，足部機能が破綻してしまっていることがよくある。機能低下が比較的少なかったり，若年者であったりする場合には運動療法で改善する場合もあるが，足部変形を大きく伴っていたり，高齢者であったりする場合は運動療法だけで機能改善を図ることが難しいことは少なくない。そのような場合は靴やインソールにパッドを貼付したり，新たにインソールを作製することで足部の機能向上を図ることが可能である。足関節および足部へのアプローチだけで，股関節症状を完全に改善できるとは言い切れないが，足部と股関節は密接なつながりをもち，アプローチ必須の部位と考えられる。

　今回の症例においても，外反母趾，外反扁平の足部変形を伴っており，足部の剛性が低下している状態であった。そのため，地面からの反力を十分に利用できず，歩容の悪化から股関節痛を増強していた。足趾に対する運動療法により前足部機能を向上させ，歩容の改善および股関節のメカニカルストレス軽減を図ることができた。また，後足部および中足部に対するパッド貼付により機能的な脚長差を低減させ，歩容改善や効果の持続性を保つことができた。

　なお，筆者は足部の機能低下が著明であると判断した場合には入谷式足底板を作製し対応している。

Clinical Hint

靴の歩行への影響

　靴の特徴も考慮したアプローチが重要である。靴にオーバープロネーション（過回内）を抑制する機能が付加されていたり，ヒールが高い靴だったりすると距骨下関節が回外方向に誘導されてしまうことがある（図19a，20a）。そのような場合には外側アーチパッドや外側ヒールウェッジで距骨下の動きを調整して過度な外側荷重を防止する必要がある（図19b，20b）。

図19 距骨下関節回外誘導を促す靴の内壁と外側アーチパッドでの対応

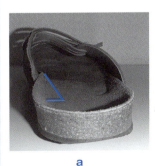

パッドの貼付
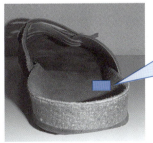
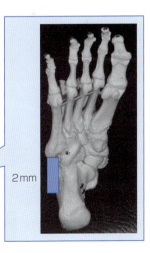
2mm

a　　　　　　　　　　b

図20　右MSt(両股関節症)

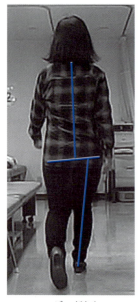
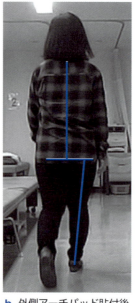

a　パッドなし　　b　外側アーチパッド貼付後

※ほかにも，靴のフレキシビリティーが低かったり，フレックスポイントがずれていたりすると，前足部の機能をうまく使うことができないことがある。

Memo　徒手抵抗運動における抵抗位置の影響

　股関節外転筋を促通する場合には足底のどの位置に徒手抵抗を加えるかで効果が変わってくる。
　例えば，TStでの外転筋力を中心に促通したい場合には，母趾頭に徒手抵抗を加えると母趾機能も同時に引き出すことが可能である。

図21　足関節に徒手抵抗を加えた場合

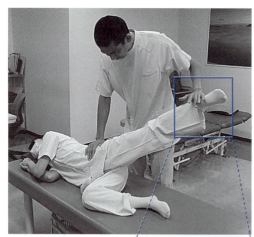
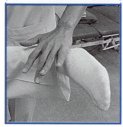

図22　母趾頭に徒手抵抗を加えた場合

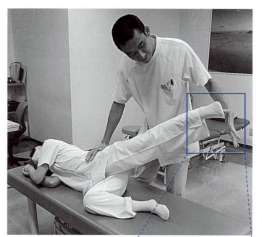
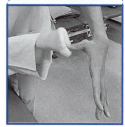

足部・足関節機能からの影響の評価と理学療法

図23 左TSt（前額面）

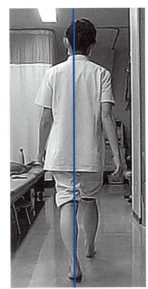 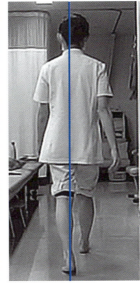 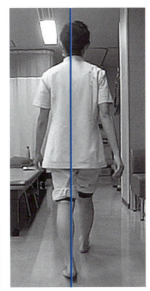

　　a 促通前　　　　b 足関節に抵抗を加えた場合　　c 母趾頭に抵抗を加えた場合

左TStでは左中足趾節間関節でのコントロールが必要になってくるので，母趾頭に抵抗を加えた場合が最も股関節外転筋を発揮できている．

図24 左TSt（矢状面）

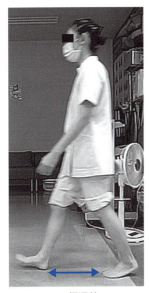 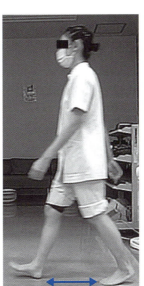 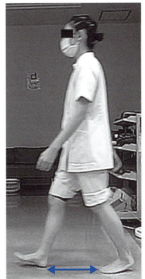

　　a 促通前　　　　b 足関節に抵抗を加えた場合　　c 母趾頭に抵抗を加えた場合

足関節に抵抗を加えたbにおいて最もストライドが増加している．しかしながら，母趾頭に抵抗を加えたcのほうが足関節の背屈角度が大きく，膝が最も伸展していることから，重心を高い位置でコントロールできており，効率のよい歩行となっているといえる．

文献

1) 入谷　誠, ほか：歩行分析のポイントと捉え方, 考え方. 結果の出せる整形外科理学療法, p224-229, メジカルビュー社, 2009.
2) 岩永竜也, ほか：距骨下関節の回内外誘導による機能的脚長差の補正について. 理学療法学, 39(suppl 2)：2012.
3) 岩永竜也, ほか：距骨下関節誘導が歩行時の機能的脚長差に与える影響. 理学療法学, 40(suppl 2)：2013.

| Ⅳ | 機能障害別ケーススタディ | B | 他部位からの影響の評価と理学療法 |

2 膝関節機能からの影響の評価と理学療法

Abstract

■ 人工股関節全置換術（THA）症例は変形性膝関節症を有していることがあり，膝関節痛の訴えがある症例も存在する。

■ THA前後に膝関節痛の部位や程度が変化する。

■ THA前後のアライメント変化から，疼痛の原因を詳細に評価し，術前・術後早期からアプローチする必要がある。

症例情報

THA：
total hip
arthroplasty

入院中に術前から膝関節痛の訴えがあった症例に関して，手術や理学療法介入により膝関節痛が変化したTHA症例を提示する。

➤一般的情報

年齢：50歳代

性別：女性

身長：162.4cm

体重：67.6kg

BMI：25.8

職業：ジムのインストラクターで，水泳の指導や事務仕事を行っている。

主訴：歩行時の右股関節痛，両膝関節痛であり，退院後早期の仕事復帰を望んでいた。

理学療法評価

➤術前評価

NRS：
numerical rating
scale

FTA：
femorotibial angle

主訴は，「右股関節と膝が痛い」であった。疼痛は，左股関節痛がNRS 5であった。また，膝前面および外側痛（NRS 4）が認められた。単純X線画像上，術側（右）は末期，非術側（左）は進行期の変形性股関節症（以下，股関節症）を呈し，X線学的脚長差はなかった（**図1**）。両膝関節にも進行期～末期の関節症を認め，大腿脛骨角（FTA）は術側（右）163°，非術側（左）170°であり，術側（右）が外反膝であった（**図2**）。自覚的脚長差は5mm（術側＞非術側）と術側（右）下肢を若干長く感じていた。膝関節伸展可動域は，術側（右）−20°，非術側（左）−10°と制限があり，術側（右）が短下肢となっていた。立位姿勢は，骨盤前傾・左下制（1横指），両股関節屈曲位，右股関節外転位で，両膝関節屈曲・外反位（右＞左）であった。歩行は屋内・屋外ともに独歩にて自立していた。歩容は，左右ともに股関節・膝関節が伸展不十分であり，術側（右）の立脚中期で骨盤右下制，股関節外転位となっていた。

図1 術前の股関節単純X線正面像

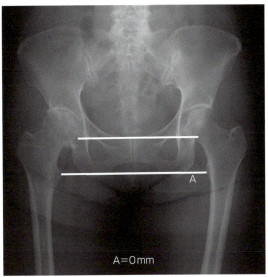

A：左右涙痕下端を結ぶ線から小転子最頂部までの距離の左右差。脚長差がないことがわかる。

図2 術前の膝関節立位単純X線正面像

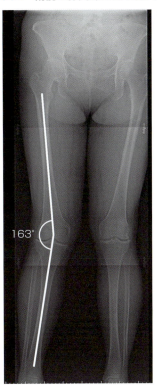

術側（右）のFTAが163°とやや外反位になっていることがわかる。

▶術後評価

　右THAは，後側方進入にてアプローチし，カップ側，ステム側ともにセメントレスであった。脚延長量5mmで，X線学的脚長差は5mm（右＞左）であった（**図3**）。理学療法介入は，当院プロトコール（**表1**）に沿って術翌日から介入した。

　術後再開時評価は，リハビリテーション室で介入を開始した術後2日目に行った。主訴は，「手術後の傷と右膝が痛い」であった。疼痛は，左股関節術創部の安静時痛（NRS 5）が認められた。また，歩行時の右股関節術創部（NRS 6）と膝前面および外側痛（NRS 6）が認められた。右股関節可動域は，伸展−15°，内転−10°と脚延長による術後の股関節屈曲・外転拘縮がみられた。歩行時に右股関節屈曲・外転位，膝関節屈曲位を呈しており，自覚的脚長差も15mm（右＞左）であった。右膝関節伸展可動域は−20°と術前と変化がなかった。

治療および治療効果

▶理学療法介入と経過

　早期の治療方針として，術側（右）股関節の屈曲・外転拘縮改善を図ることで，自覚的脚長差を軽減，右下肢荷重時痛の軽減を目指した。右股関節の伸展および内転方向のストレッチを重点的に行った。また，並行して右膝関節の伸展可動域運動を温熱療法（ホットパック）を併用しながら行った。歩行練習時には，術前の代償姿勢に合わせ，関節可動性が改善されるにつれて徐々に右股関節伸

図3 術後の股関節単純X線正面像

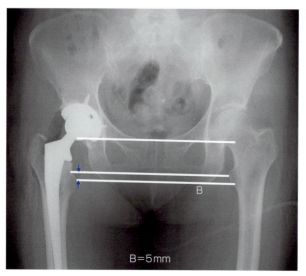

B：左右涙痕下端を結ぶ線から小転子最頂部までの距離の左右差。**図1**の術前の脚長差A（0 mm）と術後の脚長差B（5 mm）の差から，術側が5 mm脚延長したことがわかる。

表1 当院の人工股関節全置換術（THA）の2週間入院プロトコール

時期	移動	運動指導	ADL・APDL指導
術前	状態に応じて	①大腿四頭筋セッティング ②足関節底背屈運動	ⅰ）血栓予防運動の説明 ⅱ）術後の危険肢位の説明
術後1日目	状態に応じて 歩行器	①②の確認 ③術側下肢リラクゼーション ④物理療法（寒冷） ⑤歩行練習 ※疼痛増悪，貧血症状に注意	ⅰ），ⅱ）に加えて ⅲ）起居動作（ベッド上動作も含む） ⅳ）トイレ動作
術後2日目～	状態に応じて 歩行器	①～⑤に加えて ⑥関節可動域運動	ⅰ）～ⅳ）に加えて ⅴ）更衣動作（下衣，靴，靴下） ⅵ）洗体動作
術後3日目～	状態に応じて 歩行器 → 1本杖	①～⑥に加えて ⑦物理療法（温熱） ⑧股関節筋力強化 ⑨体幹筋力増強運動 ※物理療法は炎症症状に応じて	ⅰ）～ⅵ）に加えて ⅶ）入浴動作（病棟環境下） ⅷ）車乗降動作
術後7日目～	1本杖	①～⑨に加えて ⑩片脚立位保持練習 ⑪屋外歩行練習（冬以外） ⑫段差昇降練習	ⅰ）～ⅷ）に加えて ⅸ）正座・床上動作 ⅹ）家事動作 ⅺ）整容動作（爪切りなど） ⅻ）入浴動作（自宅環境下） ⅹⅲ）仕事・趣味動作 ⅹⅳ）階段昇降動作
退院時	1本杖	セルフエクササイズの確認	ⅱ～ⅹⅳ）の再確認

展・外旋位，膝関節伸展位で荷重するように指導した。右膝関節伸展可動域は−15°と著明な改善は得られなかったが，股関節ストレッチにより右股関節伸展0°，内転10°まで改善し，退院時には股関節痛はNRS 1，膝関節痛はNRS 3となった。入院中，右膝外反制動装具を使用したが，疼痛には変化はなかった。10 mmの補高＋内側ウェッジを挿入することで，即時的に右膝関節痛は軽減

膝関節機能からの影響の評価と理学療法

（NRS 1）したため，退院時に内側ウェッジを使用するように指導した。

　以下に，THAと膝関節機能障害の関連性について述べる。

THAと膝関節機能障害

　股関節は体幹と下肢を結ぶ関節であり，その疼痛や機能障害は脊柱や膝関節の病態と関連することがある。変性疾患である股関節症患者は，THAによって股関節が構造的に変化しても，変形に至った過程において代償動作がすでに学習されていることが多い。それらの代償動作は股関節のみならず，体幹や膝関節など隣接関節へも影響を及ぼし，複雑な臨床像を呈している。わが国のTHAの基礎疾患としては発育性股関節形成不全（DDH）が多い[1]。DDHは股関節機能障害が進むと，股関節の解剖学的破綻をきたし，膝関節にも影響を及ぼすことになる。

DDH:
developmental
dysplasia of the
hip

　わが国の変形性膝関節症（以下，膝関節症）の頻度は，Yoshimura[2]の調査において60歳代では男性が35.2％，女性が57.1％と報告されている。股関節症に併発する膝関節症はより高頻度であることが予測される。井手[3]によると，膝関節痛を有する末期股関節症に対象を限定した調査では，同側29.0％，反対側69.0％に膝関節症を合併していたと報告している。特に，術前の機能不全が著しい股関節に対するTHAは，罹患関節のみでなく隣接関節への影響[4]なども危惧されることから，それらの影響を考慮した術後の理学療法介入が重要となる。

THA症例に対する膝関節機能を踏まえた評価と臨床推論

➤THA症例の膝関節症の有無と膝関節痛の関係性

　当院のデータ[6]では，初回片側THA180例の膝関節症罹患率（Kellgren-Lawrence分類[7]で明らかな関節裂隙の狭小化を認めるgradeⅡ以上を膝関節症有りとする）は，術側57.2％（103例），非術側73.3％（132例）であり，半数以上の症例で膝関節症を認め，反対側の膝関節症罹患率が有意に高い結果であった。THA症例を担当する際には，術前に膝関節症の有無を確認することが重要である。膝関節症を非術側に認められる症例は，術後にも膝関節痛が残存することが多く，THAによるアライメント変化も踏まえ，術前後での膝関節痛の変化をとらえることが重要となる。また，術側股関節機能が向上し，術側下肢荷重量が増加してくると，非術側膝関節への負荷が減少し，膝関節痛が軽減してくることもある。これらを念頭に置いて経時的変化を追うとよい。

> **Memo** coxitis knee（股関節症に伴う膝関節障害）
>
> 　coxitis kneeは1974年にSmillie[5]によって提唱された概念である。荷重軸としての原点である股関節の中心は膝関節，足関節の荷重面に影響を及ぼすことから，股関節病変がその隣接関節である膝関節の病態と強く関係する。膝関節の外旋と外反を生じることが多い。
> 　脚長差を代償するために生じる膝関節障害はlong leg arthropathyとよばれ，特に股関節症と同側が外反膝，反対側が内反膝になる変形をwindswept deformityという。

Ⅳ

機能障害別ケーススタディ

277

➤THA前後に変化しうる膝関節痛

　Khan[8]は，股関節疾患において大腿部，膝関節までの疼痛を訴える頻度を47.0％と報告している。Morimoto[9]は股関節症例において，膝関節症がなくても34.6％に関連痛としての膝痛があることを指摘している。Sakamoto[10]は33.6％に膝関節前面に疼痛を認めたと報告している。当院のデータ[6]においても，術前の膝関節痛は，術側・非術側ともに膝関節症との関係性がみられず，また術前にあった膝関節痛がTHA後に軽減または消失している症例が多く存在した。THA前の術側膝関節痛は，①股関節症の関連痛としての膝関節痛である可能性と，②膝関節症の症状が股関節症の症状にマスクされている可能性があることを念頭に置かなければならない。そのため，単純X線画像からわかる膝関節変形の程度と膝関節痛を結び付けることなく，膝関節症の症状なのか，股関節症からの関連痛なのかについて理学療法評価から原因追及をしなければならない。THA後に術側の膝関節痛が軽減すれば，股関節症の関連痛と解釈できる可能性があるため，術前後で評価すべきと考える。一方で，膝関節症が進んだ非術側は膝関節痛が残存する症例もおり，非術側膝関節痛は術側と異なる観点で評価していかなければならない。

　また，Tokuhara[11]は，DDHによる股関節症のTHAでは脚延長，大腿骨と膝蓋骨のアライメントの変化などにより膝前面痛が生じることがあることに言及し，また，Kilicarslan[4]はCrowe typeⅢ，ⅣのTHA後はQ-angleの変化が膝痛を悪化させていることを論じている。家入[12]も術後の膝関節痛にはQ-angleの変化量と歩行時の下腿軸傾斜の変化量が大きいことを述べている。THAは，DDHに対して行われることが多く，手術方法が原臼位設置を目的としていれば，股関節中心位置は術前後で変化する。脚延長の影響で，THA後，特に術側に膝関節痛が増悪する症例も少なくない。なかでも末期股関節症で脱臼度が強い症例は，術前に膝関節痛がなくても，術後に膝関節痛が出現する可能性があるため，それらを考慮した術前からの評価が必要となる。

Memo ■ **THA前後の膝関節痛のパターン**

　THA症例において，膝関節痛に着目すると，臨床上の経験として3パターンに分けられる。
①術前から膝関節痛の訴えがあり，術後にも膝関節痛が残存する。
②術前に膝関節痛の訴えがあったが，術後に膝関節痛が軽減または消失する。
③術前に膝関節痛の訴えがなかったが，術後に膝関節痛が出現または増加する。
　上記のパターンはさらに術側に膝関節痛がある場合と非術側に膝関節痛がある場合に分けられる。術前後のアライメント変化，疼痛部位や程度に着目して評価を行い，原因追及を行うとよい。

Crowe分類

　Crowe分類とは，脱臼性股関節症における股関節の脱臼度を表す指標である。左右涙痕下端を結ぶ線と骨頭頸部境界部の距離を骨頭径との比で表し，groupⅠ～Ⅳの4群に分類するものである。THA症例の理学療法を考えるうえでは，術前に脱臼度を把握し，股関節中心位置の移動距離から術後の股関節周囲軟部組織の変化を予測することも重要となる。

▶理学療法評価と解釈

具体的な理学療法評価としては,「Ⅲ章-B-2 膝関節機能からの影響の評価と理学療法」の項（p154）を参照していただきたい。実際の症例を担当した際に重要となる評価,およびその解釈についてポイントを絞って述べる。

●疼痛・関節可動性

問診にて疼痛出現状況を聴取したうえで,膝関節の痛みが内側なのか,外側なのか,前面なのか,後面なのか,部位を示させるとよい。指1本で示すような狭い範囲の疼痛であれば,その部位の組織が疼痛発生源である可能性が高いため,その組織を考慮したうえで可動性を評価する。一方,手の平で示すような広範囲の疼痛であれば,股関節からの関連痛を疑う。大腿直筋に対するEly testや腸腰筋に対するThomas test,大腿筋膜張筋に対するOber test（図4）で,各筋の伸張性評価を重ねて行うとよい。

術前の触診と関節可動性の評価により股関節や膝関節の拘縮の程度を確認し,術後変化からどの伸張組織が伸張されているかを予測することが重要である。膝関節のアライメント障害は,股関節の可動域制限の影響を受けていることが多い。特に,脚延長量が大きく骨頭中心位置が下方へ大きく移動した場合は,腸腰筋や中・小殿筋,内転筋群の伸張痛が出現しやすい。脚延長による術後のアライメント変化によって,術側・非術側ともに膝関節へのメカニカルストレスも変化するため,術後の膝関節痛の程度,部位の変化も把握すべきである。術前より外反膝のある場合は,術後に膝関節痛の訴えが強くなることが多い。膝関節症がなくても,股関節外転・内旋制限により,大腿骨アライメント異常を通じて膝外反を生じやすい症例も少なくない。また,腰椎の側弯や側屈柔軟性が低下している症例や,体幹が支持側に変位している症例でも膝外反モーメントが増加していることも多いので,これらも評価するとよい。

図4 Ober test

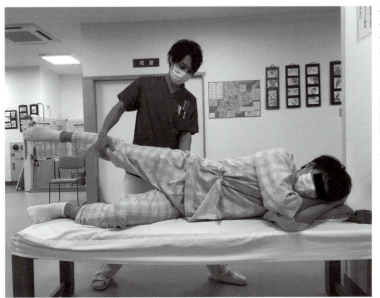

側臥位で膝関節を90°屈曲位とし,体幹の延長線まで股関節伸展・外転位に保持する。
把持していた大腿遠位部を放した際に股関節内転が制限されれば陽性となる。
その際の内転角度を測定すると,経時的変化を追いやすい。
陽性となれば,大腿筋膜張筋,腸脛靭帯などの短縮を疑い,股関節・膝関節外側の疼痛につながっている可能性を考える。

● 筋力

ADL：
activities of daily living

THA後の除痛や歩容改善，日常生活活動（ADL）向上を考えると，殿筋群の筋力評価は必須である．大腿四頭筋筋力は，末期股関節症患者では健側よりも29％低下しているともいわれ[13]，THA後12週での運動能力は股関節周囲筋力よりも大腿四頭筋筋力の方が影響していたとの報告[14]もある．膝関節痛の一要因になりうる可能性もあることからも，大腿四頭筋筋力評価も重要となる．徒手筋力検査のみならず，簡便で客観的に評価できるハンドヘルドダイナモメーター（HHD）も使用するとよい[15,16]（**図5，6**）．

HHD：
hand held dynamoater

図5 HHDでの股関節外転筋力測定

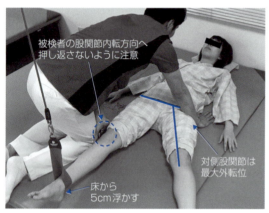
a 徒手固定法

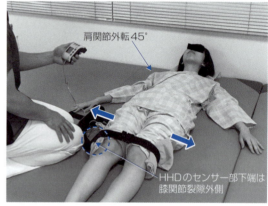
b ベルト固定法

◯：HHDの位置　➡：被検者の運動方向

a：検査側下肢を股関節中間位でスリングに吊るし，非検査側股関節を最大外転位で徒手固定により測定する方法．
b：両股関節中間位で固定用ベルトを用いて測定する方法．実測値を用いる方法やレバーアーム（大転子から膝関節裂隙の距離），体重で調整した値を用いる方法がある．

図6 HHDでの膝関節伸展筋力測定

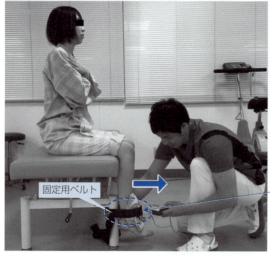

◯：HHDの位置　➡：被検者の運動方向

被検者は端座位とし，両上肢は胸部前面で組む肢位とした．
検者は，HHDが移動しないこと，被検者の非検側下肢が地面に着かないことを十分に注意して測定する．

● 脚長差

　股関節症で脚長差が大きい場合，短下肢側は外反膝を，長下肢側は内反膝を示しやすい[17]。脚長差が膝関節アライメントの変形に影響する報告は多く，当院のデータ[18]においても，末期股関節症例を対象とし膝関節症の合併に注目した際に，膝関節症の有無に脚長差が影響することを報告している。術側下肢は術前では短縮していることが多く，非術側が相対的に長くなることは，反対側の膝関節症罹患率が高くなる一要因であると考える。脚長差の評価には，股関節のX線学的脚長差（構造学的脚長差）の評価に加え，自覚的脚長差（機能的脚長差）も評価すべきである。X線学的脚長差と自覚的脚長差にギャップがある場合は，関節可動域制限や股関節以外の構造学的な問題があると判断する。また，膝関節の大腿骨骨軸と脛骨骨軸をなす外側角であるFTAや膝蓋骨中央と上前腸骨棘および脛骨粗面を結ぶ線のなす角であるQ-angle，股関節・膝関節の拘縮を踏まえたうえで，股関節だけでなく，全体的なアライメントをチェックすることが重要である。

Clinical Hint

脚長差の評価

　Woolson[19]は，単純X線正面像の左右涙痕下端を結ぶ線から小転子最頂部までの距離の左右差を脚長差としている。本症例の様に小転子が確認しづらい場合は，Oe[20]の方法を参考に，大転子上端までの距離で代用する。しかし，この脚長差は骨変形や股関節拘縮などは加味しておらず，あくまでも骨盤と大腿骨の位置関係で示す脚長差である。正確な脚長差を把握するためには，棘果長など全下肢長で計測した脚長差と比較して解釈する必要がある。

　また，患者が自覚的に訴える脚長差も評価すべきである。Moseley[21]のblock test（図7）を参考に，自然立位で短く感じている下肢の足底に5mmの板を挿入して，症例が脚長差を感じなくなる板の高さを自覚的な脚長差として計測する方法がある。自覚的な脚長差は，THA直後は単純X線画像で測定した脚長差よりも高値を示すが，術後2週程度で同等となることが多い[22]。

図7 block testによる自覚的脚長差の評価

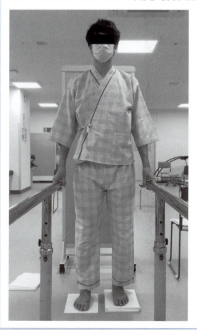
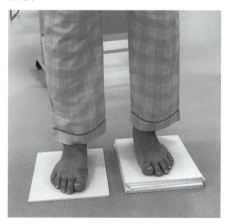

自然立位にて足底に1枚5mmの板を段階的に入れ，被検者が脚長差を感じなくなる板の厚さを測定する。
脚長差感を感じなくなったところで，骨盤側方傾斜や回旋の確認をする。
また，膝関節屈曲や足関節底屈などの代償が強い場合は，修正した肢位でも測定するとよい。

● 膝関節機能を踏まえたTHA後理学療法

　まずは，手術による脚延長の影響により，股関節の可動域制限が術後に強く出現することがある。特に術側股関節伸展，内転可動域制限が出現すると，膝外反モーメントが増加し，術後に術側膝関節痛，特に外側の痛みが強くなることが多い。このような症例は，可動性の改善によって自覚的脚長差が軽減する可能性もあり，補高挿入による脚長差補正は慎重に行う（図8）。そのため，ホットパックなどの温熱療法を併用しながら，より早期からの腸腰筋や大腿直筋などの股関節屈筋群，中・小殿筋や大腿筋膜張筋などの股関節外転筋群のストレッチを重点的に実施していく（図9，10）。いずれも自主トレーニングとして患者自身が行えるように指導する。また，術前から明らかな膝関節症を認める例は，膝関節の屈曲拘縮や内外反変形が強く，術後も膝関節痛に大きな変化がない場合もある。このような場合は，膝関節伸展制限因子が下腿三頭筋やハムストリングである場合，ストレッチを行う。また，足底板や膝関節装具の使用も検討する必要がある。特に，非術側の膝関節痛が強い症例は，術後早期に非術側に荷重が変位することで膝関節痛を助長してしまうことがある。早期に術側股関節機能を改善し，ADL指導では立ち上がりや立位時にはできる限り非術側優位の荷重にならないように指導[23]することが必要と考える。

図8　補高による脚長差の補正

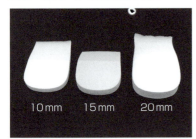
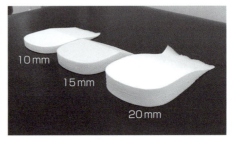

当院では，EVA（エチレン酢酸ビリルコポリマー）素材で作られているスリッパの底材を簡易的な補高として使用している。X線学的脚長差や自覚的脚長差の評価に加え，疼痛，関節可動域，歩容などを加味して段階的に補高を挿入する。

図9　股関節屈筋群のストレッチ

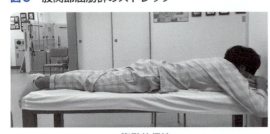

a　腹臥位保持

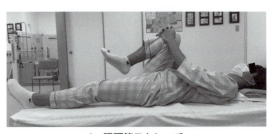

b　腸腰筋ストレッチ

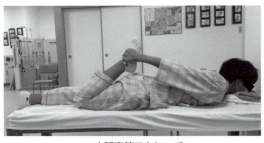

c　大腿直筋ストレッチ

aから始め，徐々にb，cへと段階的に進める。
脱臼肢位（特に前方脱臼）に注意して指導する。
20～30秒×5回を1セットとし，症状や関節可動域に応じてセット数を調整する。

図10 股関節外転筋群のストレッチ

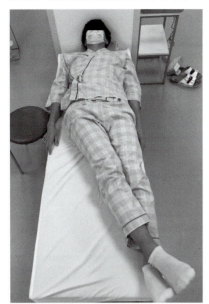

a 臥位でのストレッチ

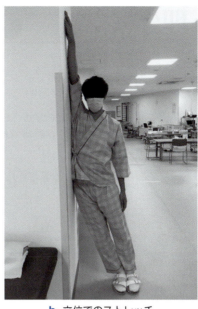

b 立位でのストレッチ

aから始め，徐々にbへと段階的に進める。
体幹側屈や骨盤の側方傾斜などの代償運動に注意して指導する。
20～30秒×5回を1セットとし，症状や関節可動域に応じてセット数を調整する。

文献

1) 増田武志：人工股関節全置換術の現状. 日本整形外科学会誌, 88(2)：S466, 2014.
2) Yoshimura N, et al：Prevalence of knee osteoarthritis, lumbar spondylosis, and osteoporosis in Japanese men and women：the research on osteoarthritis/osteoporosis against disability study. J Bone Miner Metab, 27(5)：620-628, 2009.
3) 井手衆哉, ほか：Coxitis Kneeの検討-TKAへの移行要因-. 関節外科, 27(11)：80-84, 2008.
4) Kilicarslan K, et al：What happens at the adjacent knee joint after total hip arthroplasty of Crowe type III and IV dysplastic hips? J arthroplasty, 27(2)：266-270, 2012.
5) Smillie IS：Angular deformity. Diseases of the knee joint, 2nd ed, p311-314, London Churchill Livingstone Edinburgth and London, 1974.
6) 小玉裕治, ほか：人工股関節全置換術前後の膝関節痛と変形性膝関節症. 北海道整形災害外科雑誌, 57(1)：114-118, 2015.
7) Kellgren JH, et al：Radiological assessment of osteo-arthrosis. Ann Rheum Dis, 16(4)：494-502, 1957.
8) Khan AM, et al：Hip osteoarthritis：where is the pain? Ann R Coll Surg Engl, 86(2)：119-121, 2004.
9) Morimoto M, et al：Investigation of pain in hip disease patients before and after arthroplasty. J Phys Ther Sci, 23：535-538, 2011.
10) Sakamoto J, et al：Investigation and Macroscopic Anatomical Study of Referred Pain in Patients with Hip Disease. J Phys Ther Sci, 26(2)：203-208, 2014.
11) Tokuhara Y, et al：Anterior knee pain after total hip arthroplasty in developmental dysplasia. J Arthroplasty, 26(6)：955-960, 2011.
12) 家入 章, ほか：脱臼性股関節症に対する人工股関節前後の膝関節痛について. Hip Joint, 41：206-208, 2015.
13) Rasch A, et al：Persisting muscle atrophy two years after replacement of the hip. J Bone Joint Surg Br, 91(5)：583-588, 2009.
14) Holstege MS, et al：Preoperative quadriceps strength as a predictor for short-term functional outcome after total hip replacement. Arch Phys Med Rehabil, 92(2)：236-241, 2011.
15) 家入 章, ほか：人工股関節全置換術後の身体機能の関係－術後6ヵ月までの縦断的研究－. Hip joint, 39：121-124, 2013.
16) Ieiri A, et al：Reliability of measurements of hip abduction strength obtained with a hand-held dynamometer. Physiother Theory Pract, 31(2)：146-152, 2015.
17) 長嶺里美, ほか：Coxitis Knee～第4報～(脚長差による検討). 整形外科と災害外科, 54(4)：707-709, 2005.
18) 山本貴大, ほか：人工股関節全置換術前に変形性膝関節症を有している症例の特徴. Hip joint, 41：188-191, 2015.
19) Woolson ST, et al：A method of intraoperative limb length measurement in total hip arthroplasty. Clin Orthop Relat Res, 194：207-210, 1985.
20) Oe K, et al：Subtrochanteric shortening osteotomy combined with cemented total hip arthroplasty for Crowe group IV hips. Arch Orthop Trauma Surg, 133(12)：1763-1770, 2013.
21) Moseley CF：Leg length discrepancy In Morrissy RT, et al eds. Lovell and Winter's Pediatric Orthopedics. Philadelphia, Lippincott Williams & Wilkins, 1213-1256, 2006.
22) 西島紘平, ほか：人工股関節全置換術後の実用的脚長差の変化―術後2週時までの検討―. 北海道理学療法士会誌, 29：8-13, 2012.
23) 家入 章：生活指導について. 筋骨格系理学療法を見直す―はじめに技術ありきの現状からどう新展開するか―, (対馬栄輝 編), p290-305, 文光堂, 2011.

| IV 機能障害別ケーススタディ | B 他部位からの影響の評価と理学療法 |

3 腰部・骨盤帯機能からの影響の評価と理学療法

Abstract
- 腰椎すべり症により第4・5腰椎固定術を過去に施行し，その後，左変形性股関節症の人工股関節全置換術(THA)を行った症例で，歩行時の腰痛が著明であった．
- 歩行は，初期接地(IC)～立脚中期(MSt)でDuchenne徴候またはTrendelenburg徴候を呈するような跛行(Duchenne・Trendelenburg歩行)が観察され，同時に腰椎過伸展による骨盤前傾，胸腰椎移行部の著明な伸展が観察された．
- 本症例では股関節の機能障害については腰部・骨盤帯からの影響が大きいと考察し，相互関係のなかで動作を通じて治療を進めた．
- 股関節－腰部・骨盤帯の機能的な連結を促すよう治療を進めた結果，即時効果がみられ，跛行は軽減し骨盤前傾と胸腰椎移行部の過伸展が軽減し，歩行時の腰痛が改善した．

症例紹介

THA：
total hip arthroplasty

IC：
initial contact

MSt：
mid stance

▶一般的情報
年齢：54歳
性別：女性

▶医学的情報
診断名：変形性股関節症(左末期・右初期)
現病歴：7年前より股関節痛出現，今回左THA施行(図1)．THAを施行する7カ月前に腰椎すべり症により第4・5腰椎固定術施行(図2)．現在THA後3週．
既往歴：先天性股関節脱臼

図1 股関節単純X線画像

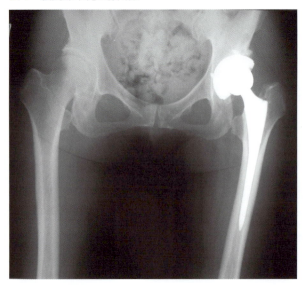

図2 腰椎単純X線画像

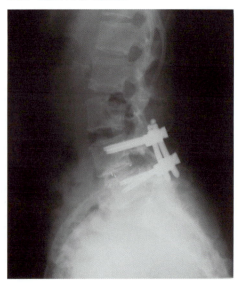

理学療法評価（右：非術側，左：術側）

▶可動性評価
- 股関節（右／左，単位：°）
  - 屈曲：120/95，伸展：5/5，外転：35/25，内転：10/10，外旋：10/15，内旋：80/45

▶筋機能評価
- 股関節（右／左，数値はMMTの基準に準じる）
  - 屈曲：5/5，伸展：3/3，外転：3/3＋，内転：4/5，外旋：5/3，内旋：5/4

MMT：manual muscle testing

▶脚長差
- 術後は左下肢が5mm長い（術前は右が1cm長い）。

▶主訴
- 歩くときに腰が痛い。

▶歩行分析

症例の歩行の特徴として，術側立脚期でのDuchenne徴候またはTrendelenburg徴候を呈するような跛行（以下，Duchenne・Trendelenburg歩行）が挙げられる（図3）。股関節－腰部・骨盤帯の関係でとらえると，股関節は屈曲・内転・内旋位となり，骨盤は前傾・右下制，胸椎は伸展・左側屈が観察される。本症例の場合，左下肢ICで腰椎過伸展による骨盤前傾が生じ，MStに至るまでに骨盤前傾が強まり，さらに胸腰椎移行部での過伸展が生じている。股関節では前方に推進するための効率的な股関節屈曲から伸展の動きが乏しい。MSt

図3 片ロフストランド杖歩行（左THA）

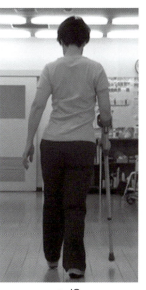
a IC

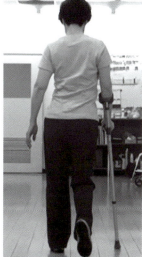
b MSt

Duchenne・Trendelenburg歩行であり，骨盤前傾し胸腰椎移行部での過度な伸展がみられる。

（b：文献1より転載）

TSt：
terminal stance

から立脚終期（TSt）にかけては股関節伸展が乏しく屈曲位であり，胸腰椎移行部の伸展・側屈が著明となり骨盤を左右に大きく振る歩行となっている。左立脚期では骨盤を左側に大きく移動している。左上肢は外転位で肘関節を軽度屈曲しバランスを取りながら歩行している。

歩行分析から，歩行周期中は常に骨盤前傾，股関節内転・内旋位であることがわかった。骨盤は前傾位で固定されており，股関節屈曲から伸展の動きが乏しく，また股関節内転・内旋位であることによりさらに歩行周期中に股関節伸展・外旋位での動きが乏しく，骨盤が後傾する方向への運動が生じにくい状況である。これらのことが腰椎へのストレスを大きくするため，腰痛が出現していると考えられた。

▶座位動作

股関節−腰部・骨盤帯の連結を評価する例として，座位における骨盤前後傾の自動運動を観察した。症例の骨盤前後傾自動運動（**図4**）では，股関節から運動が始まるのではなく，腰椎過伸展による骨盤の前傾運動から始まり，胸腰椎移行部の伸展を強めて行っていた。股関節の屈曲の動きに伴い骨盤の前傾方向の動きが機能的に連動するのではなく，運動開始時に腰椎を過伸展してから骨盤前傾が生じることが確認できた。腰椎の過伸展により骨盤前傾が強まることから股関節の運動が乏しく，股関節−腰部・骨盤帯の運動において機能的な連結が起こりにくい状況となっている。

以上の歩行・座位動作の分析結果から，運動の開始が股関節ではなく腰椎過伸展による骨盤前傾から始まり，胸腰椎移行部まで伸展し固定状態になるので，股関節への運動の波及が乏しい状態であることがわかった。

図4　骨盤前後傾の自動運動（評価）

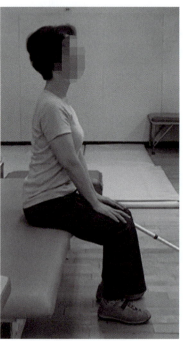

運動がどの部位から始まるかを観察する。股関節屈曲運動からではなく，腰椎の過伸展による骨盤前傾運動から始まり胸腰椎移行部の伸展運動が著明だった。

（文献1より転載）

原因として，①腰椎手術により腰椎前弯位となり骨盤前傾位が生じる動作パターン，②股関節可動域から推察される前捻股傾向による股関節屈曲・内転・内旋での適合による動作パターンが考えられた．結果として，腰部・骨盤帯，股関節の両者に運動障害が生じて跛行となり，歩行時の腰痛が生じていると推測された．

股関節と体幹とが密接な関係にあるため，一方が障害されればもう一方も障害されるという状態をhip-spine syndrome[2]とよぶ（詳細は「Ⅲ章-B-3 腰部・骨盤帯機能からの影響の評価と理学療法」の項（p172）を参照）．腰部・骨盤帯と股関節は密接な関係にあるため，一方が破綻すると他方にも悪影響を及ぼすと考えられる．

治療および治療効果

▶腰部・骨盤帯の可動性を獲得するために

骨盤後傾方向への腰部・骨盤帯の可動域制限がある場合は，徒手的に可動性を拡大することが必要となる．腰椎椎間関節の可動性向上，腹臥位での腰背部筋群のストレッチなどアプローチ方法はさまざまある（「Ⅲ章-B-3 腰部・骨盤帯機能からの影響の評価と理学療法」の項（p172）参照）．特に本症例のように骨盤前傾が著明な場合は図5のように，脊柱起立筋の腰部，股関節屈筋の短縮が生じている可能性があることを考慮して伸張性を拡大することが必要である．図6のように可動性を引き出していくことも有効である．

Clinical Hint

crossed syndrome

骨盤を中心に交差した位置関係にある筋は機能的な関係性がある．股関節周囲では腸腰筋と脊柱起立筋，大殿筋と腹筋群に機能的な関係性がある．

例えば腸腰筋と脊柱起立筋は両者ともに骨盤前傾に働く．また，その関係性は機能的な面だけでなく，筋の短縮や筋力低下といった機能障害でも維持される．Janda[3]はこのような関係性をcrossed syndromeと呼称している．骨盤周囲では腸腰筋と脊柱起立筋の短縮や緊張の亢進が生じやすく，大殿筋と腹筋群は筋力低下や抑制が生じやすい[4]．

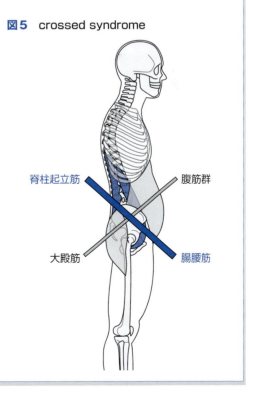

図5 crossed syndrome

脊柱起立筋　腹筋群
大殿筋　腸腰筋

▶腰部・骨盤帯の運動性を獲得するために

　腰背部と股関節の伸張性が改善し，前傾から後傾方向への可動性を引き出す（腰部脊柱起立筋・股関節屈筋の柔軟性が拡大）ことができたら，次に活動を促して筋の伸張を図り運動性を向上させていく。骨盤の後傾筋である腹直筋・大殿筋・ハムストリング（「Ⅰ章-1 股関節障害に対する理学療法の考え方」の図10（p10）参照）の活動を高めていくことが必要である。実際には腰部・骨盤帯－股関節の機能的な連結を高めていく。「機能的な連結」とは腰部・骨盤帯と股関節の関係性において，一方が安定し一方が運動を行い，両者間に動的な安定性がある状態と筆者はとらえている。図7のようにボトムリフトの活動を用いて行うと効果的である。腹直筋と殿筋群の活動を触れて確認しながら行う。運動の開始は骨盤後傾から始まり，このときに腹筋群の活動を確認し，同時に殿筋群が活動することを確認する。骨盤前傾を強めている症例では運動開始時に骨盤が前傾し，脊柱起立筋が活動してしまう場合がある。そのような場合は，

図6　骨盤後傾に伴う股関節屈筋群の伸張

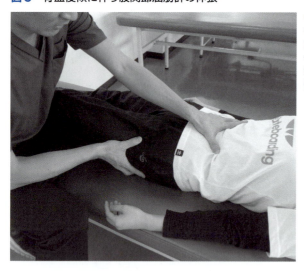

骨盤前傾位による腰椎の過前弯を修正するために腰椎後弯を促し，骨盤のアライメントを整えた状態で股関節周囲筋のリラクセーションを行い，股関節屈筋群の伸張性を高めていく（写真中の理学療法士は左手で骨盤後傾方向へ可動性を促し，右手で股関節屈筋群の伸張を図っている）。

図7　骨盤後傾運動に伴う股関節伸転運動

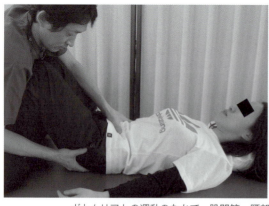 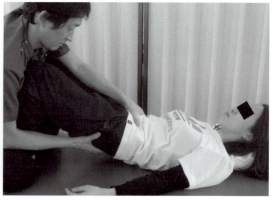

ボトムリフトの運動のなかで，股関節－腰部・骨盤帯の機能的な連結を高める。殿部を上げるときははじめに骨盤後傾運動が生じそれに伴い殿部が挙上していく。殿部を下ろすときには骨盤の後傾が緩み，徐々に股関節伸展が緩むように行う。反動をつけた運動にならないように動作スピードを考慮して行うことが必要である。

まずは理学療法士が運動を誘導して行い，徐々に患者自身の運動に切り替えていくことが大切である。

● 座位での治療

骨盤前後傾運動を腰椎過伸展による骨盤前傾から始めるのではなく，股関節から始まる運動を腰部・骨盤帯に連結させることを目的に行う．運動を股関節屈曲から生じ腰部・骨盤帯へ連結することが必要である．本症例の場合は患者自身に股関節に触れてもらい，股関節の上に骨盤，胸郭，頭部の身体各分節が積み重なるように運動を行ったところ，股関節－腰部・骨盤帯間での運動が連動し機能的な連結がみられた(図8)．この運動は治療として，またセルフエクササイズとして取り入れていき，運動が生じにくい場合は理学療法士が誘導して行い連結を高めていく(図9)．

● 立位での治療

立位練習を行う際には，Perry[5]の「歩行における身体の機能区分」を考慮している(図10)．機能的な歩行をとらえるときの考え方で，身体をパッセンジャーとロコモーターの2つの役割に分け，パッセンジャーとロコモーターの

図8 骨盤前後傾の自動運動（介入後）

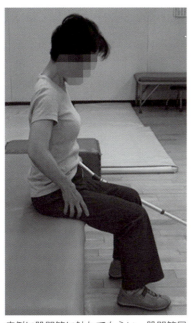

症例に股関節に触れてもらい，股関節屈曲伸展の動きを意識しながら骨盤前後傾運動を行ったところ，股関節の屈曲運動に伴う骨盤前傾運動がみられた．図4と比較すると腰椎過伸展による骨盤前傾，胸腰椎移行部での伸展が生じずに，股関節－腰部・骨盤帯間で機能的に連結するようになった．理学療法士が誘導し運動を練習することも治療のポイントになる．

（文献1より転載）

図9 理学療法士が誘導する場合

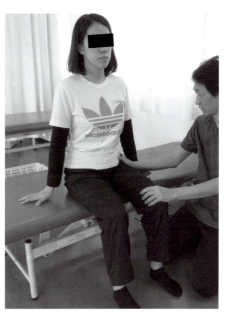

運動を腰椎から開始するのではなく，大腿骨上での骨盤の動き（股関節）から開始し，腰部・骨盤帯から体幹へ抗重力方向に伸展運動が連結するように誘導し練習を進める．骨盤前傾に伴い前方への重心移動が生じ，股関節の筋活動を伴いながら足底面に向かって体重移動がスムーズに行えること，逆に骨盤後傾方向への運動がスムーズに行えることもポイントとなる．
座位の状態で立位を想定した上半身の姿勢を調整し，座位～立位へのスムーズな移行と立位の安定化を図ることを目的に行う．

間にある骨盤帯のアライメントを重視する。骨盤帯のアライメントをとらえるには，上部では腰椎が下部では股関節が重要であると考えられる。

①左右体重移動練習

立位の治療では，患者自身が不良姿勢に気づき自己修正することが難しい場合には，治療環境を工夫している（図11）。股関節症患者のなかには，「股関節で支える感じがよくわからない」と訴えることも少なくない。本症例の場合は左右体重移動運動の開始時に腰椎過伸展による骨盤前傾が生じてしまうので，体重移動時には殿筋群の活動を最初に促すと同時に股関節を意識させることが必要である。理学療法士は股関節に触れて運動を誘導する。立位をとるときの足部の位置は踵骨の垂直線上に股関節が位置するように歩隔を調整すると，下肢荷重ラインを感じやすく殿筋群の活動を促しやすいことを多く経験する。左右体重移動練習で殿筋群の活動を促し，同時に股関節位置を感じてもらい，股関節屈曲位，腰椎過伸展，胸腰椎移行部での伸展固定が生じないよう誘導していく。股関節中間位を保持し股関節伸展活動に伴い骨盤，胸郭が中間位で伸展活動をするといった機能的な連結を促し，身体全体の抗重力伸展活動を促していく。

図10　歩行における身体の機能区分

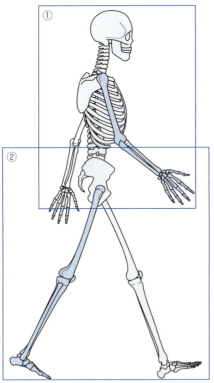

①頭部・上肢・体幹＋骨盤（パッセンジャー）
②骨盤＋下肢（ロコモーター）
＊骨盤の2つの役割
　・パッセンジャーユニットの底部
　・ロコモーターの一部，両下肢間の可動性のある連結部

図11　立位体重移動練習

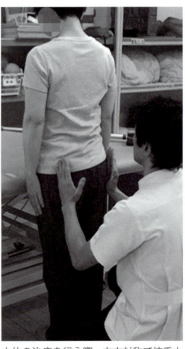

立位の治療を行う際，左右対称で抗重力的な立位姿勢を保持することが困難な場合，高さを調整して前方に配置したベッドに寄りかからない程度に軽く触れることで，抗重力伸展保持を行う手がかりとすることができる。症例では下腹部前面に軽く触れることで良好なアライメントを保持することができた。

（文献1より転載）

②ステップ肢位での練習（術側下肢前方）

　立位において，胸腰椎移行部での伸展固定による運動ではなく，股関節中間位で過度な骨盤前傾位を伴わずに体幹の抗重力伸展活動を促すことが可能となれば，次にステップ肢位での体重移動練習へと進める。患者は両上肢をベッドに軽く支えることで，体幹の抗重力伸展活動を促すための手がかりとする。体幹前面筋の活動を伴った股関節－腰部・骨盤帯の伸展活動を促すことで，胸腰椎移行部の伸展固定をはずすことが容易になると考えられる。症例ではステップ肢位で前方にある術側下肢への体重移動練習を行ったところ股関節伸展活動が促され，過度な骨盤前傾が生じずに腰部・骨盤帯と胸郭が抗重力方向に伸展し連結を維持しながら体幹のアライメントを保持することが可能となった（**図12**）。

　症例はDuchenne・Trendelenburg歩行となっており，接地している左足部の垂線上に骨盤が動的に安定し位置することができず，その上にある体幹が左側へ崩れてしまっている。骨盤が左側へ安定し移動するためには，股関節外転筋の遠心性収縮を伴いながら股関節が軽度内転位になることが求められる。これにより，骨盤が水平を保ちながら左側へ移動することが可能となる。この骨盤帯のアライメントを整えるには股関節と腰椎（腰部・骨盤帯）の位置関係を考え，抗重力伸展活動を維持しながら崩れないように，股関節周囲筋と体幹前面筋群，腰背部筋群が協調的な活動を起こすように誘導していくことが必要である。誘導する方向により，股関節周囲筋の筋力低下があっても比較的良好な骨盤アライメントを保持できるケースを臨床では多く経験する。

③ステップ肢位での練習（術側下肢後方）

　症例の歩行は，術側MStからTStにかけて股関節伸展が乏しく，胸腰椎移行部の伸展が著明になることが特徴であった。術側立脚期で常に骨盤前傾とな

図12　ステップ肢位（術側下肢前方）での体重移動練習

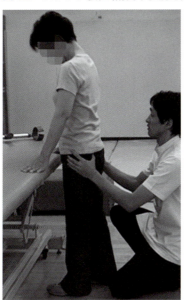

理学療法士は股関節に触れて股関節中間位で誘導し殿筋群の活動を促す。骨盤のアライメントを水平位に誘導することでDuchenne・Trendelenburg歩行に対しても股関節周囲筋の筋収縮のタイミングを学習していく。

（文献1より転載）

る結果，TStで股関節伸展相をとれないことが生じていると考えられる．術側下肢後方のステップ肢位で，胸腰椎移行部の伸展固定が生じないように股関節伸展相を作り，体重移動練習を行う（図13）．術側股関節に触れて腰椎過伸展による骨盤前傾を作らずに，股関節伸展相により生じる下肢のアライメント，筋活動を確認しながら行う．同時に胸腰椎移行部で伸展固定が生じないように胸郭に触れ，症例に身体分節の位置関係（抗重力伸展活動の維持）を感じてもらい，さらに上半身重心を高い位置に保ち姿勢が崩れないよう動的安定性を促す．後方への重心移動の場合，左下肢（足底）の床反力情報に基づいて重心移動を行うのではなく，胸郭を後方に大きく動かすことにより，体幹を後方に傾けて行うことがある．この方法では「身体を後ろに傾ける」ことを選択してしまい股関節伸展活動を伴うことが乏しくなる．術側である左下肢の踵上に体重が移動したことを感じたら，その上の踵骨の垂線上に胸郭が移動し位置するように誘導し体重移動練習を行うとよい．股関節伸筋群の活動を伴い誘導することが可能となるので効果的である[6]．

▶治療結果

1回の治療前後の比較を示す（図14）．治療後の歩行では，術側立脚期でDu-chenne・Trendelenburg歩行は改善がみられた．股関節−腰部・骨盤帯の機能的な連結により身体の抗重力伸展活動が得られたことにより，胸腰椎移行部で

図13　ステップ肢位（術側下肢後方）での体重移動

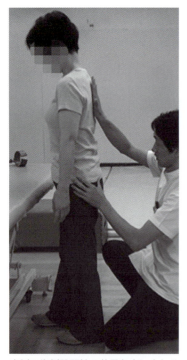

症例の術側股関節の伸展角度に合わせて後方に引く歩幅を決定する．歩幅が広いと股関節伸展の代償として過度な骨盤前傾が生じるので注意する．

図14　治療前後の歩行

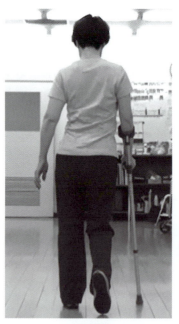
a　治療前

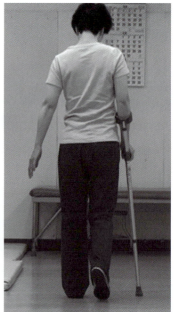
b　治療後

治療前後で比較すると前額面での跛行が改善し，股関節−腰部・骨盤帯の抗重力伸展活動が良好になっている．

（図13，14：文献1より転載）

の伸展固定は改善し，股関節内旋位での支持も改善傾向がみられた．立脚後期での股関節伸展相が生じ，内転・内旋位で支持する（骨盤を左に崩す）ことなく，前方への推進力を得て歩行可能となっている．左上肢は外転位でバランスをとりながら歩いているようにみえるが，肘関節は伸展し後方に効率よく振れるようになっている．症例の主訴であった腰痛はまったく訴えられなくなった．

治療介入した1週間後の退院時では，T字杖歩行となり跛行は軽減し，腰痛の訴えもなかった（図15）．

まとめ

跛行の原因として殿筋群の筋力低下が考えられ，股関節周囲筋の筋力強化を行うことも治療プログラムの一つである．しかし，症例のように腰部・骨盤帯からの影響という観点から歩行を分析し，アライメントを評価し，治療過程では適切なアライメントで股関節−腰部・骨盤帯の筋活動を促すことで，下肢筋力に変化がなくても歩容が改善することを筆者は臨床で多く経験している．

変形性股関節症のTHA後であり股関節の機能障害ではあるが，本症例の場合は骨盤アライメントを規定する腰部・骨盤帯からの影響を考え，なぜそのような状況に陥っているかをマネジメント（評価・治療）することが大切である．

図15　退院時の術側下肢（MSt）

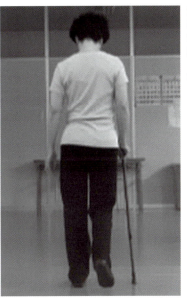

過度な骨盤前傾はみられず，胸腰椎移行部にも過度な伸展はみられなくなった．左立脚期での左右非対称性は改善し，上肢のバランス活動も改善している．

（文献1より転載）

文献

1) 金　誠煕：変形性股関節症−運動の拡がりを考える．臨床動作分析−PT・OTの実践に役立つ理論と技術（冨田昌夫，ほか編），三輪書店，2018．
2) Offierski CM, et al：Hip-spine syndrome. Spine(Phila Pa 1976)，8(3)：316-321，1983．
3) Janda V：Evaluation of muscular imbalance. In：Rehabilitation of the Spine：A Practitioner's Manual, 2nd ed (Liebensen C, ed), p203-205, Lippincott Williams & Wilkins, Philadelphia, 2006.
4) 田中貴広，ほか：股関節の運動学．理学療法，23(12)：1642-1650，2006．
5) Perry J：ペリー 歩行分析−正常歩行と異常歩行，原著第2版（武田　功，ほか監訳），p9-30，医歯薬出版，2012．
6) 勝又壮一 監修：変形性股関節症のリハビリテーション，第2版 p87-106，医歯薬出版，2012．

| Ⅳ | 機能障害別ケーススタディ | B | 他部位からの影響の評価と理学療法 |

4 胸郭からの影響の評価と理学療法

Abstract

■ 症例は臼蓋形成不全を呈する変形性股関節症患者で，脊柱マルアライメントおよび股関節拘縮の存在が股関節痛の一要因であると考えられた。

■ 脊柱アライメントおよび体幹の可動性が股関節障害と関連するかに着目した。

■ 脊柱マルアライメントおよび股関節屈曲拘縮に対して，胸椎モビライゼーションとストレッチを行うことで，骨盤前傾化の改善を図った。

■ 胸椎モビライゼーションによる姿勢改善および脊柱可動性の向上により，骨盤の前傾化を改善したことで，股関節自由度を獲得し，疼痛回避可能な動作パターンの獲得につながったと考える。

症例情報

➤一般的情報

BMI：
body mass index

年齢：39歳

性別：女性

身長：148cm

体重：59kg

BMI：26.9（正常値：18.5〜25.0）

主訴：右股関節痛

➤医学的情報

診断名：右変形性股関節症，臼蓋形成不全

既往歴：腰痛症

● 画像情報

CE：
center edge

AHI：
acetabular head index

立位単純X線股関節正面像（**図1**）より，両側股関節裂隙の狭小化は認めず，変形性股関節症（以下，股関節症）分類の前股関節症。CE角は右12°，左13°，Sharp角は右56°，左56°，AHIは右53.5％，左61.9％であり，両側臼蓋形成不全を認める。

立位単純X線腰椎側面像，腰椎機能撮像（**図2**）より，変性所見は認められない（Kellgren-Laurence分類：grade 0）。

● 現病歴

約2カ月前，トランポリン運動後より右股関節痛を自覚した。様子をみていたが徐々に歩行時の疼痛が増強し歩行困難となった。当院を受診し，右股関節症（前股関節症）と診断された。湿布などの外用と非ステロイド性抗炎症薬での保存加療開始となった。右股関節痛は徐々に軽減し，日常生活上問題ない程度まで改善したが，脊椎を含めた不良姿勢を呈していたため，疼痛軽減および姿

図1 股関節立位単純X線正面像

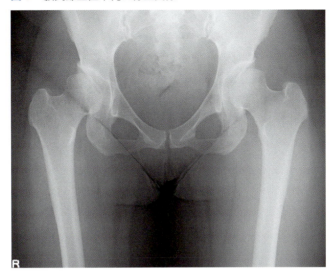

図2 腰椎単純X線側面像

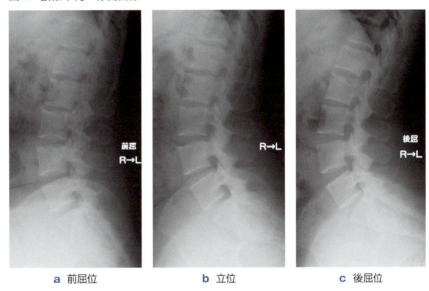

a 前屈位　　b 立位　　c 後屈位

勢改善を目的に理学療法開始となった。

理学療法評価

▶問診・視診・触診

　立位姿勢は骨盤前傾，腰椎過前弯，胸椎後弯位を呈しており（図3），前屈動作においても腰椎および胸椎の可動性が低下していた。中殿筋および脊柱起立筋の過緊張を認める。体幹下肢に筋萎縮は確認できない。前屈動作時，歩行開始時に右股関節痛を自覚するが，徐々に疼痛は消失する。長時間歩行すると再び股関節痛が出現するが，休息は必要ない程度である。歩行時疼痛のVASは19 mmであった。

VAS：
visual analogue scale

▶アライメント・可動性評価

- 股関節（右／左，単位：°）
  - 屈曲：90/100，伸展：−15/−10，外転：30/40，内転：20/20，外旋：40/60，内旋：40/40
- 膝関節（右／左，単位：°）
  - 屈曲：155/155，伸展：0/0
- 体幹の可動性（右／左，単位：°）
  - 側屈：35/35，回旋：20/20（**図4**）

図3 初回介入時の脊柱アライメント

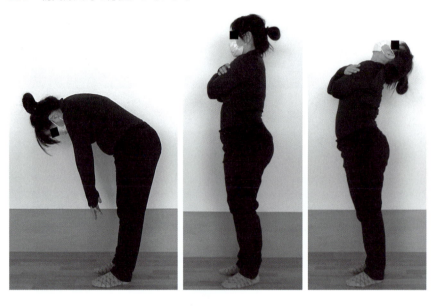

図4 体幹の側屈および回旋可動性

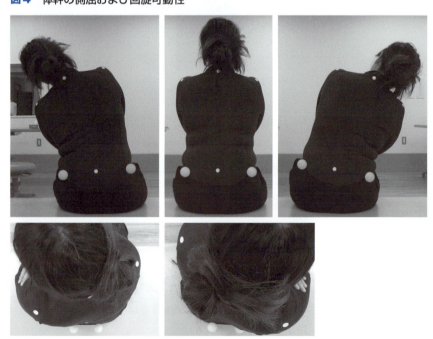

- Ott test[1]（屈曲／伸展，単位：cm）
  - 2.0／－1.5（図5）
- modified Schober test[2]（屈曲／伸展，単位：cm）
  - 2.0／－1.5（図6）
- その他の関節可動域

　　上肢関節および膝関節，足関節に関しては日本整形外科学会が提唱する参考可動域と比べて大きな制限は認めない。

MMT：
manual muscle testing

▶筋機能評価（数値はMMTの基準に準じる）
- 股関節周囲および他の下肢筋はすべて5レベル

▶柔軟性の評価
- Thomas test：両側陽性
- Ely test：両側陽性
- Over test：両側陰性

図5　Ott test

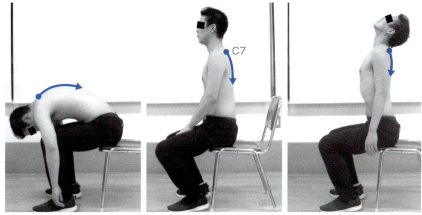

Ott test：脊椎矢状面における胸椎可動性を評価するテスト。
安楽座位にて第7頸椎棘突起をマークし，それより遠位30cmの部位にマークする。患者が最大屈曲および最大伸展した際の長さの変化をテープメジャーを用いて測定する。
最大屈曲では2〜4cmの伸張，最大伸展では1cmの短縮が正常な可動性を有することを示す。

図6　modified Schober test

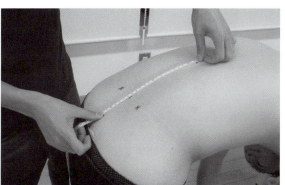

modified Schober test：腰椎の屈曲可動性を評価するテスト。
安楽立位にて，左右の上後腸骨棘の中点から上方10cmと下方5cmをマーキングし，体幹の動きによって，その2点の変化をメジャーによって測定する。

▶基本的動作観察

● 歩行状態（図7）

MSt：
mid stance

TSt：
terminal stance

- 屋内，屋外ともに独歩自立している。杖などは使用していない。
- 右立脚中期（MSt）に骨盤は前傾，股関節屈曲，内転，内旋位。
- 右MSt～立脚終期（TSt）に，骨盤の後方回旋を認める。
- 体幹の代償動作は認められない。

統合と解釈

　症例は前股関節症，臼蓋形成不全を呈しており，今回の主訴である右股関節痛は初回症状である。前股関節症は，疼痛を主体とした臨床症状を呈することが多く，明らかな機能的障害が発生する前段階であり，保存療法が奏効することが多い。本症例においては，発症より介入まで約1カ月が経過しており，歩行困難となるような強い痛みは消失していたが，長時間の歩行で疼痛が出現していた。本症例では前屈動作においても股関節痛が出現していた。臼蓋形成不全の症例では，前方被覆率を高めるため骨盤を前傾させ，腰椎前弯増強，胸椎後弯増強姿勢をとる[3]とされ，本症例でも同様の立位姿勢を呈していた。

図7　右MStのアライメント

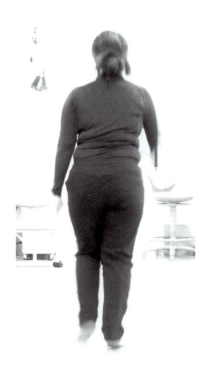

> **Memo　脊椎アライメントと変形進行の関係**
> 　高齢かつ変形の進行した末期股関節症患者では，腰椎は後弯化し骨盤が後傾化することで，前方被覆率が低下し，変形の進行を助長する。

脊柱の可動性では，体幹の側屈および回旋において左右差は認めないが可動性は低下しており，前屈動作を観察すると胸椎および腰椎の屈曲可動性が少なかった。腰椎変性の進行していない股関節症患者は，股関節の可動域制限を腰椎の可動性で代償でき，前屈動作を主に股関節で行う[4]と報告している。本症例では腰椎の変性が進行していないにもかかわらず，胸椎および腰椎屈曲可動性が低下しており，股関節の運動主体で前屈動作が行われていることから，脊柱可動性の低下が股関節痛の発生に関与していると推測した。

　歩行分析では，右MStにおいて，骨盤は前傾，股関節屈曲，内転，内旋位での荷重が確認できた。この肢位を強制されることによる力学的ストレスや，中殿筋後部線維，大殿筋上部線維の繰り返される伸張ストレスは筋・筋膜性疼痛を引き起こす[5]とされ，症例においても同筋に過緊張および圧痛を認めたことから右立脚期の疼痛は，右中殿筋の過剰な活動が原因と考えた。また，右MStには骨盤の後方回旋を認め，股関節伸展パターンが消失していた。歩行時は体幹による代償を認めなかった。

　以上より，股関節屈曲拘縮による骨盤前傾化と胸腰椎の可動性低下が問題点であると考えた。したがって，脊柱可動性の向上を図り，腸腰筋の短縮改善により骨盤の後傾化を図り，骨盤－大腿運動の自由度を向上させ，疼痛回避可能となるような運動パターンの確立が必要であると考えた。

治療および治療効果

▶治療内容

●脊柱矢状面マルアライメントへの介入（図8）

　Widbergら[6]は，強直性脊椎炎の患者に胸椎モビライゼーションを行い，姿勢および胸椎の可動性が向上したと報告している。城ら[7]は，胸椎後弯角と腰椎前弯角には負の相関が認められると報告しており，われわれも，胸椎モビラ

図8　胸椎モビライゼーション手技

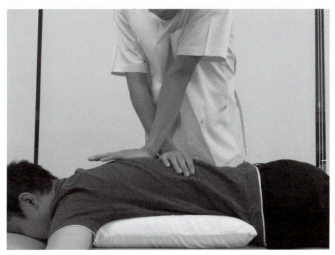

腹臥位で腰椎前弯が減少するように腹部に枕を入れて調整し，胸部最突出部を中心に呼吸の速度に合わせて，手掌部で60回圧した。

イゼーションにより，胸椎後弯角の減少，可動性の向上が図られたことで腰椎前弯角の減少が認められたことを報告している[8]。また，腰椎後弯化が大きい症例では，仙骨傾斜角の後傾化も認められており，胸椎モビライゼーションによる胸椎アライメントの変化は腰椎アライメントに影響を及ぼし，仙骨傾斜角にも影響する可能性がある。症例は，胸椎および腰椎の可動性が低下しており，仙骨での運動が大きくなっていることから，大きな股関節可動を強いられている可能性があると考え，脊椎アライメントおよび可動性向上のため，胸椎モビライゼーションを行った。

Clinical Hint

crossed syndrome

腰椎過前弯を基盤とする骨盤-腰部機能障害では，腹直筋と大殿筋は抑制・弱化しており，腸腰筋と脊柱起立筋の緊張は亢進していることが多い。骨盤のアライメントを対象としたアプローチにおいては，この関係性を意識した治療内容が考慮されるべきであろう。

● 中殿筋，腸腰筋のリラクセーションと股関節可動域の拡大

中殿筋の疼痛自制内でのストレッチおよびマッサージにて過緊張の抑制を図った。腸腰筋に対してはホールドリラックス手技を用いたストレッチを行った（図9）。

歩行練習[5]においては，右MStにおける骨盤の後方回旋，股関節の内転，内旋位での荷重を患者自身の手で抑制し，鏡を用いて，下肢正中位での荷重をフィードバックし，中殿筋の過活動を抑制するようにした。

▶治療結果　2週間計6回

■ 股関節（右／左，単位：°）
- 屈曲：95/110，伸展：－10/－5，外転：30/40，内転：20/20，外旋：40/60，内旋：40/40

図9 腸腰筋に対するホールドリラックスによるストレッチ

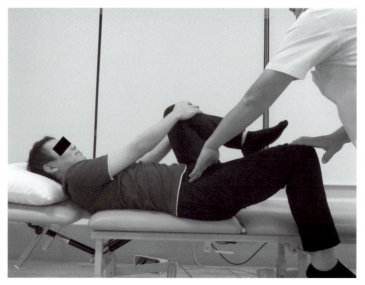

● 脊椎アライメント

　胸椎モビライゼーション直後に，胸椎前弯化，腰椎後弯化および仙骨の後傾化が起こり，立位姿勢が変化するとともに，胸椎・腰椎の可動性向上，仙骨可動性の低下が生じた（**表1**）。2週間の介入により胸椎，腰椎の屈曲可動性は拡大していた（**表2**）。また，最終時には仙骨傾斜の後弯化が認められ（**図10**），胸椎モビライゼーションの実施により脊椎骨盤の柔軟性向上が図られた結果，前屈動作時の股関節痛は軽減した。

表1　胸椎モビライゼーション実施直後の脊柱アライメント変化（単位：°）

Spinal Mouse		初回介入時	介入直後	差（後－前）	アライメント変化
立位姿勢	胸椎後弯角	40.5	39	－1.5	前弯化
	腰椎前弯角	－35.5	－29	6.5	後弯化
	仙骨傾斜角	18	13	－5	後傾化
可動域	胸椎	35	48	13	拡大
	腰椎	61	73.5	12.5	拡大
	仙骨	21.5	11.5	－10	減少

表2　2週間の介入による胸椎および腰椎可動性の変化（単位：cm）

		初回介入時	最終時	差（後－前）	アライメント変化
Ott test	屈曲	2	3.5	1.5	拡大
	伸展	－1.5	－1.5	0	
modified Schober test	屈曲	2	3.5	1.5	拡大
	伸展	－1.5	－1.5	0	

図10　初回介入時と最終時の立位姿勢の変化

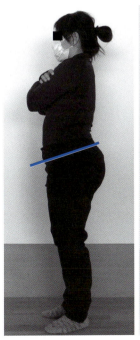
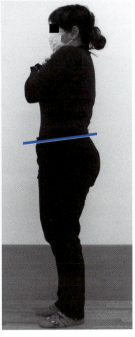

●歩行

右MStの股関節内転，内旋は残存しているが，骨盤の後方回旋が若干改善していた。また歩行時および前屈動作時の股関節痛の軽減を認めた（VAS 8mm）。

まとめ

脊椎可動性の低下は有痛性ならびに変形した股関節の運動を助長し，疼痛を誘発させる要因の一つと推察される。本症例おいては，臼蓋形成不全を基盤とした脊柱－骨盤のマルアライメントを呈していたが，退行変性が進行していないにもかかわらず，脊柱可動性の低下を認めたことが股関節障害に影響していることが考えられた。胸椎，腰椎のアライメントや可動性は骨盤の運動に呼応すると考えられ，股関節の機能障害の改善のみでは，股関節の疼痛軽減，変形進行の予防には不十分である症例も存在し，股関節に隣接する腰椎だけではなく，胸椎の可動性やアライメントが，股関節障害に関与する可能性があることを知っておくことが重要である。

文献

1) Theisen C, et al : Co-occurrence of outlet impingement syndrome of the shoulder and restricted range of motion in the thoracic spine--a prospective study with ultrasound-based motion analysis. BMC Musculoskelet Disord, 11 : 135, 2010.
2) 梅野恭代, ほか：腰部可動性評価であるModified Schober testの信頼性と妥当性. 北海道整形災害外科学会, 118 : 78, 2010.
3) Offierski CM, et al : Hip-Spine Syndrome. Spine(Phila Pa 1976), 8(3) : 316-321, 1983.
4) 田島智徳, ほか：Hip-Spine Syndrome(第10報)～変形性股関節症患者における股関節と腰椎の可動域の関係～. 整形外科と災害外科, 56(4) : 626-629, 2007.
5) 斉藤秀之, ほか編集：極める変形性股関節症の理学療法, 第1版, p19-60, 文光堂, 2013.
6) Widberg K, et al : Self- and manual mobilization improves spine mobility in men with ankylosing spondylitis--a randomized study. Clin Rehabil, 23(7) : 599-608, 2009.
7) 城　由起子, ほか：腰椎椎間関節症患者の脊柱アライメントと腰痛の関係. 理学療法科学, 24(1) : 65-69, 2009.
8) 大石純子, ほか：胸椎の彎曲の変化が腰仙椎のアライメントに与える影響. 第27回東海北陸理学療法学術大会誌, 27 : 51, 2011.

V

患者教育（セルフマネジメント）

V 患者教育（セルフマネジメント）

1 早期退院のニーズにあった プログラム指導

Abstract
- 人工股関節全置換術（THA）後の早期退院を安全に実現するためのプログラムと，そのなかでの理学療法士の役割と介入法に関する報告は少ない。
- THA後早期退院を安全に確立するためには，個々の患者の運動機能を評価し，的確な予後予測の下，効果的な運動療法と徹底した患者教育を実施することが重要である。
- 早期退院後には，身体活動の増大に伴う2次的障害を予防し，安全な日常生活や社会活動ができるよう継続した理学療法を行うことが必要である。

はじめに

THA：
total hip
arthroplasty

　近年の人工股関節全置換術（THA）は，術式や麻酔法の進歩，術後早期からの理学療法介入などにより早期機能回復が可能となっており[1]，さらに，人工関節インプラントの改良により安定した長期成績が報告されている[2]。その結果，THAを受ける患者の適応が拡大し，患者がTHAに抱く期待も幅広くなっている。実際の臨床場面では，THAに対して除痛だけではなく，育児や介護，ペットの世話，早期の職場復帰といった理由で「早期退院」を希望する患者が増加傾向となっている。そこでわれわれ理学療法士は，「早期退院」という患者のニーズを達成するため術前から介入し，効果的な理学療法を行う必要があると考えている。

　当院は，2004年の開院当初から「杖歩行が自立」「階段昇降が2足1段で可能」という明確な退院基準を設け，理学療法士を中心に早期退院に向けたクリニカルパス（パス）を構築してきた。このパスの構築により，2011年には術後合併症を増加させずに術後5日間パスを実現した。また，2014年からは，早期退院を希望している患者に対して術後3日間パスを導入し，安全な自宅退院を実現している[3]（**表1**）。そこで本項では，安全な早期退院を実現するための理学療法士の役割と課題について解説した。

術前のマネジメント

▶患者教育

　当院では，術前から脱臼予防のための患者教育を徹底して行っている。具体的には，医師，看護師，理学療法士が密に連携し，脱臼が生じるメカニズムや脱臼予防のための正しい動作法をパンフレットやDVD（映像資料）（**図1**），骨模型を用いて解説している。部署間で説明内容が相違しないようにすることや「このような動作はいけません」という否定的なイメージを与える言葉ではなく，「このような動作は大丈夫です」と肯定的な言葉で説明を行うよう配慮してきた。また，自宅での環境整備に関する説明も患者教育の一環として行っている。

表1 当院の年代別THA件数と術後合併症および在院期間

年度	初回THA(件)	脱臼(件)	深部感染症(件)	在院日数(日)
2005	278	1	0	約14
2006	317	0	2	10
2007	423	5	2	
2008	486	3	0	5～7
2009	505	3	0	
2010	605	5	2	
2011	710	3	3	5日間パス開始
2012	601	8	3	
2013	604	5	1	
2014	603	7	3	3日間パス開始
2015	597	8	5	
2016	659	2	3	
2017(1～9月)	500	1	2	
計(%)	6,888	51(0.8)	26(0.4)	

(文献4を参考に作成)

図1 患者教育用のパンフレット・DVD

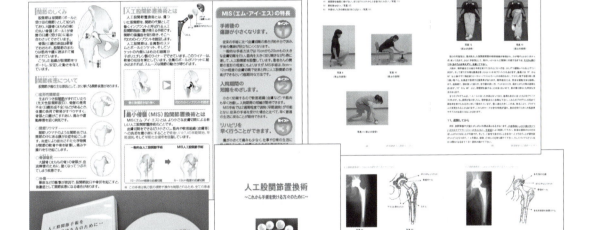

例えば，①洋式生活への切り替え，②シャワーチェアーの導入，③台所用品など日常生活でよく使用するものはかがむ必要のない高い場所に置く，など個々の患者の家屋環境を把握し，脱臼予防のための対応策を提示している。

また，対側に未治療の変形性股関節症(以下，股関節症)を併存し，かつ著明な関節可動域制限や股関節外転筋力(外転筋力)の低下が生じている患者は，術後の機能回復が遷延し[5]，退院時に術前の日常生活活動(ADL)能力まで改善しない可能性がある。そのため，術前に個々の患者の運動機能を評価したうえで，的確な予後予測を行い，家族やケアマネジャーを含めて援助が必要となる場面や改善策を提示している。具体的には，ソックスエイドやマジックハンドといった自助具を紹介し，安全に靴下着脱動作ができるように配慮している。ま

ADL：
activities of daily living

た，独居で術後に援助が受けられない患者には，配食サービスや介護保険サービスなどを用いたヘルパーの導入，回復期病院や老人保健施設への転院などといった選択肢を提示するなど，早期退院後にも安全に日常生活を送れるようマネジメントしている。

> **Memo　THA後の合併症（脱臼，深部感染症）発生率とその予防策**
>
> 近年のTHA後の脱臼発生率は，手術手技や骨頭径の拡大などにより，前方進入で0.7％，側方進入で0.4％，後側方進入で1.0％ときわめて低値であることが報告されている[6]。脱臼予防のための動作制限は，術後の機能回復や患者満足度を低下させる要因になるといった報告[7]もあり，動作制限を設けるか否かは，執刀医の判断に委ねられているのが現状である。当院では，脱臼リスクがある以上，脱臼肢位に関する指導とその対策を徹底して行っている。
> また，THA後の深部感染症発生率は，0.1〜1.0％ときわめて低値である[8]が，人工関節の脱臼と同様に徹底した予防が必要と思われる。当院では，深部感染症予防として，術後2日目からシャワー浴を開始し，術後2〜4週から浴槽への出入りを許可している。また，プールや公衆浴場などは術後3カ月以降と説明している。

▶運動療法

当院では，術前に個々の患者の運動機能評価を行い，問題点を把握したうえで積極的な理学療法介入を実施している。主に①痛みに対するマネジメント，②筋力向上に対するマネジメント，③杖歩行に対するマネジメントを行っている。

●痛みに対するマネジメント

股関節症患者の外転筋力は，同年代の健常者と比較して有意に低値であることが報告されている[9]。この顕著な外転筋力の低下は，歩行時の筋活動を相対的に高め，これに伴い臼蓋接触圧が増大し，病期の進行や痛みを増悪させる要因になることが報告されている[10-12]。したがって，術前の股関節痛を軽減するためには，関節へ負担のかからない動作法を指導することに加えて，中殿筋を中心とした外転筋力を向上することが重要と考える。

Clinical Hint

> **股関節痛がTHA前後の身体機能に及ぼす影響**
>
> 術前の股関節痛は，運動機能や身体活動を低下させることに加え，患者の不安感や抑うつ感を強め，最終的に術後の機能回復を遅延させる要因になることが報告されている[12, 13]。したがって，術前の股関節痛を軽減することは，術後の円滑な機能回復を図るために重要と考える。

●筋力向上に対するマネジメント

術前の股関節症患者は，股関節の痛みや骨盤アライメント不良，関節可動域制限などから効果的にエクササイズを実施することが困難となる場合が多い。加えて，過負荷な運動は，股関節周囲筋の筋緊張を高め，痛みを増悪させるリスクもある。当院では，筋力向上エクササイズ前に骨盤アライメントを修正し，股関節の可動性を改善してから，運動範囲や負荷量，肢位を工夫して行っている（図2）。

図2 殿筋群を中心とした筋力向上エクササイズの一例

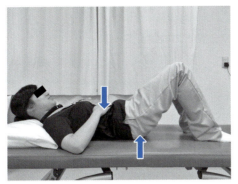
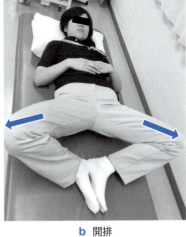

a ブリッジ運動
膝立て位で腹筋と殿部の同時収縮を行う。

b 開排
開排位で腹部と殿部の同時収縮を行う。

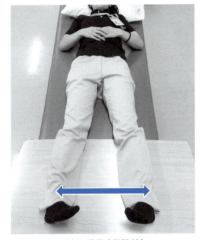
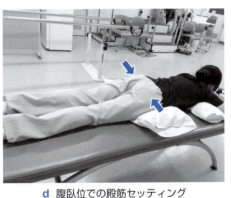

c 外転運動（背臥位）
①背臥位で股関節を伸展内外旋0°とする。
②「踵を滑らせるように」と声掛けを行い股関節を外転させる。
＊骨盤挙上や股関節外旋運動が生じないように注意する。

d 腹臥位での殿筋セッティング
＊過剰な腰椎前弯とならないよう腹部にクッションを当てる。

●杖歩行に対するマネジメント

当院では，股関節への負担を軽減するために術前から杖の使用を推奨している。効果的に杖を使用するためには，下肢機能だけではなく，上肢－体幹－下肢の協調的な運動や安定した連結が重要である。このなかでも，特に広背筋は，上肢と胸腰椎，骨盤帯を連結し，抗重力位での肩甲帯と体幹の安定性に関与する[15]ことや胸腰筋膜を介して対側大殿筋の収縮を高め，歩行立脚期の安定性に関与することが報告されている[16]。また，左腰方形筋の活動不全は，胸郭の非対称性を強め，結果的に上下肢の運動を低下させる要因になることが報告されている[17]。これらのことから，肩甲帯や体幹のアライメントを改善し，広背筋や腰方形筋を中心とした筋活動を高めることは，安定した杖歩行を可能とし，さらに運動連鎖的に股関節周囲筋の筋活動を高めるために重要と考える。以下に右股関節症患者の股関節アライメントの変化が肩甲帯－体幹に及ぼす影響（**図3**）と肩甲帯－体幹の機能改善を図るためのエクササイズを一部紹介する（**図4**）。

図3 股関節アライメントの変化が肩甲帯-体幹に及ぼす影響

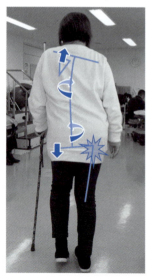

右股関節症患者の歩行の様子

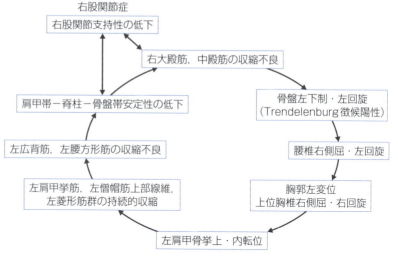

図4 肩甲帯-体幹の機能改善を図るエクササイズの一例

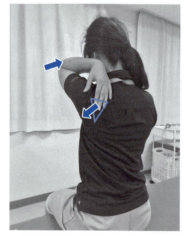

a 肩甲骨下制＋外転（肩甲挙筋＋菱形筋群）エクササイズ
①左肩関節は最大屈曲位，肘関節屈曲位とする。
②左肩関節の水平内転運動を行う。

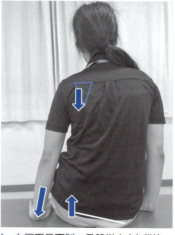

b 左肩甲骨下制＋骨盤挙上（広背筋＋腰方形筋）エクササイズ
①右殿部に荷重を移動しながら左骨盤挙上（左腰方形筋の収縮）を行う。
②左上肢で座面を押す（左肩甲骨下制（広背筋の収縮））。

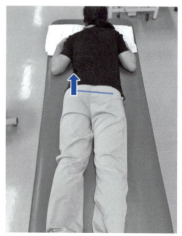

c 左骨盤挙上（腰方形筋）エクササイズ（腹臥位）
左骨盤を挙上するように誘導・指示する。
＊体幹側屈や骨盤回旋，股関節屈曲が生じないよう注意する。

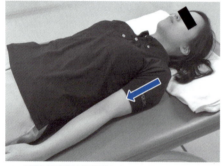

上肢を体軸に沿って下ろすように誘導・指示する。
＊体幹側屈が生じないよう注意する。

d 肩甲骨下制（広背筋）エクササイズ（背臥位）

術後のマネジメント

▶当院の3~5日間パスの実際(図5)

●術当日

安静臥床による二次的障害の一つとして,深部静脈血栓症(DVT)が挙げられる。DVTは,THA後に生じやすい合併症であるため徹底した予防が必要である。具体的には,麻酔から覚醒した後に足関節の底背屈運動を1時間に20回,深呼吸を1時間に2~3回励行させている。

術後3時間以上経過し,痛みやバイタルサインに問題がない患者に対して自動介助運動を中心としたベッド上エクササイズ,立位・足踏み練習を行っている。加えて,体動制限に伴う腰痛や下肢痛を予防するために,必要に応じて寝返りやベッドアップ,下肢挙上,膝関節屈伸運動を行うように指導している。

●術後1日目

午前中に持続硬膜外カテーテルを抜去し,看護師が介助により歩行器を用いて自室内トイレまで歩行練習を行う。その後,理学療法士が病室内でベッド上エクササイズを実施した後に寝返り動作やベッド乗降動作,歩行器歩行(歩行器の高さや順序)を再度指導している。痛みや吐き気がなく,全身状態が安定している患者は,4階病室から2階のリハビリテーション室(エレベーターで移動)まで歩行器歩行で移動し(50m程度),杖歩行練習まで実施している[18]。

●術後2日目

理学療法士が付き添い,歩行器もしくは杖を用いてリハビリテーション室まで歩行し,ベッド上での徒手療法やホームエクササイズ指導,杖歩行練習を実

DVT:
deep vein thrombosis

図5 当院の3~5日間パスの実際

術当日	術後1日目	術後2日目	術後3~5日目(退院)
・術中所見の確認 ・ポジショニング,足関節底背屈運動 ・ベッド上エクササイズ ・立位・足踏み練習(術後3時間以上経過した患者)	・起居動作指導(寝返り,ベッド乗降動作指導) ・歩行器歩行練習開始 ・病棟内ADL自立 ・杖歩行練習開始(可能な患者のみ)	・杖歩行練習 ・シャワー浴開始 ・集団での生活指導	・杖歩行自立 ・階段昇降が2足1段で可能 ＊退院基準を満たせば術後2日目でも退院可能

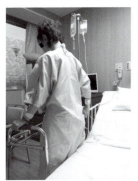 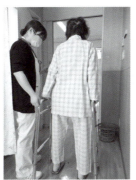 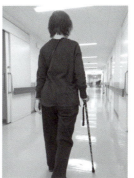 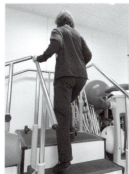

a 手術当日　　b 術後1日目　　c 術後2日目　　d 術後3日目

施している。

● 術後3～5日目

「杖歩行が屋内自立」「階段昇降が2足1段で可能」を達成した患者を退院としている。ホームエクササイズは，図2a～cを基本とし，個々の患者に合わせて回数を指導している。退院時に関節可動域制限や筋力低下により効果的にホームエクササイズが行えない患者は，外来での継続的な理学療法介入を実施している。

▶術後の不安感に対するマネジメント

THA後早期には，術後の痛みや脱臼に対して不安感を抱く患者が多い。当院では，入院中に全体説明会を実施し，①術後の痛みの要因と改善策，②脱臼が生じるメカニズム，③脱臼予防のための正しい動作法などを映像資料や骨模型を用いて具体的に解説し，不安感の軽減に努めている。患者間で情報共有ができるよう質疑応答時間を設けたり，参加する患者のニーズや理解力を事前に把握したりするなど，講義内容を工夫している（図6）。

また当院では，手術を受けた患者がボランティアとして来院し，入院中の患者に対して体験談を語るといった取り組みを行っている（図7）。医療者側から

図6　全体説明会の様子

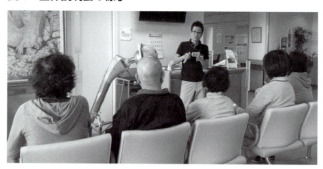

図7　実際に手術を受けた患者の体験談集およびボランティア活動の様子

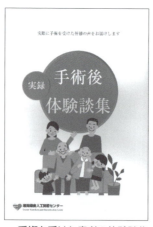

a　手術を受けた患者の体験談集

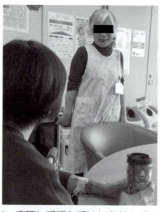

b　実際に手術を受けた患者のボランティア活動の様子

の説明だけではなく，患者間の交流や実際に手術を受けた患者の働きかけがTHA後の不安の軽減に効果を発揮していると考える。

THA後の痛みの要因

THA後の痛みは，手術侵襲によって生じる組織破壊や炎症による痛みと，脚延長や大腿骨オフセット（FO）の増大によって中殿筋や大腿筋膜張筋が伸張されたことで生じる痛みがあると報告されている[19]。また，FOの増大によって大腿筋膜張筋が伸張され，脛骨が外反方向へ牽引された結果，膝関節周囲に痛みが生じるといった報告もある[20]。

FO：
femoral offset

▶退院後のフォローアップ

退院後は，術後2カ月，術後6カ月，術後1年，その後は1～2年に1度の定期診察と理学療法評価・介入を実施し，各時期の運動機能に合わせてホームエクササイズと動作指導を行っている（図8）。

これまでにわれわれは，THA後10年経過した片側股関節症女性患者52名（THA群）と同年代の女性健常者45名（健常者）の運動機能と転倒発生率を比較した結果，THA群の運動機能は有意に低値であり，かつ転倒発生率は有意に高値であったと報告した[21]（表2，3）。THA後の転倒は，ステム周囲骨折といった重篤な合併症となるおそれがある[22]ため，われわれ理学療法士が運動機能を的確に評価し，適切なホームエクササイズや歩行補助具を指導し，安全に

図8 退院後の診察スケジュールと術後に可能となる動作の目安

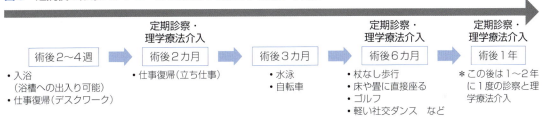

表2 THA群（n＝52）と健康群（n＝45）の患者背景

	THA群（n＝52）	健康群（n＝45）	p値
年齢（歳）	68.6±7.5	69.7±6.1	n.s.
BMI（kg/m²）	23.2±3.2	21.7±3.2	n.s.

Mean±SD　n.s.：not significant

表3 THA群（n＝52）と健康群（n＝45）の運動機能と転倒発生率の比較

		THA群（n＝52）	健康群（n＝45）	p値
外転筋力（Nm/kg）	患側	0.89±0.25	1.02±0.27	＊
	健側	0.91±0.27		＊
片脚立位時間（sec）	患側	25.29±22.51	51.91±16.00	＊
	健側	33.04±22.50		＊
timed "Up and Go" test（sec）		7.26±1.91	4.88±0.81	＊
転倒発生率（n(%)）		18(34.6)	3(6.7)	＊

Mean±SD
＊：$p<0.05$

日常生活が送れるよう支援する必要がある．また，必要に応じて通所リハビリテーション（リハ）や訪問リハなどを導入し，介護予防の観点からも永続的なマネジメントが必要と考える．

症例紹介

▶患者情報

年齢：50歳代
性別：女性
身長：154 cm
体重：37.3 kg
BMI：17.0 kg/m^2
診断名：両側股関節症（右：進行期，左：末期）
hope：「痛みなく生活がしたい」「猫が心配のため早く帰りたい」
現病歴：約8年前から左股関節痛が出現し，内服薬（ロキソニン）で保存治療を行っていたが，徐々に腰痛と左股関節痛（歩行時痛）が増強し，手術することを決意した．
職業：立ち仕事（百貨店での接客業務）
家族構成：夫と猫と暮らしている（近隣に娘夫婦と孫が住んでいる）
家屋：2階建て一軒家，洋式生活，シャワーチェアー未使用

■ 術前画像所見（図9）

- 脚長差：左 −5 mm
- 左股関節
  頸体角：137.9°，CE角：5.0°，大腿骨頭被覆率（AHI）：43.5%
- 亜脱臼の程度（Crowe分類）：Ⅰ
- FO[23]：35.7 mm

CE：
center edge

AHI：
acetabular head index

図9　術前の画像所見

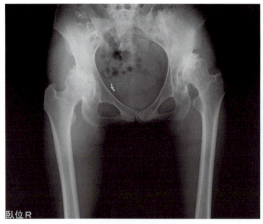

a　単純X線画像所見（股関節正面像）

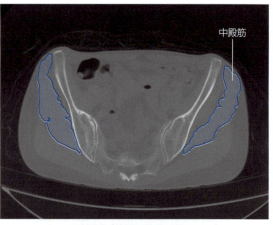

b　CT断面像（仙腸関節最下端レベル）

早期退院のニーズにあったプログラム指導

➤理学療法評価（術前1カ月前）

■ **可動性評価（左股関節，単位：°）**
- 屈曲：85，伸展：10，外転：15，内転：10

■ **筋機能評価（右／左，単位：Nm/kg）**
- 股関節外転：0.93/0.67

VAS：
visual analogue scale

■ **股関節の痛みの強さ（VAS）**
- 左股関節 安静時：32，歩行時：32

■ **痛みの部位と性質**
- 左股関節前面の関節痛「ズキズキする痛み」，腰部の筋痛「重だるい痛み」

■ **触診**
- 左腸腰筋，腰部脊柱起立筋群および左大腿直筋に持続的な筋収縮が認められる。一方，左大殿筋・中殿筋に顕著な筋萎縮が認められる。

■ **特殊テスト**
- 両側 Thomas test：陽性，両側 Ely test：陽性

■ **立位姿勢**
- 腰椎前弯と骨盤前傾が著明で両股関節は軽度屈曲位。また，胸郭前方への変位が顕著であり，上位胸椎伸展，肩甲骨は内転位への変位を認める。

■ **歩行能力**
- 杖なし歩行で日常生活は自立。左初期接地（IC）から立脚終期（TSt）では，股関節伸展運動が少なく股関節屈曲・膝関節屈曲位。また，前額面では，左立脚中期（MSt）に骨盤右下制（Trendelenburg徴候陽性）が認められる。室内歩行程度であれば痛みは自制内。しかし，10分程度の連続歩行で痛みが増強し，歩行困難となる。

IC：
initial contact

TSt：
terminal stance

MSt：
mid stance

■ **10 m歩行速度：5.62秒**

■ **ADL**
- 自立。しゃがみ込み動作が痛みにより困難。

➤問題点の抽出（術前）

本症例は，寛骨臼蓋形成不全を基盤とした股関節の構造的変化から骨盤前傾が増強し，これに伴い腰椎前弯が増強したと考えた。この腰椎前弯と骨盤前傾角の増大により，腰部脊柱起立筋群の持続的な筋収縮が生じ，循環不全による腰痛[24]が生じたと考えた。また，構造的要因から中殿筋の筋力低下が生じ，これに伴い相対的に中殿筋の筋活動が高まり，股関節痛が増悪したと考えた[10-12]（**図10**）。

➤目標設定と予後予測

術後2日目に自宅退院を達成するためには，術後2日目に「杖歩行が屋内自立」「階段昇降が2足1段で可能」を達成することが条件となる。本症例は，①右股関節症と腰痛を併存していること，②術前の外転筋力が低値であることから術後2日以内に杖歩行自立が困難になる可能性があると考えた[5]。そこで，術前に定期的な理学療法介入を実施した。

V

患者教育（セルフマネジメント）

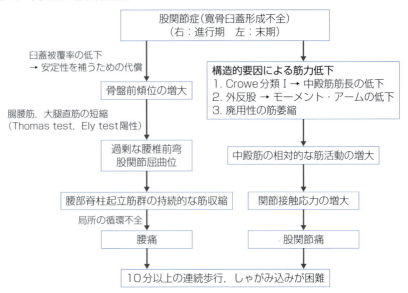

図10 問題点の抽出（術前）

▶術前の理学療法介入

術前理学療法介入は，術前1カ月前から約2週に1度（1回約40分）実施した。

主に，①軟部組織モビライゼーション[25]（図11），②殿筋を中心とした筋力向上エクササイズ（図12），③骨盤後傾エクササイズ（図13），④杖歩行練習を実施した。また，患者教育として，①しゃがみ込み動作時に支持物を使用する，②シャワーチェアーの導入，③台所周辺でよく使用する物はかがむ必要のない高い場所に置く，といった指導を行った。

▶手術から退院までの理学療法介入

手術は，前側方アプローチ（mini antero-lateral approach（皮切は約8 cmで中殿筋・小殿筋前方1/3を切離して人工関節インプラントを設置））で行われた。

■ 術後X線所見（図14）
- 脚長差：左 +10 mm
- FO：47.9 mm

術後理学療法は，当院のパスに沿って実施した（図5）。術当日から理学療法介入を行い，立位・足踏み練習を実施した。術後1日目にリハビリ室まで歩行器歩行で移動し，①軟部組織モビライゼーション[25]（図11），創部周囲への筋膜リリースとダイレクトストレッチング[27,28]（図15），②セルフエクササイズ指導（図12, 13），③杖歩行練習，④脱臼を回避した肢位でのADL指導を実施した。術後2日目には，杖歩行が屋内自立，2足1段で階段昇降が可能，靴下着脱が開排位で可能，両膝立て位（片膝立て位）でのしゃがみ込み動作が可能となり自宅退院となった。術後に生じた構造的脚長差に対しては，右側に10 mmのインソールを用いて補正した。

図11 軟部組織モビライゼーションの一例

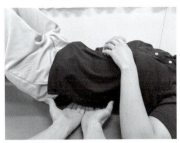

a 腰脊柱起立筋群（横断マッサージ）
①背臥位で膝立て位とする。
②腰背部に手を入れて筋線維の横断方向にゆっくり圧力を加える。3分程度

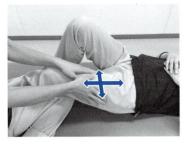

b 大腿直筋（横断マッサージ・機能マッサージ）
①背臥位で膝立て位とする。
②筋線維の横断方向，長軸方向に対してゆっくり圧力を加える。各3分程度

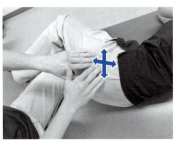

c 中殿筋（横断マッサージ・機能マッサージ）
①側臥位で股膝関節軽度屈曲位とする。
②筋線維の横断方向，長軸方向に対してゆっくり圧力を加える。各3分程度

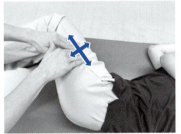

d 大腿筋膜張筋（横断マッサージ・機能マッサージ）
①側臥位で股膝関節軽度屈曲位とする。
②筋線維の横断方向，長軸方向に対してゆっくり圧力を加える。各3分程度

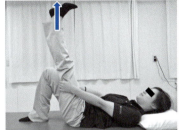

e ハムストリング（ホールド・リラックス）
①背臥位で大腿部を把持し，ハムストリングの遠心性最大収縮を行う。約3秒止める×3回

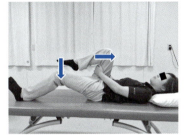

f 腸腰筋（ホールド・リラックス）
①背臥位で右（非術側）股関節を屈曲する。
②骨盤前傾位とならないよう注意しながら左（術側）股関節の伸展運動を行う（腸腰筋の遠心性最大収縮）。約3秒止める×3回

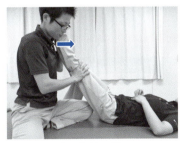

g ハムストリング（静的ストレッチング）
①背臥位で膝関節伸展位とする。
②下肢を挙上させ最終域で止める。約15～20秒×3回

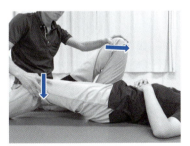

h 腸腰筋（静的ストレッチング）
①背臥位で右（非術側）股関節を屈曲する。
②骨盤前傾位とならないよう注意しながら左（術側）股関節を伸展させる。約15～20秒×3回

（文献25を参考に作成）

図12　殿筋群を中心とした筋力向上エクササイズの一例

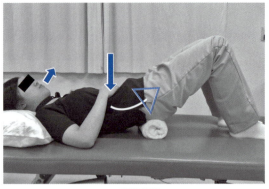

a　腹筋収縮

①殿部にクッションを入れ腰椎後弯，骨盤後傾位とする。
②呼気（胸郭下制）に併せて下腹部に力を入れる。5～6回。

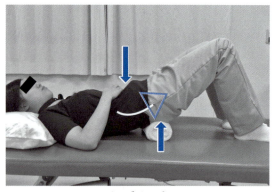

b　ブリッジ

①殿部にクッションを入れ腰椎後弯，骨盤後傾位，股関節伸展位とする。
②腹筋と殿部の同時収縮を行う。10～20回。

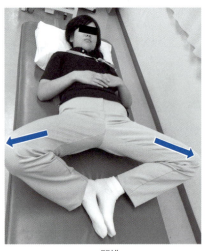

c　開排

①殿部にクッションを入れ腰椎後弯，骨盤後傾位，股関節伸展位とする。
②開排位で腹筋と殿部の同時収縮を行う。10～20回。
＊腰椎後弯，骨盤後傾位とすることで腰部脊柱起立筋の筋活動を低下させ，股関節伸展位とすることで大殿筋の筋活動を高めることができる[26]。

図13　骨盤後傾エクササイズ

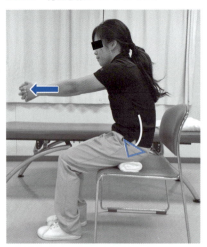

①端座位で両肩関節を屈曲位とする。
②肩甲骨外転運動に併せて骨盤後傾運動を行う。10回。

図14　術後の単純X線画像所見

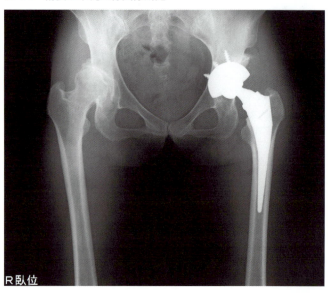

図15 創部周囲への筋膜リリース，ダイレクトストレッチングの一例

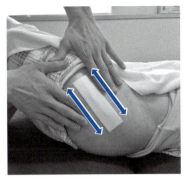
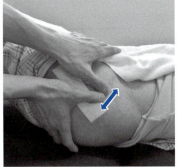

a 筋膜リリース
軟部組織の線維走行と直行するように，痛みが出ない程度の圧でゆっくりと伸張を行う。3〜5分程度。

b ダイレクトストレッチング
中殿筋の筋線維に対して直角に，痛みが出ない程度の圧でゆっくりと伸張を行う。3〜5分程度。

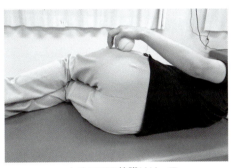

①側臥位で股膝関節軽度屈曲位とする。
②テニスボールを用いて中殿筋の筋線維に対して長軸方向，横断方向に対してゆっくり圧力を加える。約3〜5分程度。

（文献27，28を参考に作成）

c セルフでの筋膜リリース

▶理学療法評価(術後2日目)

- 可動性評価（左股関節，単位：°）
  - 屈曲：80，伸展：0，外転：20，内転：0
- 筋機能評価（単位：Nm/kg）
  - 左股関節外転：0.86
- 股関節の痛みの強さ（VAS）
  - 左股関節 安静時：0，歩行時：0
- 触診
  - 創部周囲に腫脹が認められ，軟部組織の柔軟性が低下している。また，腰部脊柱起立筋群に持続的な筋収縮を認める。
- 立位姿勢
  - 術前よりも骨盤前傾が増大している。また，前額面では骨盤左下制と左股関節屈曲外転位を認める。
- 歩行能力
  - 杖歩行自立。術前よりも左ICからTStにおける股関節伸展運動が低下し，左股関節軽度屈曲位。また，MStから膝関節屈曲運動が生じる。前額面では，全歩行周期において左股関節外転位であった。さらに，左TSt〜遊脚初期（ISw）に骨盤左後方回旋の増大を認める。

ISw：
initial swing

- 10m歩行速度：8.36秒

■ ADL
- 靴下動作，しゃがみ込み動作(両膝立て位もしくは片膝立て位)を含め自立。屋外歩行は未実施。

▶問題点の抽出(術後)

　本症例は，THAによる脚延長とFOの増大および炎症症状に伴う腫脹により創部周囲軟部組織の柔軟性が低下し，股関節伸展・内転可動域制限が生じた。股関節伸展可動域制限は，歩行時の股関節伸展運動の減少や大腿直筋の筋活動を高める要因となることが報告されている[29]。つまり，歩行時の股関節伸展運動の減少や大腿直筋の筋活動の増大により骨盤前傾角が増大し，腰部脊柱起立筋群の筋収縮や腸腰筋の短縮が強まり，股関節伸展可動性の改善が遷延すると推察した。これらの要因は，腰痛や右股関節症の進行および左膝関節痛といった二次的障害を引き起こす可能性があるため[19, 24, 30]，改善する必要があると考えた(図16)。

▶退院後の理学療法介入

　本症例は，術後の痛みが少なく，股関節屈曲・外転可動性が良好であったことから早期にADL能力が改善した。しかし，過剰な骨盤前傾位や腰部脊柱起立筋群の持続的な筋収縮が残存し，効果的にエクササイズを行うことが困難であった。また，身体活動量の増加に伴い，腰痛や右股関節痛，左膝関節痛といった二次的障害を引き起こす可能性が考えられたため創部周囲軟部組織の柔軟性の改善，骨盤アライメントおよび歩容改善を目的に外来での定期的な理学療法介入を実施した。主な内容は，入院時に行ったエクササイズと，鏡を利用し，視覚的フィードバックを用いた姿勢・歩容修正エクササイズである。

　約2週間に1度の理学療法介入を術後2カ月目まで行った結果，痛みの増強なく安全な職場復帰が可能となった。

図16 問題点の抽出(術後)

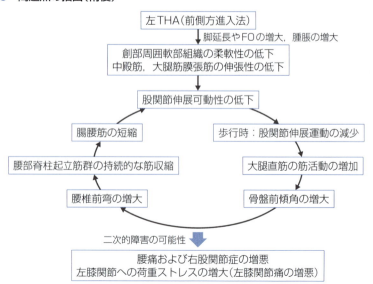

▶理学療法評価（術後2カ月目）

■ 可動性評価（左股関節，単位：°）
- 屈曲：90，伸展：5，外転：20，内転：10

■ 筋機能評価（単位：Nm/kg）
- 左股関節外転：0.88

■ 股関節の痛みの強さ（VAS）
- 左股関節 安静時：0，歩行時：0

■ 歩行能力
- 杖歩行で自立。連続30分以上の屋外歩行可能。左IC～TStにおいて股関節伸展運動が改善している。また，左TSt～ISwでは，骨盤後方回旋がみられず，股関節伸展位からの屈曲運動となっている。

■ 10m歩行速度：6.75秒

▶まとめ

本症例は，左THA後2日目に自宅退院をした50歳代の女性である。「猫の世話のため早く帰りたい」という希望に対して自宅退院プログラムを計画し，術後2日間での自宅退院を達成した。退院後は，身体活動量の増加に伴い，腰痛や右股関節痛，左膝関節痛といった二次的障害を引き起こす可能性が考えられたため，理学療法介入を継続した。術後2カ月目には，痛みの増強なく安全な職場復帰が可能となった。

おわりに

近年のTHAを取り巻く環境では，医療経済的な理由もあり在院日数が短縮化傾向となっている。さらに，理学療法士による介入が，THA後の機能回復に効果を発揮しないといった報告[31]もあり，THA後の理学療法介入が淘汰される可能性もある。そこで，われわれ理学療法士は，術前から個々の患者の運動機能やニーズ，社会的背景を総合的に評価し，エビデンスに基づいた予後予測の下，術後短期間で効果を発揮する介入が必要と考える。また，術後に手厚い介入が必要となる患者を見極め，継続した介入が可能となるようマネジメントすることも必要ではないかと考える。

文献

1) Ibrahim M, et al：Enhanced recovery in total hip replacement：a clinical review. Bone Joint J, 95(12)：1587-1594, 2013.
2) Hanna SA, et al：Highly cross-linked polyethylene decreases the rate of revision of total hip arthroplasty compared with conventional polyethylene at 13 years' follow-up. Bone Joint J, 98(1)：28-32, 2016.
3) 二宮一成, ほか：人工股関節全置換術後3日間パスと従来型パスとの術後早期成績の比較. 臨床整形外科, 51(10)：977-981, 2016.
4) 鈴木浩次, ほか：人工股関節全置換術における患者教育システムと術後合併症. 別冊整形外科, 65：267-269, 2014.
5) 池田　崇, ほか：低侵襲人工股関節全置換術（mini-one antero-lateral incision）前の運動機能と術後の歩行拡大の関係. 理学療法科学, 24(1)：127-130, 2009.
6) Meek RM, et al：Late dislocation after total hip arthroplasty. Clin Med Res, 6(1)：17-23, 2008.
7) van der Weegen W, et al：Do lifestyle restrictions and precautions prevent dislocation after total hip

arthroplasty? A systematic review and meta-analysis of the literature. Clin Rehabil, 30(4)：329-339, 2016.

8) 日本整形外科学会, ほか監修, 日本整形外科学会診療ガイドライン委員会, ほか編集：THAの合併症(脱臼, 感染, 静脈血栓症)の頻度は. 変形性股関節症診療ガイドライン, 改訂第2版, p153-156, 南江堂, 2016.

9) Arokoski MH et al：Hip muscle strength and muscle cross sectional area in men with and without hip osteoarthritis. J Rheumatol, 29(10)：2185-2195, 2002.

10) 加藤　浩, ほか：股関節疾患による異常歩行とその分析. 理学療法, 26(1)：123-137, 2009.

11) Correa TA, et al：Contributions of individual muscles to hip joint contact force in normal walking. J Biomech, 43(8)：1618-1622, 2010.

12) 松野丈夫：変形性股関節症. 標準整形外科学, 第11版(内田淳正, 監修, 中村利孝, ほか編集), p556-609, 医学書院, 2011.

13) 二宮一成, ほか：変形性股関節症患者の心理状態に影響を及ぼす因子. 整形外科, 65(13)：1317-1320, 2014.

14) Singh JA, et al：Predictors of activity limitation and dependence on walking aids following primary total hip arthroplasty. J Am Geriatr Soc, 58(12)：2387-2393, 2010.

15) Neumann DA：肩複合体. 筋骨格系のキネシオロジー, 第1版(嶋田智明, ほか総編集), p129-130.医歯薬出版, 2005.

16) Vleeming A, et al：The sacrotuberous ligament：a conceptual approach to its dynamic role in stabilizing the sacroiliac joint. Clin Biomech, 4(4)：201-203, 1989.

17) 柿崎藤泰：胸郭形状と腰方形筋との関係. 胸郭運動システムの再建法－呼吸運動再構築理論に基づく評価と治療－, 第2版(柿崎藤泰, 編集), p52-61, ヒューマン・プレス, 2017.

18) 二宮一成, ほか：人工股関節全置換術(THA)後1日目からのT字杖歩行は安全か. 臨床整形外科, 53(7)：601-607, 2018.

19) Liebs TR, et al：The influence of femoral offset on health-related quality of life after total hip replacement. Bone Joint J, 96(1)：36-42, 2014.

20) Tokuhara Y, et al：Anterior knee pain after total hip arthroplasty in developmental dysplasia. J Arthroplasty, 26(6)：955-960, 2011.

21) Ninomiya K, et al：Comparison of hip abductor muscle strength, functional performance, and fall rate of patients 10-year after THA and healthy adults. ACPT Congress 2016.

22) Franklin J, et al：Risk factors for periprosthetic femoral fracture. Injury, 38(6)：655-660, 2007.

23) Liu R, et al：Changes of gluteus medius muscle in the adult patients with unilateral developmental dysplasia of the hip. BMC Musculoskelet Disord, 13：101, 2012.

24) Stebbins CL, et al：Bradykinin release from contracting skeletal muscle of the cat. J Appl Physiol (1985), 69(4)：1225-1230, 1990.

25) 砂川　勇：軟部組織モビライゼーション. 系統別・治療手技の展開, 改訂第3版(竹井　仁, ほか編集), p206-224. 協同医書出版社, 2014.

26) 世古俊明, ほか：股関節肢位と運動の違いが大殿筋, 中殿筋の筋活動に及ぼす影響. 理学療法科学, 29(6)：857-860, 2014.

27) 竹井　仁：筋膜リリース. 系統別・治療手技の展開, 改訂第3版(竹井　仁, ほか編集), p138-158, 協同医書出版社, 2014.

28) 鈴木重行：第3章 IDストレッチング. IDストレッチング, 第2版(鈴木重行, 編集), p30-32, 三輪書店, 2006.

29) Perron M, et al：Three-dimensional gait analysis in women with a total hip arthroplasty. Clin Biomech (Bristol, Avon), 15(7)：504-515, 2000.

30) Foucher KC, et al：Contralateral hip and knee gait biomechanics are unchanged by total hip replacement for unilateral hip osteoarthritis. Gait Posture, 35(1)：61-65, 2012.

31) Austin MS, et al：Formal physical therapy after total hip arthroplasty is not required：A randomized controlled trial. J Bone Joint Surg Am, 99(8)：648-655, 2017.

V 患者教育（セルフマネジメント）

2 多角的要因を踏まえて行動変容を促すポイントと実際

Abstract
■ 股関節などの関節痛においても神経障害性疼痛の発痛機序を含むことが示されており，関節や筋だけでなく，心理社会的側面や中枢神経系の賦活なども含む多角的なアプローチがリハビリテーションに求められている。

■ 適切な評価をもとに患者の特徴を把握し，効果の報告されているアプローチを早期より実践し，予防的に対応することが重要である。

はじめに

　多くの関節痛は手術や薬剤により克服できるようになった一方で，手術や薬剤だけでは克服できない疼痛があることが，脳機能画像研究[1]によって明らかになっている。運動器疾患の慢性痛の研究の多くが腰痛を対象とした報告であるが，股関節疾患においても例外ではなく，手術により関節機能が再建されたにもかかわらず，慢性痛が残存する症例を臨床場面で経験することがある。股関節の慢性的な症状は，器質的な要因や骨・関節機能，筋機能に対するアプローチだけでは解決しないことが多く，その背景には，中枢神経系の変化や心理社会的要因など，関節機能以外の多角的要因が影響していると考えられている。本項では，画像と臨床所見が一致しない関節痛や，治療に対して抵抗性のある疼痛に生じている問題と機序について解説し，症状の予防および改善のために取り組むべきリハビリテーションのポイントを紹介する。

基本的知識

　股関節などの関節に生じる疼痛は純粋な侵害受容性疼痛と考えられてきたが，近年の研究から，関節痛の患者が神経障害性疼痛に特徴的な症状を訴えることや関節痛自体に神経障害性疼痛の発痛機序が含まれることが示されてきた。さらに心理社会的な要因や，関節痛と大脳の形態変化の関係も示されている。これらは人工股関節全置換術（THA）後の成績が改善しない要因の一つとして注目されており，適切なアプローチの必要性が高まってきている。関節痛を機序とする神経障害性疼痛や慢性痛に関して，non systematicであるがreview も報告され，股関節を対象とした論文も報告されている。本項では自験例をもとに関節痛における中枢感作と心理社会面の関与について説明する。

▶医療者と患者の痛みのとらえ方の違い

　医療者側は痛みが改善したととらえていても，患者は残存していると感じていることがある。その例を図1に示す。われわれの自験例をもとに，術後6カ月に医療者が記入する日本整形外科学会股関節機能判定基準（JOA score）と患者が記入する日本整形外科学会股関節疾患評価質問票（JHEQ）およびVASの評

THA：
total hip
arthroplasty

JHEQ：
Japanese
Orthopaedic
Association Hip-
Disease Evaluation
Questionnaire

VAS：
visual analogue
scale

価を行い,それぞれの相関関係を示した.JHEQ疼痛点数とVAS間の相関は高い(**図1b**)のに対し,JOA疼痛点数とJHEQ疼痛点数間の相関は認めない(**図1a**).すなわち術後6カ月が経過し医療者側は痛みが改善したと評価しても患者側は痛みの改善が不十分と考えている症例(**図1a**破線で囲んだ症例)がいることを示している.さらに痛みの改善が不十分と感じている症例の要因を探るため,東大式エゴグラム(TEG)第2版による性格特性[2]と疼痛自覚から手術までの期間について調査した結果,手術までの期間は関係なく(**図2b**),性格特性に有意差を認めた(**図2a**).TEG上のFCが有意に低かった.FCの低さは感情の抑制傾向が強いことを示し,神経症の患者も同様のパターンを示すことが報告されている[3].

TEG：
Tokyo university egogram

FC：
free child

図1 患者と医療者の痛みのとらえ方の違い

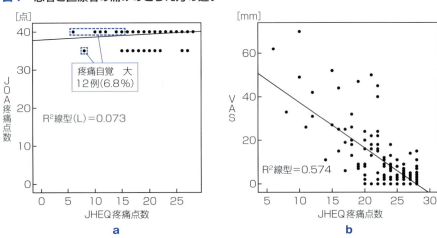

図2 痛みのとらえ方にかかわる要因の解析

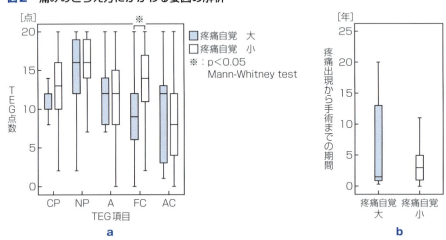

対象：2013年9月から2016年8月の間に共著者の病院で変形性股関節症または大腿骨頭壊死症に対してTHA(全てDall変法,セメントを使用)を行った連続175例194股
検討：①JOA疼痛点数とJHEQ疼痛点数(**図1a**),VASとJHEQ疼痛点数(**図1b**)のSpearman相関係数を求めた.
②**図1**のJOA疼痛点数とJHEQ疼痛点数をそれぞれ最大点数の百分率で正規化し,両点数差が50％以上認めた症例(疼痛自覚大：**図1a**で破線で囲んだ群)とその他の症例(疼痛自覚小)の2群間でTEG各点数の差をMann-Whitney testで求めた(**図2a**).
③検討②と同じ対象の疼痛出現から手術までの差をMann-Whitney testで求めた(**図2b**).

> **Memo** **エゴグラム**
>
> エゴグラムはDusayが考案した交流分析理論に基づき，自我状態のエネルギー負荷量を5つの尺度を用いて示したもので，TEGは1984年に初版が刊行され，1993年に第2版が作成された信頼性・妥当性も検証された評価法である。TEGの結果は，critical parent（CP），nuturing parent（NP），adult（A），free child（FC），adapted child（AC）の5つの尺度で示され，個人の性格特性に状況的な変化が加味されたものが表現されていると考えられている[6]。

➤関節疾患にみられる神経障害性疼痛と機序について

変形性股関節症（以下，股関節症）を含む関節疾患で起こる神経障害性疼痛の特徴的な症状として，異痛症（allodinia）があり，通常なら痛みを起こさない刺激で痛みが発生し，その疼痛は，より広範囲で長く持続するという特徴を有する[4]。allodiniaは，侵害受容器に対する機械的刺激のみではなく，筋肉痛も誘発要因となる[5]。

神経障害性疼痛について国際疼痛学会は「神経系の一次的病変あるいは機能異常によって起こる疼痛」と定義しており，体性感覚神経系の過敏性と下行性疼痛抑制系の機能減弱が発症機序（**図3**）となる。関節疾患では，炎症を起こした滑膜や損傷を受けた軟骨下骨が放出する炎症メディエーターの作用により，侵害受容器の閾値が低下し体性感覚神経系の過敏が生じる[6]。

最初は，体性感覚神経系の過敏は損傷部位に限局するが，疾患プロセスが制御されない場合，中枢神経系は慢性的な痛みを持続させる原因となる塑性変化を起こし[7]，慢性痛に移行する[8]。脊椎レベルの塑性変化は既に解明されており，①脊髄後角ニューロンの過敏化，②脱抑制機構（下行性疼痛抑制系の機能低下）が中枢性の脊椎レベルでの機序となる[9]。

さらに上位である脳内の痛覚認知機構（pain matrix）でも変化が報告されている。慢性痛や神経障害性疼痛を有する患者は，健常者に比べpain matrixに過活動が生じており，破局的思考や不安・恐怖などの感情もpain matrixの過活動を生じさせる[10]。慢性痛の病態下では脳の過活動に続発して萎縮することが示されている[11]。この領域の萎縮は痛みの制御機能の低下を意味すると推測されており，後述する下行性疼痛抑制に影響を与える[12]。股関節症の患者においてもpain matrixの灰白質量の減少が報告されている[13]。

強い痛みを経験したすべての人が神経障害性疼痛や慢性痛に移行することはなく，心理社会的な要因や，脊椎レベルの塑性変化を基盤として生じる視床や体性感覚野の活性低下，認知に関連する前頭葉，情動に関連する大脳辺縁系，報酬に関連する側坐核などの過活動が移行に関与すると考えられている[9,14]。

➤痛みと心理面との関係

心理的要因が疼痛の遷延化に関与する可能性があることが指摘されており，その説明にはfear-avoidance model（疼痛回避モデル：**図4**）[15]が用いられる。運動器の損傷に伴う痛みを経験した際，回復に向かうか，痛みの悪循環に陥るかの岐路となるのが痛みに対する破局的思考（pain catastrophizing）と考えら

れている。破局的思考とは，不安，抑うつ，怒り，焦燥などの精神症状が出現し，物事を否定的にとらえやすい思考状態[16]であり，陰性感情傾向や疾患に対する脅迫的な情報による負の情動がその形成に影響を与える。破局的思考が基

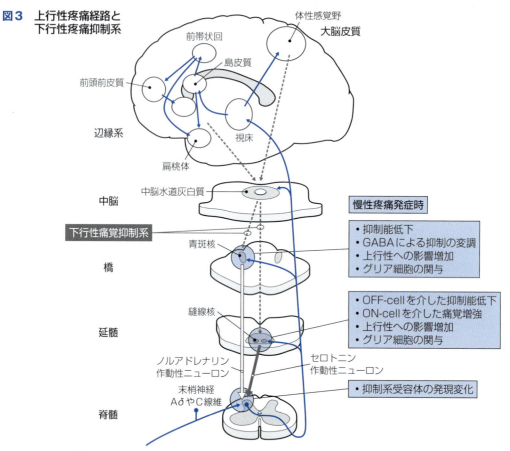

図3 上行性疼痛経路と下行性疼痛抑制系

疼痛の伝達には末梢から中枢へと伝達される上行性疼痛経路と下行性疼痛抑制経路が存在する。下行性疼痛抑制経路は主に2つの経路が認められており，橋被蓋の外側・背外から青斑核を介して脊髄表層に投射するノルエピネフリン系と，延髄腹内側部のある大縫線核から脊髄に投射するセロトニン系である。下行性疼痛経路はさらに上位から中枢性ニューロンの投射を受けており，認知や情動を司る前帯状回や扁桃体から修飾されている。

(文献35, 36より引用)

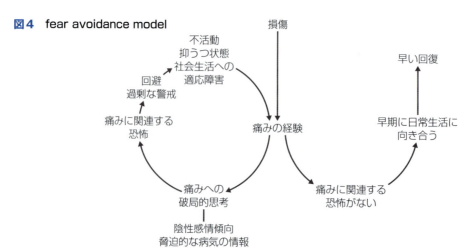

図4 fear avoidance model

盤となり，痛みが発生する状況に対処できないと，過剰な警戒と回避が生じる結果（心理面への影響），不活動・社会生活への適応の問題（社会面への影響）につながり，痛みがさらに増悪・慢性化することとなる。

▶生活スタイルの変更に対する適応の問題

THAを予定している股関節疾患患者157例を対象に，術前に寝具や食卓がどの程度洋式化されているか調査を行った[17]。その結果，和式生活の症例が52例（33.1％）存在した。また同じ集団で術前の歩行手段を調査すると独歩の症例が76例（48.4％）存在した。THAが適応の状態となり，疼痛や生活上の不自由さを感じながらも従来の生活スタイルを行っている症例を多く認めた。杖の使用や生活環境の変更は股関節疾患に対して必ず指導する内容である。指導を受けながらも実行できない理由の一つに心理社会的要因が存在すると考える。

神経障害性疼痛および心理社会的側面による疼痛の評価

国際疼痛学会は，疼痛を「実際の組織の損傷または潜在的な組織の損傷と関連した，またはそのような損傷によって特徴づけられる情緒的な体験」と定義しており，多元的に評価する必要がある。1つ目は痛みの部位・強さ・持続性などの痛みの感覚面，2つ目は過去に経験した痛みの記憶・注意・予測などの経験をもとに痛みの意義を分析する認知面，3つ目に痛みを不快に感じる情動や感情面である[18]。前項で示したような症例は，3つ目の側面にあたる心理社会的因子の影響が大きいと考えられ，VASや股関節疾患に特異的な評価バッテリーに含まれる疼痛評価のみでは判別が難しく，別の評価スケールの使用が必要と考える。本項では評価スケールの一部を紹介する。詳しくは参考文献を参照いただきたい。

BS-POP：
brief scale for psychiatric problems in orthopaedic patients

▶整形外科疾患における精神医学的問題を知るための簡易問診表（BS-POP）[19]

短時間でスクリーニングすることを目的に開発された評価ツールであり，医師による患者評価のための質問票（医師用）と，患者の自己評価のための質問票（患者用）の2種類がある（https://ds-pharma.jp/product/prorenal/knowle-dge/bs-pop/bspop.pdfよりダウンロード可能）。医師用は，診察上の問題点（過剰な訴え，イライラ感），異常な行動や身体所見，患者の脅迫性や率直性といった人格障害に関する8項目の質問から構成され，得点範囲は8〜24点である。患者用は，患者の抑うつ，イライラ感，睡眠障害に関する10項目の質問から構成され，得点範囲は10〜30点となっている。精神医学的問題の関与に関するカットオフ値は，医師用を単独で用いる場合は11点以上，医師用・患者用を組み合わせて使用する場合は医師用10点以上かつ患者用15点以上と設定されている。

PCS：
pain catastrophizing scale

▶破局的思考尺度（PCS）[16, 20]

PCSは13項目で測定され，「反すう」「無力感」「拡大視」の3つの下位尺度で構

成している。「反すう」は痛みについて繰り返し考える傾向，「無力感」は痛みに関する無力感の程度，「拡大視」は痛み感覚の脅威性の評価を反映している。得点範囲は0～52点となっており，臨床的に意義のあるカットオフ値は原文では30点以上とされている。

▶painDETECT[21]

神経障害性疼痛の可能性を簡易に評価するために作成され，2013年に日本語版が作成された信頼性・妥当性が検証された評価票である。9項目の質問を点数化（0～38点）し，カットオフ値は19点で感度85％，特異度80％で神経障害性疼痛をスクリーニングできる。

多角的要因を踏まえて行動変容を促すポイントと実際

この項はこれまでに解説してきた慢性痛を有する関節疾患患者に生じている問題を改善するために必要なリハビリテーションの方法について説明する。

リハビリテーションで改善が期待できる生物学的基盤は主に以下の2つと考える。①認知や感情を司る脳内ネットワークの過剰亢進の抑制，②下行性疼痛抑制系の賦活，である。中枢神経系の塑性変化は可逆性であり，股関節症の患者に生じる大脳のpain matrixの萎縮は，THA後の疼痛善とともに6～9カ月で改善したことが報告された[13]。

▶認知や感情を司る脳内ネットワークの過剰亢進の抑制

Frewenらは，認知行動療法を行う患者の脳機能画像評価において，前頭前野や前帯状回などの注意や情動の制御に関与する脳領域の活動を高め，扁桃体などの情動処理にかかわる脳領域の過活動が低減したことを報告した[22]。

認知行動療法とはオペラント条件付けを応用した心理療法の一つであり，「痛みの治療」（cure）ではなく「痛みの管理」（care）を目的とする[9]。認知行動療法に基づいて行う管理方法を「痛み対処スキルトレーニング」といい，

- 認知再構成
- リラクセーション：目を閉じて自分の気持ちが落ち着く情景を想像する，筋の収縮や弛緩を利用し，筋のリラックスを図る
- ディストラクション：痛み以外の刺激に注意を向ける（例えばテレビを観る）
- 快活動の計画：楽しい活動の予定を立てる
- 活動ペース配分：時間を考慮したペース配分を行う
- モデリング法：疼痛を抱えている他者が努力しているのを参考にして学習する

などで構成される[23]。特に重要な項目である認知再構成法について概略を説明する。

▶認知再構成法[24]

自動思考（ある状況で自然にそして自動的に沸き起こってくるイメージで，その時々の認知のあり方が反映される。自動思考は瞬間的な判断を助けてくれるが，ストレスが強くなると客観的な判断ができなくなり，行動や判断が非適

応的になりがちとなる）に着目し，現実と判断のずれを認識し，現実に沿った考え方や判断ができるように認知を修正していく。

具体的には，

> ①強くストレスを感じた場面を特定する：「昨日の夜は足が痛くなって眠れませんでした」
> ②そのときの自動思考を考える：「関節が悪くなったのかと思って不安でした」
> ③そのときの感情（不安・恐怖など）を考える
> ④別に考えられることを探す：「昨日は調子が良かったので，がんばって歩きました。手術前の痛みとは違う感じでした」
> ⑤別の考えをしたときの感情の変化を考える：「関節に問題が出てないと思うと安心しました」

などの過程を使って考えを整理し判断のずれを認識するように働きかける。

理学療法士にとって，効果のあるリハビリテーションプログラムの遂行は重要であるが，さらに重要なことは「患者に何かを聞かれたときに，どう答えられるか」である。なぜなら破局的思考の形成に影響を与える不安や恐怖は，聞かれたことに対して答えた内容およびその結果にある行動が影響するためである。

▶下行性疼痛抑制系の賦活

運動による慢性痛の改善効果を示すエビデンスは多数報告されており，各国のガイドラインで推奨されている。運動による疼痛抑制メカニズム（EIH）として，脳の運動野や運動前野の活動が，前頭前野，前帯状回などのpain matrixを介して中枢性疼痛抑制系を作動させる可能性[25]や，GABAergic inhibitory systemを作動させ視床の活動を抑制する可能性[26]，下行性疼痛抑制の起始である延髄吻側腹内側部（RVM）と中脳中心灰白質における内因性オピオイドの含量を高めて下行性疼痛抑制系を賦活する可能性[27]，脳由来神経栄養因子（BDNF）が関係する疼痛抑制システムの賦活[28]，セロトニンによる前帯状回の過活動の抑制[29]が示唆されている。

EIHを作動させる運動の種類・強度・持続時間について，多くの研究が行われている[30-34]。運動によるEIHの効果についてメタ解析を行ったKellyらによると，健常者を対象とした有酸素運動の平均効果量は0.48で，中等度から高強度の運動でEIHを最も強く認め，運動終了後にさらに効果の増強を認めた。等尺性運動の平均効果量は1.27であり，その効果は運動強度に依存し40～50％MVCが最も効果が高く，次に10～25％MVCであったと報告している。一方で慢性痛を有する患者を対象とした場合の有酸素運動の平均効果量は0.19，等尺性運動の平均効果量は0.40であり，運動の内容ごとに効果量のばらつきを認めたが，快適強度の有酸素運動と低強度（～10％MVC）の等尺性運動で痛覚を減弱させる効果を認めた[30]と報告している。EIHの効果は広範囲に及ぶため，股関節の障害によりエルゴメータが難しい場合でも，上肢のクランクエルゴメータやグリップでの等尺性運動を行っても効果が期待できる。

おわりに

慢性痛は治療抵抗性の場合があり，いったん生じると生活の質（QOL）を低

EIH：
exercise-induced
hypoalgesia

RVM：
rostral
ventromedial
medulla

BDNF：
brain derived
neurotrophic
factor

MVC：
maximum
voluntary
contraction

QOL：
quality of life

下させる原因となる。適切な評価をもとに患者の特徴を把握し，痛み対処スキルやEIHを利用し，予防的に対応することが重要である。

文献

1) Wager TD et al：Placebo-induced changes in fMRI in the anticipation and experience of pain. Science, 303 (5661)：1162-1167, 2004.

2) 末松弘行：東大式エゴグラムTEG 第2版手引き，金子書房，1993.

3) 大島京子 ほか：東大式エゴグラム（TEG）の臨床的応用：TEGパターン分析および多変量解析を用いた健常者群と患者群の比較. 心身医学, 36(4)：315-324, 1996.

4) Suokas AK, et al：Quantitative sensory testing in painful osteoarthritis：a systematic review and meta-analysis. Osteoarthritis and Cartilage, 20(10)：1075-1085, 2012.

5) Bajaj P, et al：Osteoarthritis and its association with muscle hyperalgesia：an experimental controlled study. Pain, 93(2)：107-114, 2001.

6) Mapp PI,et al：Innervation of the synovium. Ann Rheum Dis, 54(5)：398-403, 1995.

7) Inamura M, et al：Impact of nervous system hyperalgesia on pain, disability, and quality of life in patients with knee osteoarthritis：a controlled analysis. Arthritis Rheum, 59(10)：1424-1431, 2008.

8) 仙波恵美子，ほか：ストレスにより痛みが増強する脳メカニズム. 日本緩和医療薬学雑誌, 3(3)：73-84, 2010.

9) 小山なつ：痛みと鎮痛の基礎知識, p60-148, 技術評論社, 2016.

10) 下　和弘，ほか：慢性腰痛の脳イメージング. ペインクリニック, 34(12)：1639-1650, 2013.

11) Apkarian AV, et al：Chronic back pain is associated with decreased prefrontal and thalamic gray matter density. J Neurosci, 24(46)：10410-10415, 2004.

12) Valet M, et al：Patients with pain disorder show gray-matter loss in pain- processing structures：a voxel-based morphometric study. Psychosom Med, 71(1)：49-56, 2009.

13) Gwilym SE, et al：Thalamic atrophy associated with painful osteoarthritis of the hip is reversible after arethroplasty：a longitudinal voxel-based morphometric study. Arthritis rheum, 62(10)：2930-2940, 2010.

14) 小山なつ，ほか：痛みの伝道路－歴史から学ぶ－, 脊髄外科, 29(3)：287-292, 2015.

15) Vlaeyen JW, et al：Fear-avoidance and its consequences in chronic musculoskeletal pain：a state of the art. Pain, 85(3)：317-332, 2000.

16) Sullivan, Michael JL et al：The pain catastrophizing scale：development and validation. Psychological assessment, 7(4)：524, 1995.

17) 野中崇大 ほか：Hip Joint, 44, 2018.(now printing)

18) 髙橋直人 ほか：痛みの客観的評価とQOL.リハビリテーション医学, 53(8)：596-603, 2016.

19) 佐藤勝彦，ほか：脊椎・脊髄疾患に対するリエゾン精神医学的アプローチ（第2報）－整形外科患者に対する精神医学的問題評価のための簡易質問表（BS-POP）の作成. 臨床整形外科, 35(8)：843-852, 2000.

20) 松岡紘史，ほか：痛みの認知面の評価：Pain Catastrophizing Scale日本語版の作成と信頼性および妥当性の検討. 心身医学, 47(2)：95-102, 2007.

21) Matsubayashi Y, et al：Validity and reliability of the Japanese version of the painDETECT Questionnaire：a multicenter observational study.PLoS One 8(9), 2013.

22) Frewen PA, et al：Neuroimaging studies of psychological intervations for mood and anxiety disorders：empirical and methodological review. Clin psychol Rev, 28：228-246, 2008.

23) 岡浩一郎：運動器疼痛管理のための認知行動療法－膝痛高齢者への痛み対処スキルトレーニングの応用－. 行動医学研究, 21(2)：76-82, 2015.

24) 大野　裕：認知再構成法. 精神神経学雑誌, 110(6)：495-496, 2008.

25) Reider JS, et al: Effects of motor cortex modulation and descending inhibitory systems on pain thresholds in healthy subjects. J Pain, 13(5)：450-458, 2012.

26) Volz MS, et al：Dissociation of motor task-induced cortical excitability and pain perception change in healthy volunteers. PLoS One, 7(3), 2012.

27) Stagg NJ, et al：Regular exercise reverses sensory hypersensitivity in a rat neuropathic pain model：role of endogenous opioids. Anesthesiology, 114(4)：940-948, 2011.

28) Almeida C, et al：Exercise therapy normalizes BDNF upregulation and glial hyperactivity in a mouse model of neuropathic pain. Pain, 156(3)：504-513, 2015.

29) Korb A, et al：effect of treadmill exercise on serotonin immunoreactivity in medullary raphe nuclei and spinal cord following sciatic nerve transection in rats. Neurochem Res, 35：380-389, 2010.

30) Kelly MN, et al：A meta-analytic review of the hypoalgesic effects of exercise. J Pain, 13：1139-1150, 2012.

31) 坂野裕洋：低強度の下肢ペダリング運動がストレス感受性と疼痛閾値に与える影響. 日本福祉大学健康科学論集, 20：19-25, 2017.

32) 中田健太，ほか：等尺性運動による疼痛抑制効果の検証－等尺性運動は中枢性疼痛修飾系にまで影響を及ぼすか－.第51回日本理学療法学術大会抄録集, 2016.

33) 岩佐麻未，ほか：運動による疼痛緩和効果の検証－異なる有酸素運動による効果の検証－. 第50回日本理学療法学術大会抄録集, 2015.

34) 藤井裕也，ほか：有酸素運動による中枢性感作および中枢性疼痛抑制作用への影響－異なる運動強度による中枢性疼痛修飾効果の比較－. 第51回日本理学療法学術大会抄録集, 2016.

35) 御領憲治，ほか：脳幹における痛みの抑制と慢性疼痛発現の機構. 医学の歩み, 260：144-148, 2017.

36) 長坂泰勇，ほか：慢性痛における下行性疼痛抑制経路の理解. 整形外科, 68：148-152, 2017.

V 患者教育(セルフマネジメント)

3 高齢による退院後の生活（転倒予防など）

Abstract
- 高齢者の転倒は多く，さらに変形性股関節症を有することでリスクは増大する。また，高齢者や股関節症患者の転倒には内的要因，外的要因などさまざまな要因やリスクが関与する。
- 高齢の股関節症患者を評価するにあたっては，高齢者特有な姿勢と股関節症患者特有の姿勢を考慮する必要がある。バランスや運動能力も高齢であることを考慮して評価する。
- 運動療法では高齢者の姿勢を考慮するとともに股関節症における症状を改善するための運動を検討する。
- 高齢者特有の姿勢を有した人工股関節全置換術（THA）患者に対しては特に脱臼に留意したうえで，運動療法や生活指導を行っていく。

はじめに

▶高齢者における転倒の状況

THA：
total hip arthroplasty

ADL：
activities of daily living

　高齢者は加齢変化による機能低下や日常生活活動（ADL）の制限を生じる。これらは老年症候群（geriatric syndrome）として，「高齢者に多くみられ，原因はさまざまであるが治療と同時に介護・ケアが重要である一連の症状，所見」と定義される[1]。転倒を含む特定の老年症候群の症候発生に共通するリスク要因として，高齢であること，認知障害を呈すること，機能障害や移動に関する障害を呈することが示されている[2]（図1）。そのなかで機能障害と移動障害は加齢や廃用による運動機能低下を背景とするため，高齢者の運動機能を把握し適切に介入することが求められる[3]。また，近年わが国においても概念が浸透しているフレイルも加齢や老年症候群と密接に関連し，転倒を引き起こす要因となる。転倒は65歳以上の高齢者において1年間で35〜40％が経験する[4]。転倒によって骨折や頭部外傷など重篤な外傷に結び付く可能性もあり，軽微な

図1　老年症候群の虚弱とのかかわり

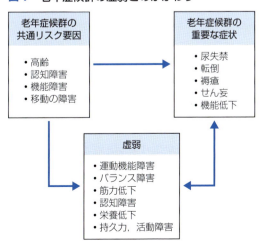

（文献2を参考に作成）

QOL：
quality of life

外傷に留まった場合も転倒恐怖感から身体活動低下を招くなど負の連鎖を生じる[5]。よって，高齢者において運動機能向上を意識し，転倒予防を実践していくことが身体活動や生活の質（QOL）を保ち，要介護状態とならず，自立した生活を送ることに寄与すると考える。

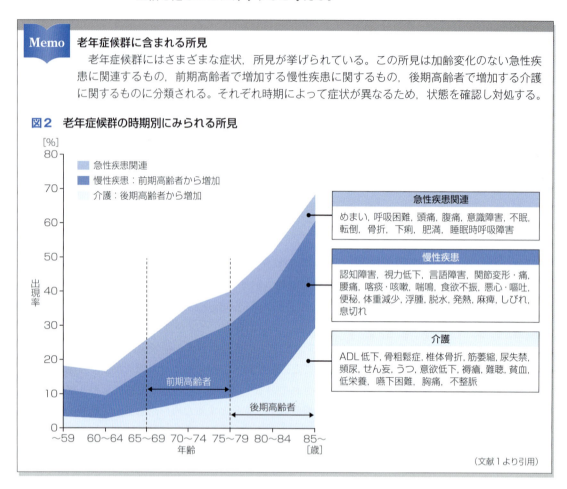

Memo　老年症候群に含まれる所見

老年症候群にはさまざまな症状，所見が挙げられている。この所見は加齢変化のない急性疾患に関連するもの，前期高齢者で増加する慢性疾患に関するもの，後期高齢者で増加する介護に関するものに分類される。それぞれ時期によって症状が異なるため，状態を確認し対処する。

図2　老年症候群の時期別にみられる所見

（文献1より引用）

▶高齢者における股関節疾患の状況

変形性関節症は退行性変化と増殖性変化が同時に生じた形態変化とされ，加齢現象の一つであるともされている[6]。股関節においては，発生要因として先行疾患があって発症する二次性のものがほとんどであるとされるが，青壮年期に強度の高い活動に従事していた者は高齢になるにしたがい，変形性股関節症（以下，股関節症）の変化を示すものも多いともされる[6]。股関節症を有する高齢者における1年間の転倒経験は45％との報告があり[7]，前述の一般高齢者における転倒頻度を上回る。よって，加齢による運動機能低下と股関節症が相互に関連し転倒発生が増大するリスクとなる。股関節症の治療に関しては，保存療法と手術療法があり，手術療法のなかでも人工股関節全置換術（THA）は末期股関節症患者に適用される。THAの在院日数は欧米を中心に短縮傾向にあり，わが国においても同様に推移している。THA後運動療法の実施が在院日数を短縮するとされ[8]，術後理学療法は早期退院に向けて重要な要素となる。しか

し，80歳以上の高齢THA後患者においては歩行能力の改善が得られにくいとの報告[9]もあり，入院における術後理学療法のみでなく退院後の運動療法および生活指導も重要となる。本項においては，股関節疾患を有する高齢者における理学療法に必要な知識を整理し，転倒予防を中心とした日常生活を支援するための評価および運動療法を述べていきたい。

基本的知識

▶高齢者における転倒の発生状況と要因

地域在住高齢者の転倒発生率は高く，欧米では1年間に1回以上転倒する割合は，17.5～52.5％と高頻度であることが報告されている[10]。一方わが国においては，男性で6.8～19.2％，女性で12.4～22.9％と欧米の報告と比べて転倒発生率は低い[11]。総合すると3～4人に1人は1年間のうちに転倒を経験することになる。

転倒の発生要因は，内的要因と外的要因に分けられる[5]。33件のコホート研究のうち2つ以上で独立したリスク因子として同定された内的要因に関する項目が示され，過去の転倒経験は高い危険率を有している[12]（**表1**）。また，ADL制限を有することや，女性であること，糖尿病を有することなども高い危険率となっている。そのため，運動機能に影響するもののみならず，視力障害や認知症，薬剤の使用などの個人要因も転倒予防を講じる際に考慮する必要がある。

外的要因は主に環境によるものとなる。主な外的要因について**表2**に示す。転倒は自宅内で多く発生しているが，整理整頓されず障害物があることや，絨

表1 地域在住高齢者の転倒に関するリスク因子

リスク因子	修正相対危険度	修正オッズ比
過去の転倒経験	1.9～6.6	1.5～6.7
バランス障害	1.2～2.4	1.8～3.5
筋力低下（上肢もしくは下肢）	2.2～2.6	1.2～1.9
視力障害	1.5～2.3	1.7～2.3
薬剤使用 （＞4つの使用もしくは向精神薬の使用）	1.1～2.4	1.7～2.7
歩行障害もしくは歩行困難	1.2～2.2	2.7
抑うつ	1.5～2.8	1.4～2.2
めまいや起立性低血圧	2.0	1.6～2.6
機能制限やADL能力障害	1.5～6.2	1.3
年齢＞80	1.1～1.3	1.1
女性	2.1～3.9	2.3
低BMI	1.5～1.8	3.1
尿失禁		1.3～1.8
認知障害	2.8	1.9～2.1
関節炎	1.2～1.9	
糖尿病	3.8	2.8
疼痛		1.7

（文献12より一部改変引用）

毯でのつまずき，床が滑ることなどに注意を払う必要がある[13]。トイレや風呂場，玄関など動作に危険が伴う場所では手すりの設置の配慮や自己での注意が行われやすい。一方，周りに支持物のない居室などのほうが転倒が起きる可能性が高くなっている。

▶股関節疾患を有する高齢者の転倒

TUG：
timed "Up and Go" test

高齢者の転倒リスクとして**表1**において関節炎が挙げられているように股関節や膝関節などの関節症を有することは転倒リスクを増加させることが考えられる。Amoldら[7]は股関節症を有する65歳以上の高齢者を対象に転倒状況とTUGの関連を調査している。1年間の転倒経験者は45.3％で，転倒場所は自宅内が最も多く，転倒要因はつまずきが多かったと報告している。転倒時の活動内容では歩行が多く，次いで階段昇降となっていた（**表3**）。また，TUGが時間を要するものほど高齢で活動が制限され，頻回に転倒経験を有することと関連していた。したがって，高齢と合わせて股関節症を有することにより活動制限が助長され，身体機能が低下する。そして，つまずきの増加や支持脚の不安定性が増大し，転倒リスク増大につながると考えられる。

股関節症に対してTHAを施行した後も運動機能が一般的レベルに到達しないことや，歩様の改善が得られないことが知られており，臨床的にも多く経験する。THA後は脱臼予防などの生活指導が重点的に行われる。また，転倒に対する恐怖心が増大することも考えられる。THA後の転倒恐怖感に関してNagaiら[14]は階段昇降や入浴動作，床からの立ち上がり，床から物を拾う動作などで恐怖感が強いことを報告している。また，転倒恐怖感は高齢であること

表2 外的要因（環境・物理的な要因）

天候	降雪，積雪
住まい・建物・道路	段差，滑る床 障害物（整理整頓されていない） 絨毯（ほころびがある） 階段や浴室に手すりがない 照明が不十分で暗い　　　　など
物理的な側面	不適切な履き物 歩行補助具，眼鏡の不適合　など
周囲の状況	慣れない環境 介護・看護者数の不足　　　など

（文献13より作成）

表3 股関節症患者における転倒状況

転倒経験		転倒場所		転倒要因		転倒時の活動	
1年以内に1度以上の転倒経験 48名(n=104名) 45.30％		自宅内	49.20％	つまずき	35.60％	歩行	55.90％
		敷地内屋外	17.00％	滑り	27.10％	階段昇降	22.00％
		自宅でない屋内	8.50％	バランスの崩れ	25.40％	リーチ動作	11.90％
1年以内に2度以上の転倒経験 11名		地域屋外	25.40％	踏みはずし	6.80％	椅子やベッドからの立ち上がり	10.20％
				下肢脱力	5.00％		

（文献7より作成）

高齢による退院後の生活（転倒予防など）

や股関節機能が低値であること，転倒経験があることなどと関連するとしている。以上より，高齢であることと股関節疾患を有すること，THA後も機能改善が十分でないことなどは転倒リスクにおいて相互関係をもつことを認識しておく必要がある。

▶転倒予防に対する介入効果

地域在住高齢者に対する転倒予防の介入効果はコクランライブラリーによるシステマティックレビューによって示されている[15]（表4）。それにより，運動介入に加え白内障や抗精神病薬への対処など複合的な介入が求められる。さらに運動介入に着目すると，筋力トレーニングのみには効果が認められず，バランストレーニングなども含めた複合的な運動が効果的であることが示されている[16]（表5）。具体的な運動項目としては太極拳が効果を認められており，姿勢を保持しながらゆっくりかつダイナミックな動きがバランスなどの身体機能を向上させ，転倒予防に寄与すると思われる。

高齢および股関節疾患を有する状態に対する評価

高齢になることで筋力低下が生じることは免れない。さらに姿勢や歩容の変化も生じてそれらへの適応を繰り返すうちに，より身体的変化が生じてくる。股関節症は二次性のものが多いため，股関節症状に加齢変化が加わってくる。さらに加齢変化によって股関節症状の増悪も引き起こしかねない。一方，加齢変化による身体特性への適応の結果，股関節の症状を呈することも考えられる（図3）。よって，これらは切り離して考えるのではなく，股関節症状も高齢者がもつ加齢変化の一部であり，股関節に主眼は置きつつもロコモーターシステ

表4 転倒予防において効果が認められた介入

- グループエクササイズによる複合運動
- ホームエクササイズによる複合運動
- 太極拳
- 家庭環境の評価，改善
- 頸動脈洞反射過敏に対する治療
- 白内障手術
- 抗精神病薬の調整
- 滑り止めの履き物

（文献15より作成）

表5 運動介入の効果

介入方法	相対発生率（95% CI）
グループエクササイズによる複合運動	0.71（0.63〜0.82）
ホームエクササイズによる複合運動	0.68（0.58〜0.80）
太極拳	0.72（0.52〜1.00）
歩行，バランス，機能的トレーニング	0.72（0.55〜0.94）

（文献16より作成）

ム（下肢）とパッセンジャーユニット（体幹上部）の関連性を考慮した評価を展開する必要がある。また、加齢変化への適応や股関節症状の状態は患者個々によって異なる。択一的な治療展開ではなく状態に適した指導やプログラム構成を行うために、高齢者および股関節疾患の特性を理解しておく必要がある。

▶患者状況，生活環境の把握

加齢による身体変化や股関節症などの退行変性疾患により身体状況が変化していくためには、時間経過を要する。時間経過のなかには個々に応じてさまざまな活動および生活が存在する。目の前にいる患者の身体状況にはそれらの歴史がつまっていることを考慮しなければならない。つまり、股関節疾患を有する高齢者の場合は幼少期から股関節症状があったのか、診断を受けていたのかということや、どのような仕事に従事していたか、身体的負荷の強い活動を行っていたかなどの聴取も症状を理解する一助となる。現在の状況においては、仕事への従事や趣味の活動など身体活動が日常的にあるかを確認しておくことが生活指導に直結するものとなる。さらに、自宅環境や生活範囲のコミュニティにおける環境などの聴取も運動内容を検討していくための重要な要素となる（表6）。これらの医療面接は情報収集の目的のみでなく、患者との信頼関係を構築していくための重要な要素となる。特に高齢患者においては視力や聴覚の低下、声量や発話明瞭度の低下などからコミュニケーションがとりにくい状況も存在する。その結果、患者が自分の意思を伝えることを諦めてしまうこともある。医療面接におけるコミュニケーションのなかで傾聴し、ときには適切な語りかけを行いながら情報を引き出すよう配慮することが求められる。そうして、患者との関係性を構築していくことが結果として運動指導や生活指導を継続していくための重要な要素となるであろう。

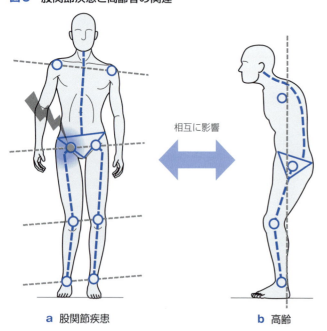

図3 股関節疾患と高齢者の関連

a 股関節疾患　　b 高齢

表6 医療面接から得られる情報

・生活歴	・社会活動
・生活環境	・股関節疾患
・就労歴	・老齢症候群
・趣味歴	

▶姿勢の評価〜高齢者における姿勢特性〜

　加齢により姿勢は変化する．その変化はさまざまであり，筋力低下による影響，疾患による影響，生活習慣による影響など，多要因により構築される．姿勢は個々で異なるものの，後ろ姿や遠くから見かけた際のシルエットなど，はっきり認識できない状況であっても高齢者であることは判断がつく．そのように高齢になることで程度の差こそあるものの姿勢変化は免れない．高齢者の姿勢分類は仲田[17]により報告されたものが代表的である．高齢者の姿勢を伸展型，S字型，屈曲型，手膝上型の4つに分類している（図4）．さらに要因を調査しており，伸展型は腰椎椎間板変性が多く，S字型は胸椎圧迫骨折が多い．また，屈曲型，手膝上型では腰椎椎間板変性も胸椎圧迫骨折も多く併存していた[17]．このように発生要因に対して代償などの自己調整を繰り返す結果，姿勢が構築される．多くは頸椎前弯の増強，胸椎後弯の増強，腰椎前弯の減少，骨盤後傾を伴う．このように姿勢の状態を把握するとともに，その姿勢が構築されるに至る要因を推測してプログラム組み立てへの参考としていく．

　高齢者の姿勢が股関節疾患に影響する部位として骨盤の位置変化が考えられる．高齢者の姿勢は図4の4分類ともに骨盤後傾を伴う．仲田の調査では，健常者の骨盤傾斜角が平均36.9°±7.1°に対して，高齢者は平均17.4°±13.2°であったと報告している[17]．骨盤後傾は股関節における臼蓋被覆度を低下させ，軟部組織支持の依存度が高くなるとともに関節負荷が増大し股関節変形を促進する．これに，若年者と高齢者でhip-spine syndromeのsecondary typeにおける病態が異なることが関連する（hip-spine syndromeについては，「Ⅲ章-B-3 腰部・

図4　高齢者の姿勢分類

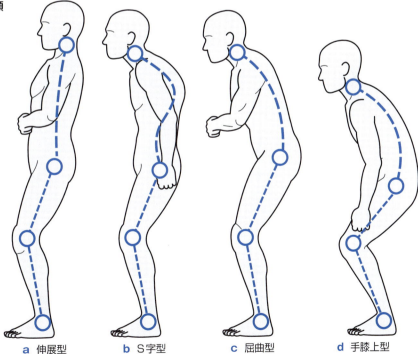

a　伸展型　　b　S字型　　c　屈曲型　　d　手膝上型

立位矢状面の写真から高齢者の姿勢を伸展型，S字型，屈曲型，手膝上型に分類している．また，圧迫骨折と椎間板変性の度数を分類している．

（文献17より改変引用）

骨盤帯機能からの影響の評価と理学療法」の項（p172）参照）。若年者では股関節症による股関節屈曲拘縮から骨盤前傾，腰椎前弯増強が生じるのに対し，高齢者では腰椎後弯，骨盤後傾により股関節症が増悪するとされている[18]（図5）。よって，骨盤を中心として姿勢を把握することは，運動療法により改善を図る必要がある部位を特定し，股関節症の増悪を予防するために重要である。実際の評価では，骨盤後傾および脊柱の前後弯の状態，股関節および膝関節の屈曲角度など矢状面から観察する（図4）。また，姿勢分類からも理解しやすいが，頭部の位置と重心位置の関係性もさまざまであり，頸部や肩甲帯の位置も含めて評価していく。前額面からは左右の肩峰や上前腸骨棘の位置の違いによる傾斜状態や頭部，骨盤帯の位置関係を観察する。胸腰椎の後弯化に伴って回旋を生じていることは少なくない。骨盤傾斜に関しては，単純X線画像から評価でき「骨盤腔の縦径／横径比」で表す骨盤傾斜度と仙骨岬角と恥骨結合上縁を結ぶ線とフィルム面のなす骨盤傾斜角が算出できる[19]（図6）。また，身体表面上からの観察では上前腸骨棘と上後腸骨棘を触察し，上前腸骨棘が上後腸骨棘の2〜2.5横指下方に位置すると骨盤前傾角が標準とされる[20]（図7）。

　THA後においては骨盤後傾が増強することでカップの前方開角およびステムの前捻角の増大を招き，前方脱臼のリスクを増加させる。前方脱臼の予防にはカップの前方開角を小さくして設置することがあるが，小さくしすぎることは後方脱臼のリスクも高める[18]。よって，特に高齢患者で骨盤後傾を伴う症例は医師にカップの設置状況，前捻角の設定，脱臼誘発姿位などを確認し生活指導に反映することが望ましい。

図5　若年者と高齢者におけるhip-spine syndromeの病態概念

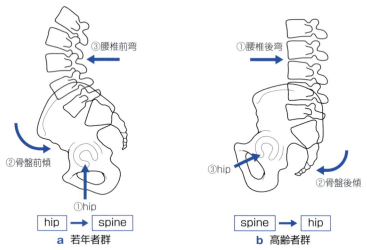

a：若年者群では，股関節症による屈曲拘縮により骨盤が前傾し，代償的に腰椎前弯が補強するため，脊椎症が発症する。
b：高齢者群では，胸椎・腰椎変性後弯に応じて骨盤は後傾し，股関節では臼蓋前方被覆の低下などから股関節症の増悪やRDC様股関節症が発症する。

（文献18より引用）

RDC：rapidly destructive coxopathy

高齢による退院後の生活（転倒予防など）

図6 骨盤傾斜の測定法

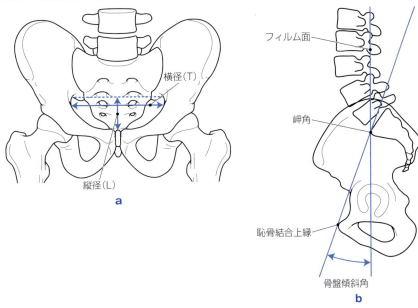

a：両股関節正面X線像で，骨盤腔の最大横径(T)と仙腸関節の下縁を結ぶ線に，恥骨結合から垂線を下ろしたその縦径(L)との比(L/T)を算出．
b：骨盤傾斜角．骨盤側面像で仙骨岬角と恥骨結合上縁を結ぶ線とフィルム面のなす角．
女性：骨盤傾斜角(°)＝－69×L/T＋61.6
男性：骨盤傾斜角(°)＝－67×L/T＋55.7
で算出される．骨盤傾斜角の増加は骨盤の後傾化を意味している．

（文献19より引用）

図7 骨盤前傾の評価方法

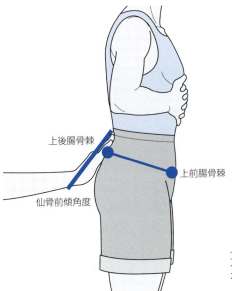

上前腸骨棘が上後腸骨棘の2〜2.5横指下方に位置すると標準．仙骨前傾角度は35°が標準．

（文献20より引用）

337

▶バランスの評価〜高齢者における姿勢調整戦略〜

　加齢変化によりバランス機能は著しく低下する。姿勢調整の運動戦略には固定保持の足関節戦略と股関節戦略，固定保持困難な場合のステッピング戦略がある（図8）。高齢者は股関節戦略を用いて姿勢制御を行うとされている[21]。股関節戦略は下肢に対して体幹を反対に動かしカウンターローテーションによって重心を調整し姿勢保持を行う。一方，足関節戦略は足関節周囲筋の活動により下肢，体幹を支持基底面に留めるように制御するため大きな筋力発揮を必要とする。股関節戦略は筋力による制御は少なく，高齢になるにしたがい股関節戦略の選択が多くなる。評価においては外乱刺激を加えたときの反応を観察することになるが，十分転倒に留意しながら行わなければならない。足関節戦略の減弱はつまずきやスリップ時の姿勢制御を困難にするため，活動性を賦活していく必要がある。

▶歩行の評価〜高齢者の歩行〜

　加齢によって歩容にも特徴的な変化がみられ，姿勢と同様に歩容から高齢者であると直感的に判断できる。Murrayら[22]は健常男性の歩行分析を年代別に調査しており，67歳以上のカテゴリーにおいて歩容の変化がみられた（表7）。高齢になると歩行速度の低下，歩幅の減少，歩隔の増加，歩行周期の延長，遊脚立脚時間比の低下が生じる。また，遊脚期における踵の挙上距離や踵接地時のつま先の持ち上げは減少しているが，遊脚期のつま先と床面の最小距離を表すトゥークリアランスは増大していた。さらに，股関節の可動範囲や膝屈曲，

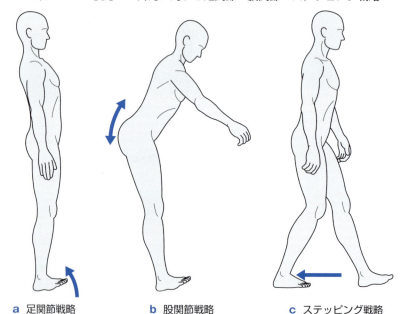

図8　立位における後方への外力に対する足関節・股関節・ステッピング戦略

　　a　足関節戦略　　　　b　股関節戦略　　　　c　ステッピング戦略

微力な外力であれば，足関節戦略が主体となり，外力が大きくなるにしたがって股関節戦略へと変化する。姿勢保持が困難になればステッピング戦略が現れる。ただし，バランス機能などの状況で，必ずしもこのとおりにはならない。また，高齢者では股関節戦略が主になるともいわれている。

（文献20より引用）

高齢による退院後の生活（転倒予防など）

表7　健常男性における自由歩行時の歩行分析

歩行構成要素	平均±標準偏差	年齢範囲ごとの分類（各年代ともn＝8）							
		20〜25	30〜35	40〜45	50〜55	60〜65	67〜73	74〜80	81〜87
歩行速度(cm/sec)	139±23	150	143	159	157	145	118	123	118
歩幅(cm)	146±16	154	151	151	160	151	136	141	126
歩隔(cm)	9±4	8	9	9	9	8	9	10	10
歩行周期の時間(sec)	1.08±0.11	1.05	1.09	0.98	1.04	1.07	1.18	1.15	1.10
遊脚立脚時間比	0.62	0.66	0.64	0.61	0.67	0.63	0.58	0.59	0.6
最大踵挙上距離(cm)	28±2	28	29	29	28	28	27	27	25
床に対するトゥークリアランス(cm)	1.6±0.9	1.0	1.0	2.0	1.0	1.2	2.0	1.8	2.6
踵接地時のつま先挙上(cm)	15±3	16	16	17	15	16	14	15	12
骨盤回旋(°)	9±4	11	8	11	10	9	8	9	8

骨盤回旋は減少していた。以上より，関節運動は減少し，全体的な動きは縮小しながら歩行しているが，つま先は高く持ち上げる傾向にある。これは用心深い歩行とも称されている。この歩容では重心移動を抑制し，垂直方向への動きを優先することでつまずきを回避する動きとなっている。

　股関節疾患を有する患者における歩行の特徴としては，骨盤帯と体幹の分節的な回旋の減少やTrendelenburg歩行やDuchenne歩行といった左右への偏りの強い歩容となることが挙げられる。高齢者の歩行特性は主に矢状面からの観察要素が示されるのに対し，股関節疾患患者の歩行特性は前額面から観察される。そこで，両者の特徴を複合して考えると高齢者の歩行では立脚時間が増大し，トゥークリアランスを増大するために垂直方向への動きを増大させながら股関節を屈曲する必要がある。しかし，股関節疾患を有することで患肢立脚時に骨盤帯が安定できないことから対側肢の挙上を困難にする。また患肢の振り出しの際は，股関節の可動域が制限されるため，やはり挙上が不十分な振り出しとなる。したがって，高齢者の用心深い歩行の特徴であるトゥークリアランスの増加が抑制され，つまずきを促進する可能性が増大するため転倒リスクは高くなるであろう。このような関連性を考慮し，パフォーマンスを変化させるための運動療法を考案していくとともに，生活環境への配慮などの生活指導を行っていくことが必要である。

▶転倒に関する評価

● 運動機能評価

　各種運動機能評価において転倒リスクに対するオッズ比やカットオフ値が示されている（**表8**）。これらは転倒を予測する一要因として評価し，それがどのような動作や場面に関連するかを考慮して改善の必要性の有無を検討する。

● 質問紙評価

　転倒リスク評価には質問紙によるアセスメントが用いられる。施設内の転倒リスク評価に有用とされるものにMFSやSTRATIFYなどがあり，運動機能

MFS：
Morse fall scale

STRATIFY：
St.Thomas's risk assessment tool in falling elderly inpatients

V

患者教育（セルフマネジメント）

表8 運動機能評価法と転倒リスク指標

ファンククショナルリーチ	25cm以上と比較し，16～24cmで転倒リスク2倍15cm以下で転倒リスク4倍
TUG	カットオフ値13.5秒
歩行速度	カットオフ値5mの通常歩行速度で0.5m/sec（10秒）

（文献10より作成）

POMA：
performance-oriented mobility assessment

に重点を置いたものとしてPOMAなどがある。これらの質問紙は，転倒リスクを判断することに有効であり，該当する患者には内的要因，外的要因ともに対処していく。

高齢および股関節疾患を有する状態に対する運動療法

▶運動療法は継続できることが重要

THAなどの術後理学療法を実施できる期間や，保存療法における外来理学療法を実施する機会には制限がある。その期間のみ運動療法を実施するのでは，最終的な目標となる生活支援やQOLの向上は得られないであろう。しかも高齢者においては加齢変化によりさらなる筋力低下や関節変形などを生じやすい。加えて股関節症などの股関節疾患は増悪していく可能性がある。たとえTHA後に劇的な疼痛改善や機能改善が得られたとしても，運動や活動を継続しなければ加齢変化の影響に呑まれてしまう。THA後は脱臼予防などの生活指導は意識的に実施されることが多いが，転倒予防まで念頭において運動療法を指導し継続性をもたせることには苦慮する。例えば，代表的な困難動作である靴下の着脱や足趾爪切りができることを目標にすると，それに向かってセルフストレッチや骨盤帯，股屈曲筋力の強化など積極的に取り組む。そして，動作可能となったときには「達成感」という報酬が得られる。しかし，脱臼予防や転倒予防といった予防に関しては達成目標という報酬が設定しにくい。その結果，セルフエクササイズとしての運動療法の在宅での継続は困難なものになる。このように生活指導や運動療法指導においては患者へ受け入れられるとともに継続して実行できるような配慮を行っていかなければならない。まずは評価の項で述べたように，患者との信頼関係を築いていくことが重要となる。運動療法を患者の生活の一部としてどのように組み込んでいくかは，たわいもない雑談も含めて患者からさまざまな情報を引き出して要素を構築していくことが必要となる。その結果，運動療法の内容を明確化し，実施記録をつけていただくなど意識付けとなるように工夫していく（**図9**）。可能であれば定期フォローにて運動機能評価を実施し，変化をフィードバックしていくことが報酬として活かされる。また，歩行動画を撮影し，以前の状態と比較していくことで視覚的に効果が伝わりやすい。定期フォローができない状況であれば，歩行速度や歩容，各種動作などからどのように運動療法効果を察知することができるかを含めて

高齢による退院後の生活（転倒予防など）

図9　運動，生活状況チェック表

		1日	2日	3日	4日	5日
運動項目	①					
	②					
	③					
ストレッチ	A					
	B					
歩行距離（歩数）						
入浴状況						
外出状況						
今週の運動状況；						
今週の生活上の変化；						

指導できるとよい。運動療法は長き将来にわたって実施する必要があるものであり，それが加齢変化を抑制すること，転倒予防となっていくことなどを理解してもらうためのコミュニケーションが必要となるであろう。

▶運動療法の実際

　運動療法の基本概念として，セルフエクササイズにつなげていく内容を主体とするため，安全性を確保しながら実施できるものが望ましい。臥位での運動が最も安全性が高いが，高齢者にとって臥位になること，そこから起き上がることは簡単ではなく，さらに目的が運動のためとなると，より実行に結び付かなくなる。リハビリテーションルームにおいて臥位で運動できるのは，治療ベッドという特殊な環境だからである。よって，座位や立位で生活のなかに組み込めるような内容が望ましい。安全性は壁やテーブルにつかまるなど，支持物を利用することで確保できる。以下に運動療法の具体例を示していく。

●体幹mobilityの改善

　高齢により胸椎の後弯増強や腰椎の後弯化を生じ，胸腰椎の可動域は制限される。これらの姿勢が歩行などの動作に影響し，転倒リスクを高めることは前述した。加齢変化により改善が困難な状況もあるが，制限された最終域まで自動運動にて実施していくことは筋活動を促し，安定化にも寄与する。腹筋群，背筋群，股関節周囲筋など複合して活動させ協調性を保つよう意識していくことも必要である。

　脊柱の回旋は加齢による脊柱後弯変形によって可動域が制限され，股関節症によって歩行時の活動が抑制される。回旋の可動域拡大において，まず背臥位での回旋運動を挙げる（**図10**）。背臥位においては股関節の屈曲角度によって骨盤の前後傾の角度が異なるため，後弯変形が強い症例には過度な胸腰椎伸展位とならないよう配慮する。臥位での運動は起床後や就寝前などに設定すると行いやすい。

　座位での運動として，タオルなどを用いた柔軟性改善を図る。両手でタオル

図10 体幹回旋

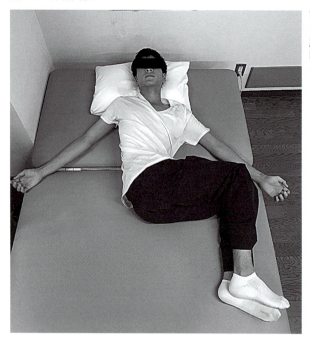

両下肢を合わせて，ゆっくり左右へ倒していく。腰部から股関節にかけて軽度に伸張感が得られるように意識する。

を持ち，伸張した状態を保つことで肘，肩，肩甲骨と収縮を維持し，胸椎伸展へのモーメントを推進する。両肩の挙上を実施するにあたっては同時に骨盤前傾，胸腰椎伸展の運動も複合する（図11）。これらの複合運動によって，協調性の改善も図ることを念頭に指導する。また，オーバーヘッド動作時の後方重心化を抑制することで，THA後の前方脱臼予防としての役割を果たす。座位での体幹回旋運動では，挙上した上肢を真横に移動させていくのではなく，斜め上に移動させる（図12）。これによって，内外腹斜筋の対側性の収縮を促すとともに腹横筋の活動も賦活する。また，胸腰椎伸展への可動も加わり，回旋角度を増加していく。

　これらの運動に対して負荷を加える場合はセラバンドの使用も検討する（図13）。セラバンドの抵抗を患者自ら感じることで，軽く感じ始めたといったことやセラバンドを強度の高いものに変更することなどにより改善が意識しやすい。また，座位での運動は正しく行えていれば骨盤回旋は伴わず固定された状態にあるため，THA後であっても実施しやすい。いずれも回数を増やしていくより，ゆっくりでもよいので複合運動として正しく実施できることが望ましい。

●**筋力増強・バランストレーニング**

　高齢かつ股関節疾患を有することは股関節周囲筋の筋力低下を招く。姿勢の管理，活動のパフォーマンス向上のためには筋力増強および協調的な活動が不可欠となる。ただし，筋収縮は関節位置によって異なるため，筋力増強といっても，どの関節位置において筋力発揮を促す必要があるかを考慮しながら実施するべきである。

図11 肩挙上運動

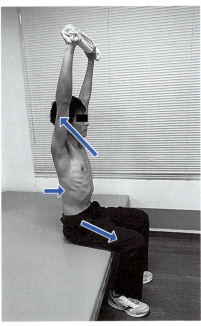

両肩挙上と合わせ，胸腰椎伸展，骨盤前傾も複合して行う．

図12 体幹回旋運動

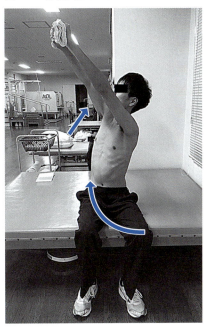

斜め上に持ち上げるようにする．
体幹回旋・伸展，反対側側屈を複合して行う．

図13 セラバンドによる抵抗運動

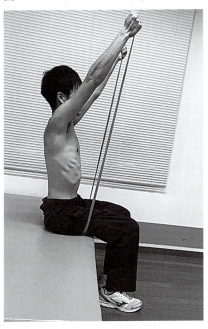

セラバンドにより抵抗を負荷する．
体幹，骨盤の姿勢が崩れないよう配慮する．

　単関節における運動として股関節外転・伸展運動は頻繁に行われる（**図14**）．股関節外転運動に関しては股関節中間位もしくは軽度伸展位が主に中殿筋の活動を賦活する肢位であるためよく用いられる．しかし，高齢者においては骨盤後傾位という特徴もあるため，一様に行うのでなく，どの位置での運動が望ましいかを，筋活動を考慮し決定する必要がある．また，立位での外転運

図14 立位での股関節外転運動・伸展運動

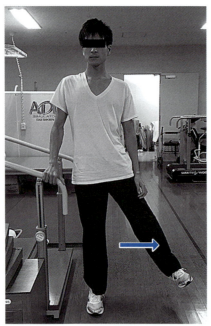
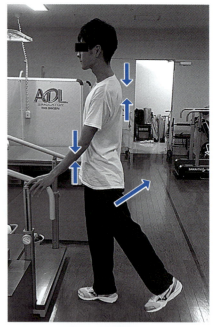

a 外転運動
右側中殿筋：骨盤固定としての活動
左側中殿筋：股関節外転の活動

b 伸展運動
股関節伸展運動に対して，腹筋群による骨盤固定，胸椎伸展を複合する。

動では外転する遊脚側ではなく立脚側のほうが中殿筋活動を高める。よって，立脚肢の骨盤と股関節の関連性も確認し，安定化を図る必要がある。THA後は特にこの立脚肢としての安定性に着目する。いずれも前方もしくは側方において支持物を把持し，安定した状態で行えるよう配慮が必要である。

　立脚肢の活動を向上するにあたって，段差を用いた運動を導入する。段に対して側面を向いた状態からトレーニング側を段にのせ，対側は平地に接地した状態にする。トレーニング側の下肢を伸展させ，対側の下肢を挙上する（**図15**）。対側の足底が段にのっているかのような位置に保つよう意識して保持し，再び対側下肢を接地していく。骨盤を安定化させるための股関節周囲の活動とともに，股・膝・足関節には求心性収縮と遠心性収縮を複合した運動が求められる。

　立脚肢のトレーニングとしてこの段を用いたステップ肢位を用いたものもある。これらは平地に接地した下肢がトレーニング側となり，ステップ肢位から対側下肢を挙上する（**図16a**）。このときに膝の屈伸を用いた調整は極力用いず，股関節は骨盤の安定化として活動し，足関節により重心位置を調整することを求める。これによって，股関節戦略が中心となった高齢者に対して足関節戦略を促していくことにもなる。高齢者における骨盤後傾位では，この動作は困難であり，上肢で支持物を把持した状態で行う。また，同様のステップ肢位からトレーニング側の足関節底屈によりカーフレイズを行う（**図16b**）。このとき重心を前方に移動させずに上方に挙上していくことが望ましい。それにより骨盤前傾への意識もでき，姿勢の改善を図ることもできる。同様に段を用い

高齢による退院後の生活（転倒予防など）

図15 片脚支持運動

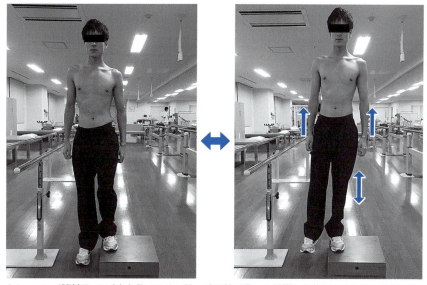

トレーニング側（図では左）を段にのせ、股・膝関節屈曲した状態から伸展させ体重支持を行う。

図16 ステップ肢位からの支持脚運動

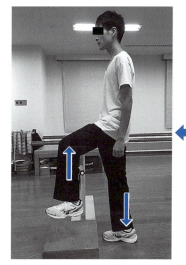 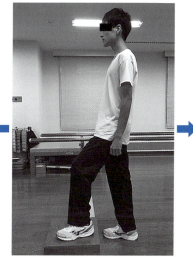 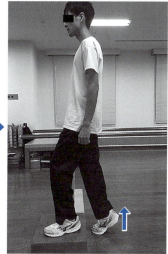

a 下肢挙上による片脚支持コントロール
下肢挙上による対側下肢支持、重心制御の活動を促す。

b ステップ肢位

c ステップ肢位からのカーフレイズ
胸腰椎伸展、骨盤前傾を複合しながらカーフレイズを行う。

て後方へのステップも実施する（図17）。これも立脚肢がトレーニング側となり、後方の段へ下肢を挙上するときの支持を行う。挙上する対側下肢は膝屈曲と足関節背屈を必要とし、歩行における振り出し時のトレーニングにもなる。立脚肢では対側の股関節が伸展されることにより骨盤前傾を促進し、それとともに股関節戦略での重心調整から足関節戦略での重心調整を必要とする。また、前脛骨筋にとっては遠心性収縮により足関節を制動することとなる。この動作は高齢者の動作のなかでは実施しなくなってくることが多い。可能であれば後進での階段昇降によってさらにこの活動を賦活する。いずれも転倒には留意し、重心調整に影響しない程度、支持物に手を添えて実施することが望ましい。

動作トレーニングを兼ねたものでは，立ち上がり練習を取り入れる。高齢者において胸腰椎後弯変形や骨盤後傾位を生じていると，立ち上がりは後方へ重心を残したまま行うことが多い。そのため，重心を前方へ移動すること，頭部を挙上し骨盤前傾を促していくことに着目する。当初は理学療法士が前方から支持し，誘導することで活動を促すと理解しやすい（図18）。セルフエクササイズとしては前方に支えを置いて実施できるよう練習していく。

　歩行への応用としては，壁を用いた練習もある。壁に向かってステップ肢位をとり，ランジのように踏み込んでから体幹および骨盤帯を壁に近付けていく（図19）。体幹伸展とともに骨盤は前傾へ可動することを意識する。主に殿筋群の活動を促し，姿勢保持とともに歩行時の重心前方移動を促進することを目

図17　後方へのステップ

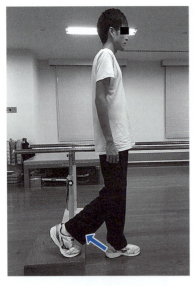

後方へ下肢を振り出しながら，姿勢を保持する。体幹前傾や骨盤後退が生じないよう気をつける。

図18　立ち上がり練習

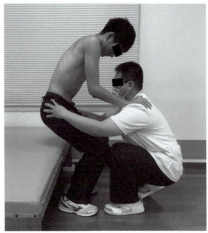

骨盤前傾とともに重心を前方へ移動できるように誘導する。セルフエクササイズでは前方で机を支持にするなど工夫する。

図19　ステップ練習

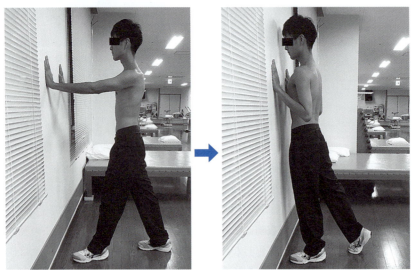

ステップ位から前方の壁に近付ける。胸腰椎伸展，骨盤前傾を複合し，前方へステップした下肢で支持する。

的とする。

　以上のように単関節での筋力増強のエクササイズも除くことはできないが，高齢で股関節疾患を有する患者にとっては，動作のなかで安定化を図るための筋活動や，多関節連鎖による協調した筋活動が必要となる。そのため，トレーニング動作のなかで何を意識し，何に対する強化を行っているのかを伝えていくことが重要となる。パンフレットによる項目を記した指導に加えて，これらの要点を示したものも提示すると定着を図ることができるかもしれない。理学療法士が行う治療場面ではバランスマットなど不安定な状況でのトレーニングを行うことが有効かもしれないが，自宅でその状況を再現するのは困難であるとともに転倒リスクを高める。高齢者にとっては不安定状況下でなくとも平地で十分トレーニングすることができる。

● 歩行トレーニング

　高齢かつ股関節疾患を有することで，歩行が困難であることも少なくない。そのような状態において闇雲に歩行距離を伸ばしていくことは，関節変形を助長するとともに疼痛も増強させる。そのため，歩行における疼痛や関節負荷を考慮し，歩行に関するアドバイスを行う。歩行が可能な場合は，持久力の向上や瞬発的な反応によって転倒リスクを軽減させられるよう練習していく。屋外での活動を行う場合は，移動において歩行を組み込むなどの工夫をするとよい。しかし，目的なく歩行することは特に高齢者にとって楽なことではない。そこで，歩行のなかで歩行速度を変化させるインターバルトレーニングの要素を取り入れると下肢筋力強化にもなる（**図20**）。また，歩幅を変化させていくことも瞬発力，俊敏性の強化に役立つであろう。このように一定の歩行を保つのではなく，速度変化，歩幅変化，歩容の変化，歩調の変化など課題を取り入れることによって，身体機能や持久力の向上，さらにデュアルタスク（二重課題）のトレーニングにもなり，転倒予防に寄与する。

図20　インターバル歩行トレーニング

普通歩行	早歩き	普通歩行	特殊歩行	普通歩行	早歩き	・・・
3分	1分	3分	1分	3分	1分	・・・

特殊歩行
• 大股歩行
• knee bent walk
• 横歩き
など

（文献5より改変引用）

> **Memo** デュアルタスクトレーニング
>
> 　転倒予防においてデュアルタスクの必要性は浸透している。日常生活では何か目的があって行動に至る。そのため常にデュアルタスクの状態にあると思われる。デュアルタスクのトレーニングでは2つの課題を遂行することを課す。虚弱高齢者では転倒予防にレジスタンストレーニングが必要であるが，比較的健常な高齢者ではデュアルタスクトレーニングが有効であるとされている[5]。本項では股関節との関連性に着目しているために触れていないが，デュアルタスクは転倒予防にはなくてはならない概念であろう。

症例提示
−THA後転倒による脱臼をきっかけに反復性脱臼を呈した高齢女性−

▶症例情報

　80代中頃の高齢女性で右THA後6年経過していたが，転倒により右股関節を打撲し脱臼となった。鎮静および透視下で整復され，4日後より理学療法開始となった。円背は強度であり，仲田の姿勢分類では手膝上型で常に手を膝について歩行していた（**図21**）。手膝上型の特徴のごとく，胸腰椎後弯変形，骨盤後傾，股・膝関節屈曲位，頸椎伸展位が顕著にみられた。認知面の低下はみられず，コミュニケーションは良好であり，説明などにも理解は得られた。歩行器歩行，杖歩行と拡大していき，長距離は困難であるが，10m歩行10秒以内で可能であった。自宅ではもともと床への立ち座りは困難であり，洋式の生活に慣れていた。

　約1カ月で杖歩行を中心としたADLでの退院となったが，数日後に冷蔵庫の上段に手を伸ばした際に疼痛が出現し，前方脱臼を呈した。全身麻酔下で整復され，翌日より理学療法開始となり股関節伸展，外旋に留意しながら歩行練習も開始となった。また，ヒッププロテクターを装着することとなったが，腹部の脂肪や皮膚のたるみなどから骨盤帯部のバンド固定が困難であった。

　脱臼なく再び杖歩行可能となり，約1カ月後自宅退院となったが，退院の数日後，椅子から立ち上がる際に前方脱臼を生じた。反復性脱臼に移行しており，この時点で再置換を行うこととなった。外方開角45°，前方開角10°で設置され，術中前方脱臼はなく，後方脱臼も易脱臼性はなかった。術後は3週間免荷となり，起立練習までにとどめた。その経過期間において，胸痛発作あり，完全房室ブロックを認めた。狭心症疑いとなり投薬管理となった。カテーテル検査においても異常所見はみられず，薬剤性の洞性徐脈と診断され軽快後経過観察となった。1/2荷重を経て術後5週で全荷重開始し，杖歩行可能となった。その時点で，着替えの際に左片脚立位姿勢となり，バランスを崩し転倒され後方脱臼を呈し鎮静下に徒手整復された。その後，ヒッププロテクター装着で歩行可能であったが，さらなる脱臼予防として再手術し，コンストレインドライナーを設置された（**図22**）。2カ月後に杖歩行もしくは手を膝に置いての歩行20mが可能となり，自宅退院となった。その後約3年が経過しているが，脱臼は生じておらず自宅で生活している。

図21 立位姿勢単純X線画像　　図22 コンストレインドライナー挿入後

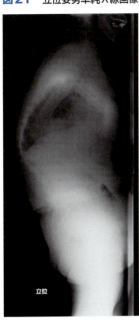
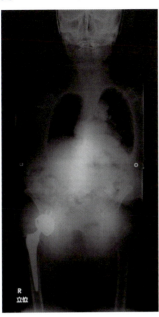
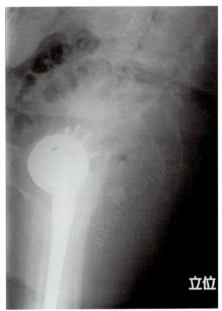

▶理学療法における介入

●アセスメント

　本症例は転倒による外傷により前方脱臼を呈し，その後反復化していた。手膝上型の姿勢であるため，骨盤後傾が増強され臼蓋被覆度が低下していた。THA後経過期間の6年のうちにこの高齢者特有の姿勢が増強してきたことが考えられ，転倒がきっかけであるものの，前方脱臼しやすい姿勢に変化していたことも要因になったと思われる。また，立位姿勢では脊柱側弯や回旋，側屈などの変性も伴っており，右股関節内転位になるように骨盤と股関節の関連性も脱臼を助長するものとなっている。よって，易脱臼性となる股関節に対して周囲筋の強化は必要であるが，それだけでなく高齢者特有の姿勢への対処も行わなければならない。また，入院管理下では脱臼することなく安定していたが，在宅生活になるとすぐに脱臼しており，自宅での生活への介入も考慮に入れなければならない。さらに，狭心症を併存したことにより労作時の息切れ，血圧変動などもみられ，運動負荷量に配慮する必要があった。

●トレーニング

　脊柱変形の強い症例にとって臥位でのトレーニングは困難であるため，立位もしくは座位で実施した。立位でのトレーニングにおいては姿勢を考慮し，股関節伸展位を避けるために，前方への支持物を利用して立位保持を行った（図23）。その状態から股・膝関節屈曲，股関節外転などの単関節運動を実施した。可動域が過度にならないよう留意し，抵抗を重錘や徒手にて加えながら実施した。また，5cm程度の台を利用して前後，左右のステップを前方への支持物を把持した状態で実施した（図24）。一連のトレーニングにおいて重心線が後方へ位置しないよう配慮し，股関節伸展モーメントを避けるようにした。また，

前方支持物を把持した状態で，骨盤帯の誘導によるバランストレーニングを実施し，身体活動時の股関節活動を誘導した（図25）。体幹伸展運動は前方脱臼に留意して座位にて行うようにし，骨盤前傾への誘導をフォローすることにより協調運動の学習も含め実施した。

● 道具の使用による歩行練習

　本症例は脱臼前に歩行補助具を用いていなかった。今回の経過において骨盤後傾位を軽減していく必要があり，まずは歩行器の使用を勧めた。歩行器の使用による体幹伸展は骨盤後傾で代償するのではなく，脊柱伸展で実施できるよう配慮しながら歩行練習を実施した。安定が得られると杖に移行し，同様に脊柱伸展，骨盤前傾にモーメントがかかるよう調整しながら歩行練習を実施した。

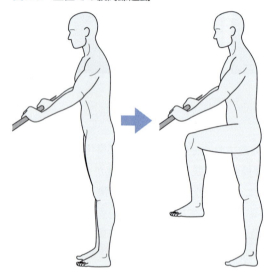

図23　立位での股関節運動

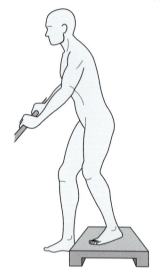

図24　台を用いたステッピング練習

図25　骨盤帯誘導によるバランストレーニング

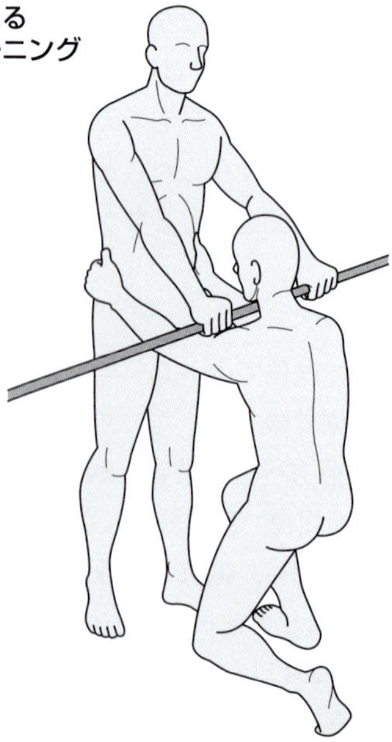

●家屋環境への介入

　最終退院前には家屋調査を実施した。「トイレや浴槽に手すりがない」「カーペットとこたつがベッド周りに設置してあり，動線上引っかかりやすい配置となっている」「冷蔵庫の上段，中段は股関節伸展要素が生じる」「タンスの下段など下のものをとる配置が多い」など，支持物が乏しい環境で，かがみ動作を頻繁に必要とする生活様式となっていた。これらに対して，手すり位置や，物の配置変更などをアドバイスし，ケアマネジャーとともに調整を行った。

C_H Clinical Hint

高齢患者への理学療法のポイント

●姿勢や動作方法はさまざまである

　分類や傾向はさまざま示されているが，個々の姿勢をとらえるには評価が必要である。そして，姿勢評価から弱化している筋，関節運動，協調運動不全などを判別し，そのまま治療に展開する。評価と治療は表裏一体となる。

●セルフエクササイズは明瞭かつ端的に提示する

　パンフレットなどは必要な項目だけ抜粋し，なるべく項目数は少なく，余分な情報は排除しておく。生活の一場面に取り込めるよう，どのタイミングで実施するかも具体的に定めておく。

●適切な道具の使用をアドバイスする

　高齢者は限られた知識のなかで使用する道具を選択したり，使用しないという選択をしたりすることも多い。理学療法として福祉用具の知識を活用し，生活を補助する適切な道具を選択し，情報を提供する。

●すべてを改善しようとせず，生活を見つめる

　高齢による変化点や複合している疾病の影響などを評価することによって，さまざまな問題がみえてくるかもしれない。しかし，加齢による変化や関節変形など改善が困難なものも少なくない。患者の生活にとって身体機能を改善することが必要なのか，道具の使用が必要なのか，環境の変化が必要なのかといったさまざまな要素から必要とする介入を求める。

まとめ

　高齢および股関節疾患を有する患者における転倒リスクや転倒予防に必要な評価，運動療法などを中心に述べた。加齢変化を改善することは困難であるが，動作に影響している要素を分析し，股関節疾患との関連を考慮することで問題点が浮かび上がってくる。それらに対してオーダーメイドの介入方法を検討していくことが必要である。択一的なプログラムではなく，患者が納得できる，症状に即したプログラムを提供するとともに，患者の生活を支援していく一助となれば幸いである。

文献

1) 櫻井　孝, ほか：人口構成の変化と高齢者の身体疾患. 老年精神医学雑誌, 26(2)：124-130, 2015.

2) Inouye SK, et al：Geriatric syndromes：clinical, research, and policy implications of a core geriatric concept. J Am Geriatr Soc, 55(5)：780-791, 2007.

3) 古名丈人：高齢者の運動機能. 高齢者の機能障害に対する運動療法, 第1版(市橋則明, 編集), p1-14, 文光堂, 2010.

4) American Geriatrics Society, et al：Guideline for the prevention of falls in older persons. J Am Geriatr Soc, 49(5)：664-672, 2001.

5) 山田　実：転倒. イラストでわかる高齢者の生活機能向上支援 地域ケアでの実践と手法の活用, 第1版(山田　実, 編集), p.70-81, 文光堂, 2017.

6) 廣橋賢次, ほか：変形性股関節症. 臨床スポーツ医学, 23(11)：1389-1405, 2006.

7) Arnold CM, et al：The history of falls and the association of the timed up and go test to falls and near-falls in older adults with hip osteoarthritis. BMC Geriatr, 7：17, 2007.

8) 梅原拓也, ほか：変形性股関節症に罹患して人工股関節置換術を受けた患者の在院日数は運動介入によって短縮できるか？ －ランダム化比較試験に対するシステマティックレビュー－. 理学療法の臨床と研究, 22：25-31, 2013.

9) 深沢知美, ほか：80歳以上の高齢者におけるTHAの短期成績. 中国・四国整形外科学会雑誌, 16(1)：13-17, 2004.

10) 山田　実, ほか：高齢者の転倒予防に対する運動介入. 高齢者の機能障害に対する運動療法, 第1版(市橋則明, 編集), p88-102, 文光堂, 2010.

11) 大高洋平：高齢者の転倒予防の現状と課題. 日本転倒予防学会誌, 1：11-20, 2015.

12) Tinetti ME, et al：The patient who falls："It's always a trade-off". JAMA, 303(3)：258-266, 2010.

13) 武藤芳照, ほか：転倒予防. 臨床整形外科, 40(5)：537-548, 2005.

14) Nagai K, et al：Fear of falling during activities of daily living after total hip arthroplasty in Japanese women：a cross-sectional study. Physiotherapy, 100(4)：325-330, 2014.

15) Gillespie LD, et al：Interventions for preventing falls in older people living in the community. Cochrane Database Syst Rev, 12(9)：2012.

16) Franco MR：Exercise interventions for preventing falls in older people living in the community. Br J Sports Med, 48(10)：867-868, 2014.

17) 仲田和正：老人姿勢の研究. 日本整形外科学会雑誌, 62(12)：1149-1161, 1988.

18) 會田勝広, ほか：Hip-Spine syndrome(第3報)～THA例での骨盤傾斜(臥位・立位)の観点から～. 整形外科と災害外科, 53(4)：846-853, 2004.

19) 岡野邦彦, ほか：骨盤傾斜とTHA術後脱臼. 関節外科, 25(4)：431-436, 2006.

20) 建内宏重：骨盤アライメントの評価について. 姿勢と歩行－協調からひも解く－, 第1版, p23-24, 三輪書店, 2015.

21) 対馬栄輝：股関節疾患の理学療法はどうあるべきか？. 筋骨格系理学療法を見直す はじめに技術ありきの現状から, どう新展開するか, 第1版(対馬栄輝, 編集), p310, 文光堂, 2011.

22) Murray MP, et al：Walking patterns in healthy old men. J Gerontol, 24(2)：169-178, 1969.

索引

あ・い・う

アーチパッド‥‥‥‥‥‥‥‥‥‥271
アライメントの評価‥‥‥‥‥37, 89
異痛症‥‥‥‥‥‥‥‥‥‥‥‥‥323
運動連鎖‥‥‥‥‥‥‥‥‥111, 167

え

エゴグラム‥‥‥‥‥‥‥‥‥‥323
遠心性収縮‥‥‥‥‥‥‥‥‥‥115
――を意識したトレーニング‥‥115

お

凹足‥‥‥‥‥‥‥‥‥‥‥‥‥142
横足根関節の可動性評価‥‥‥‥143
横突棘筋群‥‥‥‥‥‥‥‥‥‥198

か

外反ストレステスト‥‥‥‥‥‥162
外部関節モーメント‥‥‥‥‥‥104
外腹斜筋‥‥‥‥‥‥‥‥‥‥‥156
外閉鎖筋‥‥‥‥‥‥‥‥‥‥‥156
開放運動連鎖(OKC)‥‥‥‥‥111
外力‥‥‥‥‥‥‥‥‥‥‥‥‥18
下肢押し出しエクササイズ‥‥‥257
下肢伸展挙上(SLR)‥‥‥‥18, 182
下肢帯‥‥‥‥‥‥‥‥‥‥‥‥13
下双子筋‥‥‥‥‥‥‥‥‥‥‥156
カップ前捻角‥‥‥‥‥‥‥‥‥161
カリパス運動‥‥‥‥‥‥‥‥‥195
仮肋‥‥‥‥‥‥‥‥‥‥‥‥‥191
観血的整復固定術‥‥‥‥‥‥‥32
寛骨‥‥‥‥‥‥‥‥‥‥‥‥‥13
寛骨外筋‥‥‥‥‥‥‥‥‥‥‥16
寛骨臼‥‥‥‥‥‥‥‥‥‥‥‥13
――と大腿骨頭の圧縮‥‥‥‥239
――と大腿骨頭の適合性‥‥‥‥84
――の前捻の評価‥‥‥‥‥‥‥85
寛骨臼横靱帯‥‥‥‥‥‥‥‥‥15
寛骨臼窩‥‥‥‥‥‥‥‥‥‥‥13
寛骨臼形成不全(臼蓋形成不全)
‥‥‥‥‥‥‥‥‥90, 229, 294
寛骨臼回転骨切り術(RAO)‥‥28, 44
寛骨臼形成術‥‥‥‥‥‥‥‥‥28
寛骨臼切痕‥‥‥‥‥‥‥‥‥‥13
寛骨臼前傾角‥‥‥‥‥‥‥‥‥15
寛骨内筋‥‥‥‥‥‥‥‥‥‥‥16
関節応力(JRF)‥‥‥‥‥‥‥‥18
関節唇‥‥‥‥‥‥‥‥‥‥‥‥15
――の関節安定化機構‥‥‥‥‥85
関節唇損傷‥‥‥‥‥‥24, 51, 208
――による関節不安定性の評価‥‥87
関節包靱帯の関節安定化機構‥‥‥85
関節包内の大腿骨頭の動き‥‥‥71
関節包の癒着や短縮による股関節の
　可動性障害‥‥‥‥‥‥‥‥‥78
関節モーメント‥‥‥‥‥‥‥‥104

き

脚長差‥‥‥‥‥‥‥51, 138, 160
――の計測(評価)‥‥‥‥37, 281

――の補正‥‥‥‥‥‥‥‥‥‥151
キャリパー運動‥‥‥‥‥‥‥‥195
臼蓋前捻角‥‥‥‥‥‥‥‥15, 161
臼蓋大腿関節の可動性評価‥‥‥127
胸郭‥‥‥‥‥‥‥‥‥‥‥‥‥188
――からの影響‥‥‥‥‥188, 294
――に関連する機能障害の評価‥‥200
――の連結‥‥‥‥‥‥‥‥‥‥194
胸腔‥‥‥‥‥‥‥‥‥‥‥‥‥188
胸骨‥‥‥‥‥‥‥‥‥‥‥‥‥189
胸骨下角‥‥‥‥‥‥‥‥‥‥‥188
――による胸郭形状・伸張性の評価
‥‥‥‥‥‥‥‥‥‥‥‥‥200
胸最長筋‥‥‥‥‥‥‥‥‥‥‥156
鏡視下関節形成術‥‥‥‥‥‥‥34
胸椎‥‥‥‥‥‥‥‥‥‥‥‥‥191
――の伸展可動性の改善‥‥‥‥101
――の伸展可動性の観察‥‥‥‥97
胸椎後弯‥‥‥‥‥‥‥‥‥‥‥192
胸肋結合‥‥‥‥‥‥‥‥‥‥‥193
棘下長(SMD)‥‥‥‥‥‥‥‥160
距骨下関節回内外誘導‥‥‥‥‥150
筋機能の3要素‥‥‥‥‥‥‥‥109
筋緊張の増加による股関節の
　可動性障害‥‥‥‥‥‥‥‥‥79
筋緊張の連鎖を考慮した動作練習‥‥116
筋・腱の短縮による股関節の
　可動性障害‥‥‥‥‥‥‥‥‥77
筋スパズム‥‥‥‥‥‥‥‥‥‥79
筋線維タイプの特徴‥‥‥‥‥‥107
筋の質的評価‥‥‥‥‥‥‥‥‥110
筋膜リリース‥‥‥‥‥‥‥‥‥317
筋力評価‥‥‥‥‥‥‥‥‥‥‥103

く

靴下着脱‥‥‥‥‥‥‥‥‥‥‥80
クラインフォーゲルバッハの概念‥‥108
クリニカルテストの信頼性‥‥‥‥59
クリニカルパターン‥‥‥‥‥‥51
グロインペイン‥‥‥‥‥‥‥‥50
――の分類‥‥‥‥‥‥‥‥‥‥53
鼠径管由来――の治療‥‥‥‥‥62
鼠径管由来――の評価‥‥‥‥‥56
恥骨由来――の治療‥‥‥‥‥‥64
恥骨由来――の評価‥‥‥‥‥‥57
腸腰筋由来――の治療‥‥‥‥‥62
腸腰筋由来――の評価‥‥‥‥‥54
内転筋由来――の治療‥‥‥‥‥60
内転筋由来――の評価‥‥‥‥‥54

け

脛骨粗面の痛み‥‥‥‥‥‥‥‥155
頸体角‥‥‥‥‥‥‥‥‥‥13, 160
頸椎前弯‥‥‥‥‥‥‥‥‥‥‥192
月状面‥‥‥‥‥‥‥‥‥‥‥‥13

こ

コアスタビリティ‥‥‥‥‥‥‥223
広背筋‥‥‥‥‥‥‥‥‥‥‥‥156
後方インピンジメントテスト‥‥‥58

後方引き出しテスト‥‥‥‥‥‥162
高齢者
――に対する運動療法‥‥‥‥‥340
――に対する転倒予防‥‥‥‥‥333
――のアライメントの特徴‥‥‥125
――の股関節機能障害‥‥‥‥‥118
――の股関節に対する評価‥‥‥124
――の姿勢分類‥‥‥‥‥‥‥‥335
――の転倒に関するリスク因子‥‥331
――の転倒発生率‥‥‥‥‥‥‥331
――の歩行‥‥‥‥‥‥‥‥‥‥338
――への理学療法のポイント‥‥351
――を取り巻く環境‥‥‥‥‥‥123
股関節‥‥‥‥‥‥‥‥‥‥‥‥4
――のアライメント‥‥‥‥‥‥14
――の運動パターンを多様化する
　　アプローチ‥‥‥‥‥‥‥239
――の運動方向と制限因子‥‥‥4
――の機能解剖‥‥‥‥‥‥‥‥13
――の筋機能不全‥‥‥‥103, 248
――の筋短縮テスト‥‥‥‥‥‥166
――の牽引‥‥‥‥‥‥‥‥‥‥239
――の牽引ストレステスト‥‥‥87
――の最終可動域と制限因子‥‥69
――の術前後アライメント変化‥‥157
――の動的安定性‥‥‥‥‥‥‥155
――のバイオメカニクス‥‥‥‥18
――の不安定性‥‥‥‥‥84, 229
――のリラクセーション‥‥‥‥238
股関節の可動性‥‥‥‥‥‥‥‥6
股関節の可動性障害‥‥‥‥68, 219
――に対する治療‥‥‥‥‥‥‥77
――に対する評価の実際‥‥‥‥74
股関節の静的安定性‥‥‥‥‥‥155
――の評価‥‥‥‥‥‥‥‥‥‥164
股関節安定性評価とトレーニング‥‥132
股関節外転運動‥‥‥‥‥‥‥‥344
股関節外転筋トレーニング‥‥‥65
股関節外転筋の機能改善‥‥‥‥99
股関節外転筋の評価‥‥‥‥‥‥90
股関節可動域制限‥‥‥‥‥‥‥137
股関節機能不全‥‥‥‥‥‥‥‥136
股関節屈曲筋群に対するストレッチング
‥‥‥‥‥‥‥‥‥‥‥‥‥77
股関節屈曲の可動性障害‥‥‥‥79
股関節周囲筋‥‥‥‥‥‥‥‥‥156
――の触診‥‥‥‥‥‥‥‥‥‥38
――の分類とその作用‥‥‥‥‥17
股関節唇‥‥‥‥‥‥‥‥‥‥‥15
――の関節安定化機構‥‥‥‥‥85
股関節唇損傷‥‥‥‥‥24, 51, 208
――による関節不安定性の評価‥‥87
股関節深層筋機能の賦活‥‥‥‥225
股関節深層筋のトレーニング‥‥112, 132
股関節伸展運動‥‥‥‥‥‥‥‥344
股関節伸展筋の筋出力の低下‥‥‥95
股関節前方関節包の弛緩性の評価‥‥87
股関節前方剪断力‥‥‥‥‥‥‥93
股関節中心の前方化‥‥‥‥‥‥95
――の改善‥‥‥‥‥‥‥‥‥‥98

股関節痛（股関節の疼痛）……50, 208, 306
　──の治療………………………………59
　──の評価………………………………52
　──を呈する重篤な疾患………………53
股関節内転筋群のストレッチング……78
股関節内転筋群のダイレクトマッサージ
　………………………………………………61
股関節内転筋群の評価…………………166
股関節内転抵抗テスト……………………55
股関節表層筋と深層筋…………………109
股関節不安定性の治療……………………96
股関節包を補強する靱帯の特徴………16
呼吸筋………………………………………199
骨切り術……………………………………44
骨盤安定性の評価………………………130
骨盤可動テスト…………………………139
骨盤筋………………………………………16
骨盤傾斜角……………………160, 220, 337
骨盤傾斜修正エクササイズ………………62
骨盤後傾……………………………………122
骨盤制御の再学習………………………258
骨盤前傾角度の算出………………………75
骨盤前傾の評価方法……………………337
骨盤帯………………………………………176
骨盤帯機能不全が股関節へ与える影響
　………………………………………………176
骨盤大腿リズム………………………5, 68
骨盤の位置の評価………………………129
骨盤の運動パターンを多様化する
　アプローチ………………………………243
コンプレッションショーツ………………61

さ

最小侵襲アプローチ（MIS）………………31
坐骨…………………………………………13
坐骨大腿靱帯………………………………16
サルコペニア……………………………123

し

支持側骨盤下制タイプ……………89, 164
支持側骨盤挙上タイプ……………89, 164
指床間距離………………………………201
矢状面バランス…………………………205
膝蓋骨傾斜角……………………………158
収縮要素…………………………………103
主観的リーズニング………………………51
術後リスク…………………………………46
瞬間回転中心（ICR）………………………8
上後腸骨棘（PSIS）………………………130
上前腸骨棘（ASIS）………………………129
上双子筋…………………………………156
小殿筋……………………………………156
　──の機能………………………………227
　──の筋活動特性………………………113
　──のトレーニング……………………112
小殿筋エクササイズ……………………254
小殿筋後部線維の機能解剖学的役割
　………………………………………………255
小殿筋後部線維の筋機能評価…………250
小転子………………………………………13

上半身重心の後方化………………………96
　──の改善………………………………98
初期股関節症…………………………229, 284
神経障害性疼痛…………………………321
人工関節の緩み……………………………47
進行期股関節症…………………248, 274, 312
人工股関節全置換術（THA）………30, 44
　──後の脚長差…………………………152
　──後における股関節の可動性障害
　　……………………………………………80
　──後の痛みの要因……………………311
　──後の合併症発生率とその予防策
　　…………………………………………306
　──後の股関節の可動域………………72
　──後の正座……………………………82
　──後の脱臼……………………………82
　──後の腸腰筋インピンジメント…73
　──前後の膝関節痛のパターン……278
　──のアプローチ方向…………………31
人工骨頭挿入術……………………………32
深層外旋6筋………………………………17
深層回旋筋の触診…………………………38
深部静脈血栓症（DVT）………………46, 309
真肋………………………………………190

す

スウェイバック……………7, 93, 122, 203
　──姿勢と修正指導……………………63
ステッピング戦略………………………338
ステップ練習……………………………346
ステム前捻角……………………………161
スポーツ関連グロインペインの分類…53

せ

静的立位姿勢……………………………202
　──と股関節障害の関連………………205
脊柱アライメント…………………………7
脊柱可動性の評価………………………200
脊柱管狭窄症……………………173, 174, 181
脊柱起立筋群……………………………198
脊柱の運動に関与する筋………………198
脊椎の弯曲………………………………193
前屈テスト………………………………183
前股関節症………………208, 219, 261, 294
仙腸関節…………………………………176
　──の運動………………………………177
　──の可動性低下に対する治療……185
　──の機能障害が股関節へ与える影響
　　…………………………………………177
仙腸関節機能不全に対する評価………183
仙腸関節由来の股関節痛の鑑別………178
前捻角………………………………………14
　──と股関節の可動域…………………72
前方引き出しテスト……………………162

そ

早期退院に向けたクリニカルパス……304
僧帽筋……………………………………198
足趾の爪切り………………………………80
足底板……………………134, 139, 152

足部・足関節機能からの影響……134, 261
足部が歩行に与える影響………………142
足部からのアプローチ…………………134
足部と歩行評価…………………………140
鼠径管由来グロインペインの治療……62
鼠径管由来グロインペインの評価……56
鼠径管部の圧迫テスト……………………56
外閉鎖筋の筋機能評価…………………251

た

退院後のフォローアップ………………311
体幹回旋運動……………………………343
体重移動練習……………………………290
代償性矢状面バランス…………………205
大腿筋膜張筋……………………………156
　──の触診………………………………40
大腿骨外反骨切り術………………………30
大腿骨寛骨臼インピンジメント（FAI）
　………………………………………15, 24, 34
　──と股関節の可動域…………………72
大腿骨頚部…………………………………13
大腿骨頚部骨折………………………26, 32
大腿骨前捻角……………………………161
　──の評価………………………………86
大腿骨転子部骨折…………………………27
大腿骨頭………………………………………13
大腿骨頭壊死（症）……………………25, 32
大腿骨頭窩…………………………………13
大腿骨頭回転骨切り術……………………33
大腿骨頭靱帯………………………………16
大腿神経伸張テスト……………………182
大腿直筋の伸張…………………………214
大腿方形筋………………………………156
大殿筋……………………………………156
　──の機能改善…………………………100
　──の触診………………………………40
　──の優位性の評価……………………96
大殿筋坐骨滑液包………………………156
大転子………………………………………13
　──のモビライゼーション…………238
大転子滑液包……………………………156
大内転筋…………………………………156
大腰筋……………………………17, 156, 198
　──の走行………………………………127
ダイレクトストレッチ……………240, 317
立ち上がり練習…………………………346
脱臼性股関節症の下肢アライメント
　………………………………………………169
縦アーチ…………………………………148
棚形成術……………………………………28
短外旋筋……………………………………17
単純X線画像からの情報収集……………41
短内旋筋…………………………………156
短分節筋群………………………………198

ち

恥骨…………………………………………13
恥骨筋……………………………………156
恥骨結合部の圧迫テスト…………………57
恥骨大腿靱帯………………………………16

恥骨由来グロインペインの治療………64
恥骨由来グロインペインの評価………57
中足骨底屈角………144
中殿筋………156
　　──の触診………38
中殿筋滑液包………156
腸脛靱帯………156
　　──のモビライゼーション………61
腸骨………13
腸骨筋………156
腸骨大腿靱帯………16
長軸離解テスト………58
腸恥滑液包………156
長内転筋………156
　　──の圧迫テスト………55
腸腰筋………16
　　──の圧迫テスト………55
　　──の遠心性活動エクササイズ………63
　　──の遠心性収縮トレーニング
　　　　　　　　　　　　　　100, 101
　　──の遠心性収縮の機能低下………96
　　──の機能改善エクササイズ………254
　　──の触診………38
　　──の伸張テスト………55
　　──のダイレクトマッサージ………63
腸腰筋インピンジメント………73
腸腰筋遠心性収縮の評価………97
腸腰筋由来グロインペインの治療………62
腸腰筋由来グロインペインの評価………54
直列弾性要素………103

つ

椎間関節………195
椎間孔狭窄症………173, 174
椎間板ヘルニア………181
痛覚認知機構………323
杖歩行………307

て

テーピング………167
デュアルタスクトレーニング………348
殿筋………17
転子果長(TMD)………159
転倒に関するリスク因子………331
転倒発生率………331
転倒予防………333
転倒リスク評価………339

と

疼痛………50, 208, 306
疼痛回避モデル………323
頭部前方変位に対するアプローチ………102

な

内果間距離………159
内側顆間距離………159
内転筋群の遠心性活動エクササイズ………62
内転筋のアクティブリリーステクニック
　　　　　　　　　　　　　　　　………61
内転筋由来グロインペインの治療………60

内転筋由来グロインペインの評価………54
内反ストレステスト………162
内部関節モーメント………104
内腹斜筋………156
内閉鎖筋………156
　　──の筋機能評価………250
内力………18
軟骨下脆弱性骨折(SIF)………43
軟部組織モビライゼーション………315

に

認知再構成法………326

は

バイオメカニクス………13
肺血栓塞栓症(PTE)………46
破局的思考尺度(PCS)………325
バケツハンドル運動………195
薄筋………156
パッセンジャーユニット………6
バランスの評価………338
ハンドヘルドダイナモメーター(HHD)
　　　　　　　　　　　　　　　　………280

ひ

尾骨筋………156
膝関節機能からの影響………154, 274
膝関節固定性への介入………168
膝関節の術前後アライメント変化………157
膝関節の静的安定性………155, 162
膝関節の疼痛誘発テスト………164
膝関節の動的安定性………155
非代償性矢状面バランス………205

ふ

フォースカップル………9
腹横筋収縮モーターコントロール
　　エクササイズ………60
腹直筋………156
腹部筋の抵抗テスト………56
腹筋群………198
フラットバック………93
浮肋………191

へ

閉鎖運動連鎖(CKC)………111
ヘルニア………175
片脚支持運動………345
片脚立位評価(テスト)………42, 94
変形性股関節症………22, 28, 69, 88, 105, 134,
　　　　　157, 172, 208, 219, 229, 248,
　　　　　261, 274, 284, 294, 323, 330
　　──と股関節の可動域………69
　　──と姿勢制御………135
　　──の病期分類………22, 69

ほ

防御性収縮………40
縫工筋………156
ホームエクササイズ………310

ホールドリラックス手技………300
歩行角………142
歩行分析………42
補高………282
ポンプハンドル運動………193

ま・め

末期股関節症………261, 284, 312
慢性痛………321
メカニカルストレス………121, 137

よ

腰腸肋筋………156
腰椎後弯可動性テスト………179
腰椎すべり症………173
腰椎前弯………173, 192
　　──の増減が股関節に与える影響
　　　　　　　　　　　　　　　　………173
腰椎側弯が股関節へ与える影響………174
腰椎椎間板ヘルニア………173, 174
腰椎の可動性評価………178
腰椎由来の股関節痛………175, 181
腰部機能不全に対する評価………178
腰部・骨盤帯機能からの影響………172, 284
腰部・骨盤帯・仙腸関節の安定化に
　　対する治療………185
腰部多裂筋の促通………186
腰方形筋………198
横アーチ………147

り

梨状筋………156, 177
　　──の触診………38
　　──の伸張………214
立位姿勢の評価………202
立位・歩行時に作用する股関節応力………18
立脚期代償姿勢のタイプ分け………165
臨床推論………2
輪帯………16

ろ

老年症候群………329
肋椎関節………193
ログロールテスト………58
ロコモーターユニット………6
肋骨………190
肋骨弓………188

わ

弯曲内反骨切り術………33

A

acetabular head index(AHI)·············23
active SLR test····························181
allodinia··································323
anterior impingement test············24
anterior superior iliac spine(ASIS)
···129

B

block test·································281
brief scale for psychiatric problems in
orthopaedic patients(BS-POP)·····325
bucket-handle motion·················195

C

caliper motion····························195
cam type·································24
cat and dog·······························96
center edge(CE)角·······23, 70, 160, 220
Chiari骨盤骨切り術·······················29
close-packed position····················76
closed kinetic chain(CKC)············111
Cobb角···································174
combined type····························24
compensate sagittal balance···········205
counter activity·························108
counter movement·······················108
counter weight··························108
counter-nutation························177
coxitis knee·····························277
Craig test······························86, 160
cross-over sign··························219
crossed syndrome···········213, 287, 300
Crowe分類·····························160, 278
cup height································160
cup off-set······························160
curved periacetabular osteotomy(CPO)
···28

D

decompensate sagittal balance·········205
deep vein thrombosis(DVT)·······46, 309
Duchenne徴候
···········88, 109, 178, 234, 251, 285

E

Ely test··································166
end feel··································40
Evans分類·································27

F

FABER test·······················37, 58, 164
FADIR test·······················37, 57, 164
fear-avoidance model···················323
femoral off-set··························160
femoroacetabular impingement(FAI)
···································15, 37, 72
femorotibial angle(FTA)···············158
——とQ-angleの違い····················159
FJS-12···································223

flat-back·································203
force closure·····························177
form closure·····························177

G

Gaenslen test····························184
Garden分類·······························26
geriatric syndrome·······················329
Gillet test································183

H

hand held dynamoater(HHD)·········280
hip dial test······························87
hip-spine syndrome··············172, 335
Hoffa test·································164

I

instantaneous center of rotation(ICR)
···8

J

joint reaction force(JRF)···············18

K

Kemp test································182
kinetic chain·····························111

L

lateral thrust····························162
LEFS·····································223
log roll test······························164
long leg arthropathy····················277
loose-packed position····················79

M

McMurray test···························162
medial thrust····························162
Mikulicz線·······························158
minimum invasive surgery(MIS)·······31
mixed type································24
modified Schober test···················179

N

Newton test変法·························184
nutation·································177

O

Ober test·······················37, 166, 279
open kinetic chain(OKC)···············111
OPQRST···································53
Ott test··································297

P

pain catastrophizing scale(PCS)·······325
pain matrix·······························323
painDETECT······························326
patella compression test·················164
Patrick test·······························184
pelvifemoral rhythm······················5
pincer type·······························24

posterior lumber flexibility(PLF) test
···179
posterior superior iliac spine(PSIS)
···130
pulmonary thromboembolism(PTE)
···46
pump-handle motion····················193

Q

Q-angle··································159

R

rotational acetabular osteotomy(RAO)
·······································28, 44

S

scouring test·····························58
sealing effect·····························85
Sharp角··································23
spherical periacetabular osteotomy
(SPO)·······························28
spring test·······························179
straight leg raising(SLR)···········18, 182
subchondral insufficiency fracture(SIF)
·······································43, 44
suction effect·························85, 87
swayback·······················7, 93, 122, 203
swayback姿勢と修正指導··················63

T

Thomas test·························37, 166
——の変法·································75
tibial external rotation test·············162
total hip arthroplasty(THA)·······30, 44
——後における股関節の可動性障害
···80
——後に阻害されるADL動作·········74
——後に阻害されるADL動作·········74
——後の痛みの要因·····················311
——後の合併症発生率とその予防策
···306
——後の脚長差························152
——後の股関節の可動域···············72
——後の正座··························82
——後の脱臼··························82
——後の腸腰筋インピンジメント···73
——前後の膝関節痛のパターン·····278
——のアプローチ方向···················31
Trendelenburg test·····················89
Trendelenburg 徴候
···········52, 64, 88, 92, 109, 251, 285
trochanter malleolar distance(TMD)
···159

W

wavelet周波数解析························111
windswept deformity····················277

357

股関節理学療法マネジメント
機能障害の原因を探るための臨床思考を紐解く

2018 年 9 月 10 日　第 1 版第 1 刷発行
2023 年 10 月 10 日　　　第 8 刷発行

■編　集　永井　聡　ながい　さとし

　　　　　対馬栄輝　つしま　えいき

■発行者　吉田富生

■発行所　株式会社メジカルビュー社
　　　　　〒162-0845 東京都新宿区市谷本村町2-30
　　　　　電話　03(5228)2050(代表)
　　　　　ホームページ https://www.medicalview.co.jp/

　　　　　営業部　FAX　03(5228)2059
　　　　　　　　　E-mail　eigyo@medicalview.co.jp

　　　　　編集部　FAX　03(5228)2062
　　　　　　　　　E-mail　ed@medicalview.co.jp

■印刷所　シナノ印刷株式会社

ISBN 978-4-7583-1910-2　C3347

©MEDICAL VIEW, 2018.　Printed in Japan

・本書に掲載された著作物の複写・複製・転載・翻訳・データベースへの取り込みおよび送信
　(送信可能化権を含む)・上映・譲渡に関する許諾権は，(株)メジカルビュー社が保有してい
　ます.
・ JCOPY〈出版者著作権管理機構　委託出版物〉
　本書の無断複製は著作権法上での例外を除き禁じられています.　複製される場合は，
　そのつど事前に，　出版者著作権管理機構(電話 03-5244-5088, FAX 03-5244-5089,
　e-mail：info@jcopy.or.jp)の許諾を得てください.
・本書をコピー，スキャン，デジタルデータ化するなどの複製を無許諾で行う行為は，著作
　権法上での限られた例外(「私的使用のための複製」など)を除き禁じられています.　大学,
　病院，企業などにおいて，研究活動，診察を含み業務上使用する目的で上記の行為を行う
　ことは私的使用には該当せず違法です.　また私的使用のためであっても，代行業者等の第
　三者に依頼して上記の行為を行うことは違法となります.

筋や靱帯，関節包による運動制御機構から関節運動の仕組みを解説。
エビデンスに基づいた運動学の新テキスト！

身体運動学

関節の制御機構と筋機能

編集 **市橋 則明** 京都大学大学院 医学研究科 人間健康科学系専攻 教授

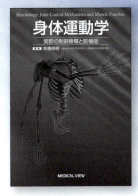

運動機能の改善を目指す理学療法士・作業療法士にとって礎となる「運動学」のテキスト。各関節の構造や動きを700点を超えるイラストでわかりやすく示すとともに，筋や靱帯，関節包，関節構造が関節運動をどのように制御しているかを解説。特に筋の機能について詳細に解説するとともに，研究結果に裏付けられた運動学的知見を豊富に掲載。運動学を深く理解でき，視覚的にも学べる１冊。

定価7,480円
（本体6,800円＋税10％）
B5判・464頁・2色刷
イラスト720点
ISBN978-4-7583-1712-2

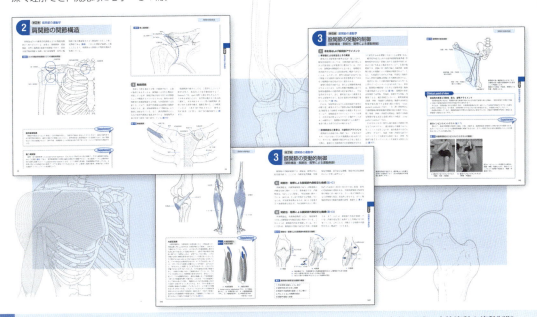

目次

第1章 運動学の基礎知識
身体運動の基礎
関節の構造と機能
筋の構造と機能

第2章 肩関節の運動学
骨構造／関節構造／受動的制御／能動的制御
／機能障害と運動学

第3章 肘関節の運動学
骨構造／関節構造／受動的制御／能動的制御
／機能障害と運動学

第4章 手関節の運動学
骨構造／関節構造／受動的制御／能動的制御
／機能障害と運動学

第5章 指関節の運動学
骨構造／関節構造／受動的制御／能動的制御
／機能障害と運動学

第6章 股関節の運動学
骨構造／関節構造／受動的制御／能動的制御
／機能障害と運動学

第7章 膝関節の運動学
骨構造／関節構造／受動的制御／能動的制御
／機能障害と運動学

第8章 足関節と足部の運動学
骨構造／関節構造／受動的制御／能動的制御
／機能障害と運動学

第9章 脊柱の運動学
骨構造／関節構造／受動的制御／能動的制御
／機能障害と運動学

第10章 立位姿勢と姿勢制御
立位姿勢の力学的平衡
立位姿勢の制御
姿勢制御における運動器系の役割
姿勢制御における感覚系の役割
姿勢制御における中枢神経系の役割
座位姿勢および姿勢の制御
立位姿勢および姿勢制御の障害

第11章 歩行
歩行とは
歩行の障害
歩き始めと歩き終わり
歩き始めと歩き終わりの障害

メジカルビュー社
〒162-0845　東京都新宿区市谷本村町2番30号
TEL.03（5228）2050　FAX.03（5228）2059
E-mail（営業部）eigyo@medicalview.co.jp
https://www.medicalview.co.jp

※ご注文，お問い合わせは最寄りの医書取扱店または直接弊社営業部まで。

スマートフォンで
書籍の内容紹介や目次が
ご覧いただけます。

機能障害の原因を探るための臨床思考を紐解く！

理学療法マネジメントシリーズ

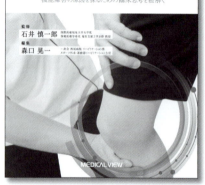

シリーズの特徴

- 理学療法評価とその結果の解釈，そして理学療法プログラムの立案に至る意思決定のプロセスを詳細に解説。

- 多くのエビデンスを提示し，経験則だけではなく科学的根拠に基づいた客観的な記載を重視した内容。

- 各関節で代表的な機能障害を取り上げるとともに，ケーススタディも併せて掲載し，臨床実践するうえでのポイントや判断，実際の理学療法について解説。

- 機能障害を的確に見つめ理解することで，限られた期間でも効果的で計画的なリハビリテーションを実施する「理学療法マネジメント能力」を身に付けられる内容となっている。

■ シリーズ構成

- **肩関節理学療法マネジメント**
  - ●監修：村木孝行　●編集：甲斐義浩
  - ●B5判・276頁・定価6,050円（本体5,500円＋税10％）

- **肘関節理学療法マネジメント**
  - ●編集：坂田 淳
  - ●B5判・240頁・定価5,940円（本体5,400円＋税10％）

- **股関節理学療法マネジメント**
  - ●編集：永井 聡，対馬栄輝
  - ●B5判・368頁・定価6,160円（本体5,600円＋税10％）

- **膝関節理学療法マネジメント**
  - ●監修：石井慎一郎　●編集：森口晃一
  - ●B5判・336頁・定価6,050円（本体5,500円＋税10％）

- **足部・足関節理学療法マネジメント**
  - ●監修：片寄正樹　●編集：小林 匠，三木貴弘
  - ●B5判・264頁・定価5,940円（本体5,400円＋税10％）

- **脊柱理学療法マネジメント**
  - ●編集：成田崇矢
  - ●B5判・356頁・定価6,160円（本体5,600円＋税10％）

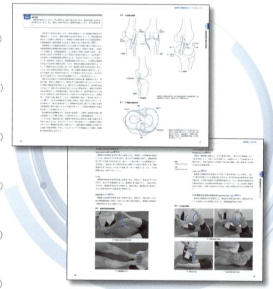

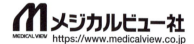

※ご注文、お問い合わせは最寄りの医書取扱店または直接弊社営業部まで。
〒162-0845　東京都新宿区市谷本村町2番30号
TEL.03（5228）2050　FAX.03（5228）2059
E-mail（営業部）　eigyo@medicalview.co.jp

スマートフォンで書籍の内容紹介や目次がご覧いただけます。